AF493801

MÉLANGES
MÉDICO-PSYCHOLOGIQUES

PAR

LE DOCTEUR CERISE

MEMBRE DE L'ACADÉMIE DE MÉDECINE

PRÉCÉDÉS D'UNE NOTICE SUR SA VIE

PAR M. LE Dr FOISSAC.

PARIS
LIBRAIRIE DE G. MASSON
Libraire de l'Académie de Médecine,
17, PLACE DE L'ÉCOLE DE MÉDECINE.

1872.

MÉLANGES

MÉDICO-PSYCHOLOGIQUES

Gand, impr. I.-S. Van Doosselaere.

MÉLANGES

MÉDICO-PSYCHOLOGIQUES

PAR

LE DOCTEUR CERISE

MEMBRE DE L'ACADÉMIE DE MÉDECINE

PRÉCÉDÉS D'UNE NOTICE SUR SA VIE

PAR M. LE Dr FOISSAC.

PARIS

LIBRAIRIE DE G. MASSON

Libraire de l'Académie de Médecine,

17, PLACE DE L'ÉCOLE DE MÉDECINE.

1872.

NOTICE BIOGRAPHIQUE

SUR

LE DOCTEUR CERISE.

Au milieu du flot pressé des travailleurs de notre époque, il est peu de nos contemporains qui n'aient rencontré, connu ou aimé un médecin à la taille élevée, à la tournure élégante, à la physionomie spirituelle, esprit vif, cœur ouvert, âme aimante, nature simple et distinguée tout ensemble; chacun à ce portrait a nommé Cerise. Il ne fut ni professeur, ni médecin d'hôpital et cependant il réussit, dans une carrière qui ne promet qu'à de rares privilégiés les faveurs de la fortune, et à un plus petit nombre d'élus encore la réputation et la gloire. Nous examinerons, en esquissant sa vie, par quelles qualités il conquit la confiance et la place éminente qu'il occupa parmi ses contemporains.

Laurent-Alexis-Philibert Cerise, né à Aoste

(Piémont), le 2 février 1807, d'une famille noble et jouissant d'une considération méritée, est mort à Paris, le 6 octobre 1869, âgé par conséquent de 62 ans.

Dès sa plus tendre enfance, on remarqua en lui les plus heureuses dispositions, une bonne mémoire, le désir d'apprendre et une grande vivacité d'esprit. Après de brillantes études universitaires, il voulut être médecin, se livra aux travaux de l'amphithéâtre, fréquenta les hôpitaux et fut reçu docteur à Turin, le 9 mars 1828, n'étant âgé que de 21 ans. On pourrait s'étonner que, dans une famille de militaires, un jeune homme de 17 ans, doué d'une imagination très vive, eût embrassé une profession sérieuse et qui exige des études approfondies, parfois rebutantes, si on ne réfléchissait aux qualités multiples qui font le parfait médecin, et que l'on trouvait réunies prématurément dans Cerise. Aucune science, en effet, n'exige au même degré le talent de l'observation ; mais il ne suffit pas que le médecin soit un savant, il faut qu'il soit artiste ; il faut que naturellement bon et compatissant, il se dévoue à une mission très pénible sans doute, mais presque divine; car dans certaines circonstances, ministre de la nature, il devient le dispensateur de la santé, de la vie, de l'avenir.

Quoique le jeune Cerise eût déjà été honoré d'une mission scientifique de la part du gouvernement piémontais, qui avait apprécié sa précocité et son savoir, il vint à Paris en 1831 et obtint en 1834 l'autorisation d'exercer la médecine en France. Est-ce que, sentant son esprit trop à l'étroit dans la capitale d'un petit royaume, il conçut l'espoir de réussir et de briller sur un théâtre plus vaste ? Nous ne pensons qu'il fut entraîné par des idées d'ambition personnelle. Ce qu'il recherchait, c'était l'indépendance du penseur, de l'écrivain ; il brulait du désir d'entendre les hommes dont la renommée était sans rivale en Europe : les Cuvier, les Andral, les Chomel, les Broussais, les Dupuytren, les Roux, les Cloquet, les Esquirol, les Bouillaud, les Flourens et tant d'autres.

Indépendamment du mouvement politique qui emportait les esprits, Paris était surtout la capitale des sciences, des lettres et des arts ; c'est vers ce centre tout rayonnant alors et que de nos jours quelques savants, épris des théories matérialistes, se sont plu à transporter en Allemagne, que Cerise était attiré. Son oncle le baron Cerise, général de l'empire, habitait Paris, où se trouvait également toute une colonie d'Italiens de distinction qui encouragèrent les débuts du jeune savant. Le hasard, qui produit parfois des rencontres si étranges et si décisives sur nos destinées, le mit en rapport avec Buchez, le célèbre auteur de l'*Histoire parlementaire de la révolution française* et d'un grand nombre d'ouvrages de science et de philosophie. Aussitôt ces deux natures se comprirent; Cerise conçut et conserva constamment pour Buchez une affection en quelque sorte filiale; Buchez aima Cerise comme les anciens philosophes savaient aimer un disciple de prédilection, en qui se réfletaient leurs pensées, leurs doctrines et leurs aspirations. Ils avaient l'un et l'autre des cœurs honnêtes, un caractère élevé, des mœurs simples; ils étaient possédés l'un et l'autre de l'amour du progrès et de l'humanité; et chez eux ce sentiment, dérivant de la foi chrétienne, n'était pas purement platonique; il ne demandait qu'à se convertir en actes, et l'on en trouve constamment l'empreinte dans les écrits et la pratique médicale de Buchez et de Cerise. Du reste, ces deux nobles intelligences furent en si parfaite harmonie, que quelques traits de la vie de Buchez ne paraitront pas déplacés dans une biographie de Cerise.

Dans les premières années qui suivirent les guerres de l'empire, et même auparavant, le carbonarisme avait envahi la plupart des villes d'Italie, en y suscitant des conspirations et des révoltes qui menacèrent tous les trônes. Buchez était simple étudiant en médecine, quand, de concert avec ses amis Armand Bazard et Flottard, il introduisit en France et organisa sur un vaste plan cette redoutable société. Ils s'adjoignirent Dugied, Carriol, Lemperiani, et sous le nom de *haute vente*, ils se donnèrent pour mission de fonder une *vente* centrale et puis des *ventes* particulières, composées de vingt membres, dont le réseau couvrit bientôt Paris et les principales villes de France. La loge maçonnique *des amis de la vérité*, était entièrement composée de *carbonaro*. Suivant une opinion très répandue, il existait encore une *vente suprême* de cinq membres, qui étaient La Fayette, Laffitte, d'Argenson, Manuel et Dupont de l'Eure, et qui dirigeaient tous les mouvements des conjurés. On sait qu'à divers titres, le colonel Allix, le général Berton, le procureur-général de Schonen, Barthe, Mérilhou, Armand Carrel, appartenaient à la *charbonnerie*. Elle organisait sans cesse des complots qui coûtèrent la vie au colonel Caron, au docteur Caffé, au général Berton et aux quatre malheureux sergents de la Rochelle. Après la guerre d'Espagne la *charbonnerie* cessa de faire des progrès et se convertit insensiblement en d'autres sociétés secrètes, qui, après avoir renversé Charles X, minèrent le trône de Louis-Philippe, et en préparèrent la chûte.

Tous ceux qui connurent ce noble caractère durent s'étonner que Buchez eut organisé des conspirations et se fut lancé, lui pacifique et philosophe, dans l'arène des partis. Représentant du peuple après la révolution de 1848 et président de la constituante, l'invasion de l'assemblée et la séance tumultueuse du 15 mai dut lui prouver qu'il ne s'était pas connu lui-même; et désormais il donna un démenti à son passé révolutionnaire, en votant constamment avec le parti modéré. Quant à Cerise, il partageait toutes les opinions de Buchez; mais il avait une âme trop loyale pour entrer dans une société secrète. Homme de progrès et d'initiative il ne tendait au but désiré que par des moyens pacifiques, en instruisant et en moralisant les masses. Il ne vit la vérité dans aucune des sectes sociales, qui avaient la prétention de créer un ordre nouveau, tels que le St-Simonisme et le fourriérisme. Il pensa que le rôle de médecin, celui de médecin philosophe surtout, pouvait exercer une plus salutaire influence sur les esprits et sur les mœurs. Cette prétention se révèle dans les articles, aussi solides par le fond que brillants par la forme, qu'il fournit à l'*Eu-*

ropéen, journal fondé par Buchez ; les premiers accusent des études philosophiques et une maturité de jugement qui sont rarement l'apanage de la jeunesse. Voici les titres de quelques-uns de ces articles : *Des sources du protestantisme chez les Hindous — Considérations psychologiques sur les éléments et les moyens de l'art — Recherches historiques sur les origines et les premiers développements de la science*. C'est dans ce même ordre d'idées qu'il publia plus tard dans les *Annales Médico-psychologiques* une notice sur les doctrines psychologiques des anciens philosophes hindous. A la publication de ces importants travaux, on pensa que le jeune médecin se destinait à l'étude exclusive de la philosophie et de l'antiquité, et qu'il compterait parmi les émules des Burnouf et des Barthelemy Saint-Hilaire.

Vers la même époque, Cerise se rapprocha davantage de la médecine en écrivant plusieurs articles sur la phrénologie. Le célèbre docteur Gall était mort en 1828 ; quelques-uns d'entre nous, ainsi que quelques littérateurs, Andrieux, Casimir Delavigne, Destutt de Tracy etc, avaient suivi son dernier cours à l'établissement *des Jeunes Aveugles*. En 1831, Spurzheim était venu à Paris et avait également ouvert un cours dont le grand Broussais, Leuret, Sarlandière, Robertson, le comte Emmanuel de Las Cases et moi fûmes les auditeurs les plus assidus. Deux sociétés s'étaient fondées à peu de distance; l'une la société phrénologique suivait plus particulièrement l'enseignement de Gall; l'autre la société anthropologique inclinait davantage vers les doctrines de Spurzheim. On comptait parmi les membres un grand nombre de savants célèbres et d'hommes du monde, curieux de science et avides de nouveautés. Il me suffit de citer W. Edwards, Broussais, Casimir Broussais, Andral, Rostan, Ferrus, Bouillaud, David d'Angers, le comte de Lasteyrie, de Potter, président de la république belge, Em. de Las Cases, Félix Voisin, Fossati, Foville, Lélut etc. La société phrénologique eut un journal et des séances annuelles à l'hôtel de ville; en un mot ce fut l'époque où la phrénologie jeta son plus vif éclat. Est-ce à dire que chacun admit sans contrôle les doctrines et les localisations proclamées par Gall et Spurzheim? Non sans doute. Mais on demandait l'examen et la discussion. Plusieurs même faisaient des réserves expresses; Leuret et M. Lelut doivent enfin être considérés comme les plus terribles adversaires de la phrénologie. Ces deux savants l'attaquèrent par des arguments empruntés à l'histoire naturelle; de son côté Cerise la réfuta au point de vue philosophique et comme inclinant au matérialisme. Là, il est sur son terrain et ses arguments ont une grande valeur. Philosophe spiritualiste et chrétien, jamais il ne dévia de ses principes ; ils furent la règle de ses opinions et de sa conduite. Ajoutons toutefois que la phrénologie est loin d'impliquer le matérialisme. La manifestation des facultés de l'âme n'exige-t-elle point des instruments et des organes ? Or le système nerveux et l'encéphale ne sont que des instruments plus ou moins délicats, plus ou moins parfaits de l'esprit qui les anime, de l'âme qui les inspire et se sert de cet intermédiaire pour se mettre en communication avec le monde extérieur. Ces organes sont-ils empêchés ou malades, l'âme se voile d'un nuage; l'homme végéte encore; il ne vit plus.

La participation de Cerise au journal fondé par Buchez ne pouvait suffire à l'activité de son esprit. Il comprit qu'on ne fonde pas une réputation durable avec des feuilles fugitives ; il désirait entreprendre quelque œuvre sérieuse qui marquât sa place et ses aptitudes parmi les savants, lorsque l'Académie royale de médecine proposa comme sujet du prix Civrieux la question suivante : *Déterminer l'influence de l'éducation physique et morale sur la production de la surexcitation du système nerveux, et des maladies qui sont un effet consécutif de cette surexcitation*. Cerise concourut; aucun mémoire ne fut jugé digne du prix; il obtint une médaille d'encouragement, le 4 septembre 1835. La même question ayant été remise au concours, Cerise refondit entièrement son premier travail et cette fois il obtint le prix. Ce travail devint l'ouvrage dont la deuxième édition est publiée aujourd'hui sous le titre suivant : *Des fonctions et des maladies nerveuses dans leurs rapports avec l'éducation sociale et privée, morale et physique*. La première édition parut en 1842.

Ce livre est le principal titre de Cerise comme écrivain; il offre, sous forme d'introduction, l'exposé des principes et de la méthode qui doivent présider à l'étude des phénomènes de la vie morale et intellectuelle de l'homme. Dans cette introduction, l'auteur fait comprendre l'indispensable nécessité de la double étude des phénomènes biologiques qui sont communs à l'homme et aux animaux, et de ceux qui sont exclusivement humains, c'est-à-dire l'alliance féconde de la médecine et de la philosophie. Il confond dans un blâme égal, et comme arrivant fatalement à de grossières erreurs, les physiologistes qui ne veulent tenir compte que de la structure et des propriétés de l'organisme, et les philosophes qui n'envisagent que la nature et les facultés de l'âme. Quant à ce livre lui-même, il se dérobe à l'analyse, tant il est substantiel et bien coordonné. On comprend tout ce qu'un talent jeune et vigoureux a dû répandre de considérations importantes sur des chapitres tels que les suivants : *Du système nerveux dans ses rapports avec le langage et les institutions sociales. — Des phénomènes d'impressionnabilité et d'innervation considérés dans leurs rapports avec l'éducation physique et morale; Des troubles de l'innervation dans leurs rapports avec la mauvaise direction du régime et de l'exercice* etc., etc. L'auteur termine ces belles considérations par la conclusion suivante, très profonde mais un peu abstraite : *L'éducation publique et privée, morale et physique intervient dans les fonctions et les maladies nerveuses :*

1° D'une manière générale, en se confondant avec toutes les influences naturelles et sociales qui nous entourent, en se mêlant intimement et nécessairement à l'atmosphère spirituelle et matérielle dans laquelle nous vivons;

2° D'une manière spéciale, en dirigeant les faits de circulation, de déperdition et de nutrition générales ou partielles qui sont placés sous l'empire du régime et des exercices, en dirigeant les phénomènes d'impressionnabilité et d'innervation qui sont placés sous l'empire des idées et des sentiments.

Déjà, dans une précédente publication, Cerise avait manifesté les mêmes tendances humanitaires, le même désir de perfectionnement moral envers toutes les classes. Médecin d'une salle d'asile, il avait voulu avec le titre accepter le devoir. Les déshérités de la fortune, l'enfance presque abandonnée, ne lui paraissaient pas avoir moins de droits aux conseils du médecin éclairé que les riches et les puissants. C'est pour s'associer à l'infatigable charité de personnes qui se sont consacrées au soulagement des classes nécessiteuses, telles que Mmes Mallet, l'amirale Mackau, la C[sse] de Flavigny, que Cerise avait publié en 1836, un ouvrage intitulé : *Le médecin des salles d'asile ou Manuel d'hygiène, et d'éducation physique et morale de l'enfance.* Dans son œuvre, rien n'est oublié; il signale les devoirs du médecin qui doit veiller avec sollicitude sur la disposition des salles d'asile, sur la salubrité de l'air, la propreté, les heures de travail et de récréation; c'est par des soins intelligents qu'on formera des organismes sains, premières assises de l'éducation que suivra le développement de la sensibilité et de l'intelligence. L'enfant est le père de l'homme, l'école est le berceau de la société.

Dans *le Médecin des salles d'asile*, on voit les tendances de Cerise à s'occuper des rapports du physique et du moral, qui avaient déjà fixé l'attention des grands observateurs de l'antiquité, avant les ouvrages d'un médecin célèbre, Cabanis, et d'un métaphysicien du premier ordre, Maine de Biran. L'idée lui vint souvent de consacrer ses loisirs ou plutôt ses veilles, car il n'avait pas de loisirs, à la question de ses prédilections : les rapports du physique et du moral, en soutenant l'activité du principe pensant, la dualité humaine, contre le médecin sensualiste, et les droits de la physiologie envers les philosophes qui ne veulent aucune union entre la science médicale et la métaphysique. Un tel travail, propre à absorber toute une vie d'homme, ne fut qu'esquissé dans deux articles d'une grande valeur, intitulés l'un : *Essai sur les principes de la science des rapports du physique et du moral*; et l'autre ; *Que faut-il entendre en physiologie et en pathologie par ces mots : influence du physique sur le moral, influence du moral sur le physique*, inséré dans le premier volume des *Annales Médico-psychologiques*.

C'est, attiré par une sympathie de talent et de doctrines, et cédant à l'appel de libraires intelligents qu'il entreprit de nouvelles éditions du bel ouvrage de Bichat, *Sur la vie et la mort;* du célèbre traité de Cabanis : *Des rapports du physique et du moral,* et enfin du livre agréable de Roussel, intitulé : *Système physique et moral de la femme.* Il enrichit chacun de ces ouvrages de notices biographiques, d'une introduction et de notes étendues qui ajoutent un intérêt particulier à ces importantes publications. Cerise ayant étudié spécialement les anomalies du système nerveux, a tracé dans l'introduction du livre de Roussel, un précis curieux des phénomènes que présentèrent dans le dernier siècle les convulsionnaires de St-Médard, et de ceux qu'ont offert dans le nôtre les deux stigmatisées du Tyrol Domenica Lazzari, fille d'un meunier de Capriana, et Marie de Mœrl, appartenant à une famille noble de Kaldern. Ces deux extatiques, visitées par un grand nombre de médecins et de curieux, restèrent pendant de longues années les vivantes images du Christ dans sa passion : transfiguration merveilleuse, qui prenait chez l'une la forme de l'extase, et qui revêtait chez l'autre les plus cruelles souffrances. Ces deux jeunes filles, dont la vie était sainte, avaient au front, au-dessous du sein, aux mains et aux pieds des stigmates, représentant les plaies du divin crucifié, et d'où chaque vendredi s'écoulait une pluie de sang. Marie de Mœrl, née le

16 octobre 1812, est morte le 11 janvier 1868, âgée par conséquent de 56 ans; elle en avait passé environ quarante dans la prière, dans l'extase et des souffrances auxquelles tous ceux qui en furent témoins, attribuèrent un caractère merveilleux.

Ici commence pour Cerise une sorte de vie nouvelle. Ses écrits avaient éveillé l'attention et révélé le mérite du jeune médecin. Son savoir, sa distinction, et les qualités aimables de son esprit, non moins que son dévouement et son humanité lui attiraient un grand nombre de malades français et étrangers, sur lesquels il exerçait une influence pour ainsi dire magnétique. Son esprit naturellement ingénieux et sagace se fortifiait par l'observation; mais le temps emportait ses heures productives et la science perdait celles que lui dérobait sa charité inépuisable. Une générosité compatissante attirait une foule de malades qui avaient le double malheur d'être pauvres et privés de santé; il n'en repoussait aucun et trouvait des paroles de consolation et de bons conseils pour toutes les douleurs, pour toutes les misères. Il put encore avec ses amis Baillarger et Longet fonder l'excellent journal les *Annales Médico-Psychologiques*, et y inséra un certain nombre d'articles remarquables. Lorsque, en 1846,

MM. Richelot, Amédée Latour et Aubert Roche fondèrent l'*Union médicale,* Cerise figura l'un des premiers au nombre de leurs actionnaires et ne cessa jamais de coopérer à la rédaction et à la propagation d'un journal, qui occupe une si grande place dans la médecine contemporaine. Le journal des *Débats* lui ouvrit également ses colonnes; il y inséra des biographies intéressantes et des articles de critique du meilleur ton; enfin, on doit reconnaître que dans les choses de l'esprit il n'abandonnait jamais les régions élevées; mais des occupations de jour en jour plus nombreuses lui interdisaient d'entreprendre des ouvrages de longue haleine.

Un ministre de l'instruction publique qui, des rangs les plus infimes de la société, s'était élevé par son seul mérite aux premiers postes de l'état, Salvandy s'aperçut un jour à sa table que Cerise n'était pas décoré, et sur sa proposition Cerise fut nommé chevalier de la légion d'honneur le 25 avril 1845. En 1849, il recevait l'ordre du mérite civil de Savoie; il est inutile d'ajouter que l'homme indépendant, que l'ami de Buchez n'avait sollicité ni l'une ni l'autre distinction. Nous n'avons jamais vu ni ruban à sa boutonnière, ni collier sur sa poitrine, ni titre de baron au devant de son nom.

Quoique Cerise fut étranger à toute intrigue

politique, il fut arrêté dans la nuit du 2 décembre 1851 ; mais la méprise était trop maladroite; on le remit immédiatement en liberté. Honnête homme dans toute l'acceptation du mot, il n'avait jamais conspiré que pour faire le bien et rendre la santé à ses malades.

Au nombre de ses bienfaits les plus délicats citons le suivant : tombé du pouvoir et, malgré ses convictions inébranlables, dégoûté de la politique qui ne lui avait procuré que soucis, amertumes et déception, Buchez était resté sans fortune. Mais la science est une bonne mère, dont les bras ne sont jamais fermés aux enfants égarés qui reviennent à elle. Buchez reprit modestement l'exercice de la médecine que pour sa tranquillité et son bonheur il n'aurait jamais dû quitter. Il vécut pendant quelques années des produits de son travail journalier. Frugal et austère, il pouvait dire comme Socrate, assistant à une vente d'objets de luxe : *Que de choses dont je n'ai pas besoin!* On l'avait souvent entendu répéter, qu'il pouvait se suffire avec douze cents francs par an. Mais les infirmités arrivèrent... Que fit Cerise ? Aidé par quelques amis, il persuada à Buchez qu'ils l'avaient intéressé dans une entreprise de librairie qui lui assurait douze cents frans par an, c'est-à-dire la somme suffisant à tous ses besoins. Grâce à ce pieux mensonge, et à des visites quotidiennes, ils sauvèrent de l'hôpital et de l'abandon celui qui fut Maire de Paris et président de l'Assemblée nationale de 1848 ; ils l'assistèrent à son lit de mort et lui rendirent les derniers devoirs avec autant de décence que de modestie.

Cerise entretenait une volumineuse correspondance avec d'illustres étrangers ; le comte de Cavour l'honorait de son amitié. Sa maison était le rendez-vous de tous les Italiens de distinction, favoris de la fortune ou proscrits de la politique, parmi lesquels on peut citer l'austère Manin et le célèbre abbé Gioberti. En 1864, il fonda avec son compatriote et bon confrère le docteur Caffe l'Association de bienfaisance italienne, dont il occupa toujours la présidence.

Ennemi de l'intrigue, Cerise n'avait jamais ambitionné les honneurs académiques. Il ne faisait partie que des sociétés dont les portes étaient ouvertes à l'égalité, à la confraternité et au mérite, telles que la Société des gens de lettres, la Société médico-psychologique, la Société médicale du premier arrondissement, dont il fut l'un des présidents. Il savait que les académies officielles, assiégées par les ambitieux, se montrent hostiles à toute candidature nouvelle et font chèrement payer l'honneur de leur appartenir. En 1864, une place de membre libre étant devenue vacante à l'Académie de médecine, on l'invita à s'y présenter, afin de préparer sa candidature pour l'avenir, un autre savant, très distingué comme lui, paraissant désigné pour la place actuelle. Il consentit à cette candidature de second rang et sans la moindre prétention de réussite. Mais son nom fut à peine prononcé devant l'Académie, qu'on s'étonna qu'il n'en fit pas encore partie, et contrairement à toutes les prévisions et surtout aux siennes, il fut nommé au second tour de scrutin. Touché du témoignage d'estime que lui décernait avec tant de spontanéité le premier corps médical de France, il en fut un des membres les plus assidus, les plus éminents et les plus aimés. Car, il faut le remarquer ; jamais médecin ne fut plus universellement aimé que Cerise, et il eut le singulier privilége de n'avoir ni jaloux, ni ennemis. N'étant rien, ne cherchant pas à se faire valoir, sa position se trouvant toujours au-dessous de son mérite, il n'excita pas l'envie, et souveraine bonne fortune, il échappa à la critique et au dénigrement. Lui-même d'ailleurs, il n'offensa jamais personne volontairement ; jamais il ne manifesta ni un sentiment d'envie envers ses supérieurs, ni une marque d'orgueil envers ses inférieurs ; il pratiqua ainsi dans ce qu'il a de plus noble et de plus juste le principe de l'égalité.

Cerise était bon et charitable sans ostentation ; il ne refusa jamais un pauvre, ni un malade nécessiteux, ni l'appel d'un confrère en détresse. Conteur aimable et gai, d'un commerce très agréable, très recherché dans le monde où ses visites paraissaient trop rares et trop courtes, sa conversation était pleine d'agréments et d'à propos.

Cerise fut marié à une personne que distinguaient les qualités du cœur et de l'esprit ; de cette union naquit un fils qui dans une autre carrière se montre digne de marcher sur les traces de son père. Il avait une nature trop fine, une imagination trop vive, un cœur trop aimant pour ne pas ressentir, et quelquefois au détriment de son bien-être et de son tempérament nerveux, les impressions de joie et de peine; cependant sa constitution était robuste et sa santé généralement bonne. Mais depuis les dernières années la surexcitation du système nerveux et des douleurs abdominales, déterminées par sa vie laborieuse, le forçaient à chercher dans quelque voyage un temps de repos et des distractions sereines. Ces douleurs prirent un caractère alarmant dans le mois de septembre 1869. Il succomba le 6 octobre suivant des suites d'une péritonite ayant amené une perforation intestinale, âgé de 62 ans à peine, c'est-à-dire à l'âge où l'intelligence était dans toute sa puissance et où il pouvait encore fournir une longue carrière et rendre de grands services. Quelques jours auparavant, il avait demandé et reçu avec une présence d'esprit et une sérénité admirables les secours de la religion.

La vaste nef de l'église de la Madeleine pût à peine contenir le nombre des médecins, des savants, des gens de lettres, des hommes du monde, des amis qui accoururent pour lui rendre les derniers devoirs. Au cimetière du Père-Lachaise, six discours furent prononcés sur sa tombe : par M. Felix Voisin, au nom de l'académie de médecine ; par M. Morel, au nom de la société *médico-psychologique ;* par M. Frédéric Thomas, au nom de la société des gens de lettres; par M. Foissac, au nom du journal et de la société de l'*Union médicale;* par M. Cerutti, consul général d'Italie, au nom de la société de bienfaissance italienne, et enfin par un membre de la colonie italienne, au nom de tous les malheureux et de tous les cœurs reconnaissants que la charité de Cerise avait secourus et consolés.

La vie de Cerise est-elle complète et remplie par l'épanouissement des dons et des facultés dont la nature l'avait comblé ? On n'hésitera pas à répondre par l'affirmative, en pensant que le travail, la science et le dévouement l'occupèrent tout entière. Cette vie cependant fut inachevée, si l'on songe à sa mort prématurée et au travail absorbant de la clientèle qui l'empêcha de produire les œuvres qu'il méditait. Combien de fois nous entretint-il des grandes questions qu'il serait heureux de pouvoir traiter, des ouvrages dont il avait conçu le plan, et des regrets qu'il épouvait en voyant le temps emporter ses meilleures résolutions et ses plus douces espérances ! Cependant, une édition complète de ses œuvres, due à l'initiative de M. Baillarger, est un service rendu à la science, non moins qu'un touchant souvenir de vieille amitié ; elle fait revivre pour ses contemporains une figure qui leur fut chère et conserve à l'avenir un nom qui ne doit pas périr comme savant, et la mémoire d'un homme de bien.

Docteur FOISSAC.

MÉLANGES

MÉDICO-PSYCHOLOGIQUES

MÉLANGES

MÉDICO-PSYCHOLOGIQUES

I.

GÉNÉRALITÉS MÉDICO-PSYCHOLOGIQUES (1).

QUE FAUT-IL ENTENDRE, EN PHYSIOLOGIE ET EN PATHOLOGIE, PAR CES MOTS :

Influence du moral sur le physique,
Influence du physique sur le moral?

Telle est la question que je dus me poser, lorsque je résolus d'entreprendre une série de recherches physiologiques et pathologiques sur les rapports du physique et du moral. Les définitions que je cherchais dans les écrits les plus estimés ne m'offraient que vague, incertitude, confusion. Or, les définitions doivent exprimer les principes généraux qui dominent une science et qui servent de point de départ aux discussions calmes et fécondes. Il importe donc qu'elles soient précises, nettes, affirmatives.

L'influence du moral sur le physique signifie à mes

(1) Ce travail a paru dans les *Annales Médico-psychologiques*, tome I, janvier 1843.

yeux l'action exercée par les idées sur l'organisme, par celles surtout d'entre les idées qui, ayant pour objet une satisfaction à rechercher, sont en relation plus immédiate avec les penchants, les besoins et les émotions. On peut appeler *innervation cérébro-ganglionnaire* l'irradiation nerveuse au moyen de laquelle cette influence s'exerce.

L'influence du physique sur le moral signifie à mes yeux l'action exercée sur les idées par les conditions générales de l'organisme, par celles surtout d'entre ces conditions qui, s'exprimant par les penchants, les besoins et les émotions, sont en relation plus immédiate avec l'idée d'une satisfaction à rechercher. On peut appeler *impression ganglio-cérébrale* l'irradiation nerveuse au moyen de laquelle cette influence s'exerce.

Ces deux définitions sont étroitement liées ; elles se complètent réciproquement. Les faits qui démontrent l'exactitude de l'une servent en même temps à démontrer l'exactitude de l'autre. Exposer sommairement ces faits, énoncer les inductions physiologiques et pathogéniques auxquelles ils nous permettent de nous élever, telle est la double tâche que je me propose de remplir dans ce mémoire. L'importance et la complication du sujet, les difficultés d'une courte et rapide exposition, tels sont mes titres à la bienveillante attention des lecteurs.

§ I.

Les idées exercent sur l'organisme trois ordres d'influences qu'il importe de distinguer dans la science des rapports du physique et du moral. Au premier ordre appartiennent les enseignements qui, en présidant à l'entrée en exercice des facultés intellectuelles, et en créant les premières habitudes logiques, sollicitent et coordonnent les opérations cérébrales de l'enfant. Au second ordre appartiennent les actes répétés de l'intelligence qui, en provoquant habituellement des faits de circulation et de nutrition cérébrales; donnent lieu, d'une part, au développement du cerveau, et de l'autre, au développement des organes qui sont en relation fonctionnelle ou sympathique avec le cerveau. Au troisième ordre appartiennent les préoccupations qui, ayant pour objet une satisfaction sensuelle ou sentimentale, sont accompagnées ou suivies de phénomènes affectifs, d'émotions viscérales, d'expressions générales par la physionomie, le regard, l'accentuation, l'attitude, etc. C'est ce dernier ordre d'influences qui doit particulièrement nous arrêter dans l'appréciation physiologique de l'action du moral sur le physique.

L'organisme exerce sur les idées trois ordres d'influences qu'il importe également de distinguer dans la science des rapports du physique et du moral. Au premier ordre appartiennent les conditions de structure et d'aptitudes propres à l'appareil spécial de l'intelligence, et que nous appellerons *psycho-cérébral*. Au deuxième ordre appartiennent les réactions sympathiques qui ont lieu obscurément et sans conscience, et qui, dans les maladies surtout, troublent et modifient les opérations de l'entendement. Au troisième ordre appartiennent les conditions générales de l'organisme dans lesquelles ont leur origine nos besoins et nos penchants, et qui s'expriment par les émotions sensuelles et sentimentales. C'est ce dernier ordre d'influences qui doit particulièrement nous arrêter dans l'appréciation physiologique de l'action du physique sur le moral.

Les désirs, les sentiments, les passions sont le résultat du concours de deux éléments, de l'élément intellectuel représenté par l'appareil psycho-cérébral, et de l'élément affectif représenté par l'appareil ganglionnaire viscéral. En d'autres termes, ils sont le résultat de l'étroite association d'une idée et d'une émotion. Une émotion isolée ne saurait produire autre chose qu'une agitation stérile et sans issue ; une idée isolée ne saurait avoir aucun caractère affectif. L'émotion sans l'idée, c'est le trouble d'un homme qui ne sait encore ni ce qu'il veut ni ce qui lui manque. L'idée sans émotion, c'est la connaissance plus ou moins exacte d'une satisfaction indifférente. Voyez une jeune personne qui est sous le joug d'une émotion dont elle ne connait pas la nature ; examinez son trouble, son anxiété, ses bizarreries : elle s'ignore elle-même, elle désire et repousse tour à tour les mêmes objets ; rien ne la satisfait ; elle s'épuise en larmes et en sanglots, elle gémit et soupire. L'idée de ce qui lui manque n'a pas encore surgi dans son esprit ; tout autour d'elle a été silencieux à cet égard. Vous aurez dans cette jeune fille l'exemple de l'élément affectif isolé de l'élément intellectuel. C'est l'émotion sans l'idée correspondante ; ce n'est pas encore le désir, ce n'est pas encore le sentiment, ce n'est pas encore la passion. Voyez ensuite une femme qui est devenue indifférente aux douces séductions du cœur ; elle connaît toutes les émotions de l'amour, elle en a pénétré tous les mystères, elle veut encore être adorée, mais elle n'aime plus. Elle vous offrira l'exemple de l'élément intellectuel isolé de l'élément affectif. Ce sera, si vous le voulez, une femme d'esprit, une coquette, une comédienne, mais ce ne sera plus une femme aimante. On pourra dire d'elle ce que l'on a dit d'un auteur célèbre, qu'elle porte son cœur dans sa cervelle. C'est l'idée sans l'émotion correspondante ; ce n'est plus un désir, ce n'est plus un sentiment, ce n'est plus une passion.

Or, que disent les physiologistes qui ont abordé sérieusement l'étude des rapports du physique et du moral ? Divisés en deux camps après être partis d'une erreur commune, ils s'y sont bientôt retranchés pour se livrer un combat opiniâtre, et qui durerait encore si le problême n'avait succombé dans la lutte. N'appréciant point le concours des deux éléments qui se réunissent pour constituer les passions, n'apercevant dans la vie morale de l'homme qu'une série d'impulsions automatiques, les uns ont expliqué le sentiment par l'excitation des viscères, les autres l'ont expliqué par l'excitation de l'encéphale, comme si le sentiment était produit d'un seul jet par une simple excitation viscérale ou encéphalique ! Cabanis et Gall sont les illustres représentants de ces deux systèmes, à mon avis, également erronés. Le premier, préoccupé sans doute de l'élément affectif, rapporte tout le moral de l'homme aux conditions générales de l'organisme ; le second, préoccupé sans doute de l'élément intellectuel, rapporte tout le moral de l'homme aux conditions spéciales de l'encéphale. Cabanis ne vit dans l'idée sentimentale que le retentissement sympathique du cerveau ; Gall ne vit dans l'émotion sentimentale que le retentissement sympathique des viscères. L'un subordonna à l'impulsion ganglionnaire l'idée d'une satisfaction à rechercher, l'autre subordonna à l'impulsion cérébrale l'émotion qui correspond à cette idée. Erreur de part et d'autre ; erreur dont voici les principales conséquences.

Cabanis, faisant surgir des régions obscures de la vie de nutrition les désirs, les sentiments et les passions, devait les placer plus particulièrement sous l'empire des influences physiques, sous l'empire du climat, du régime, des âges, du tempérament, etc., qui agissent puissamment sur l'organisme en général. C'est ce qu'il fit avec un remarquable talent d'exposition. Il s'engagea si avant dans cette voie qu'il perdit complétement de vue la part réservée aux idées dans la productions des phénomènes affectifs. A peine rencontre-t-on dans les nombreuses pages de son livre quelques lignes où le problème de l'influence du moral sur le physique soit abordé franchement. Il élude la difficulté, croyant sans doute la résoudre en attribuant les émotions qui compliquent une idée sensuelle ou sentimentale aux effets d'une réaction sympathique du cerveau sur les viscères. Il n'est pas plus heureux lorsque, voulant résoudre le problème de l'influence du physique sur le moral auquel il avait accordé toute sa prédilection, il attribue à une réaction sympathique des viscères sur le cerveau les idées sensuelles ou sentimentales qui compliquent une émotion. Il y a pourtant bien loin d'une émotion pénible, oppressive, qui soulève le flot des idées tristes et sombres, à une indigestion qui provoque la céphalalgie ou à une péritonite qui engendre le délire. Mais tout cela devait être confondu : ainsi l'exigeait l'inflexible logique.

Gall, accordant au cerveau le caractère affectif que ne saurait avoir l'appareil spécial de l'entendement, devait rejeter sur le second plan l'appareil des émotions, qui a ses racines dans les profondeurs de l'organisme, et qui joue un rôle si important dans la production des sentiments humains. On alla jusqu'à contester aux appareils spéciaux des appétits conservateurs de l'individu et de l'espèce, le rang que leur avait assigné le consentement universel du genre humain. Ils furent détrônés successivement par quelques organes encéphaliques, par ceux de l'amativité physique, de la philogéniture, de l'alimentivité, de la respirabilité. L'appareil des émotions sentimentales subit naturellement la même destinée ; il fut détrôné par l'appareil logique des idées ; l'impulsion affective fut confondue avec la conception tout intellectuelle de la satisfaction réclamée. Le rôle des idées dans la production des sentiments ne fut pas mieux apprécié pour cela. La passion, que Cabanis avait fait surgir des régions obscures de la vie de nutrition, fut, il est vrai, proclamée de même origine que la pensée ; mais les émotions qui compliquent les idées sensuelles ou sentimentales furent assimilées aux effets d'une réaction sympathique du cerveau sur les viscères. Il y a pourtant bien loin d'une pensée triste qui fait pleurer, gémir et soupirer, à une affection cérébrale qui provoque le vomissement ou la diarrhée. Mais tout cela devait être confondu : ainsi l'exigeait encore l'impitoyable logique.

Voilà comment, après être partis d'une erreur commune, Cabanis et Gall ont été conduits à une conséquence identique, à la négation de toute science qui aurait pour objet les rapports du physique et du moral. La différence entre le physique et le moral, que les maîtres et les disciples veulent bien admettre dans leur langage, ils ne l'admettent plus dans leur pensée ; leurs théories sont conçues comme si la différence, tolérée dans les termes, n'existait pas réellement dans les faits. Pour les initiés du sanctuaire, l'influence du moral sur le physique, c'est l'influence du physique représenté par le cerveau sur le physique représenté par tous les organes, y compris le cerveau lui-même. Pour eux, l'influence du physique sur le moral, c'est l'influence du cerveau sur lui-même et de tous les organes sur le cerveau. Ces définitions ont été données textuellement par Georget, le plus ardent propagateur de la doctrine qui proclame la confusion systématique du physique et du moral.

On sait que Bichat, adoptant les données de Cabanis, renferma les passions et le caractère de l'homme dans le domaine de la vie organique. Il alla plus loin : il enseigna que les passions et le caractère sont inaccessibles à l'action des influences sociales, à l'action de l'éducation morale. Cabanis avait méconnu le moral de l'homme en le confondant avec une obscure réaction sympathique des viscères et du cerveau; Bichat le méconnut en le divisant d'avec lui-même. Creusant un abîme profond entre la vie de nutrition et la vie de relation, Bichat isola, en effet, les deux éléments inséparables du sentiment; il éleva une barrière infranchissable entre l'élément affectif et l'élément intellectuel, ne paraissant pas s'apercevoir que cette barrière imaginaire est à chaque instant brisée par le double courant des impressions ganglio-cérébrales qui résultent de l'émotion et de l'innervation cérébro-ganglionnaire qui résulte de l'idée sensuelle ou sentimentale.

Broussais adopta successivement la doctrine de Cabanis et celle de Gall. Dans l'un et dans l'autre camp, il employa son immense talent à soumettre à la loi des obscures réactions sympathiques les relations moins obscures qui existent entre les idées et les émotions.

C'est ainsi que, placés au point de vue d'une philosophie réactionnaire, les plus célèbres physiologistes se sont réunis pour opposer au principe de la dualité humaine le principe de l'unité automatique. Les *impressions* qui ont lieu avec conscience, que l'homme peut provoquer, prévenir, modérer, ou au moins condamner ou approuver, ont été confondues avec les *sympathies,* dont le caractère consiste précisément à avoir lieu sans conscience, obscurément, auxquelles par conséquent l'homme ne peut ni résister ni consentir. Et cette confusion des choses les plus dissemblables fut adoptée avec acclamation. La science des rapports du physique et du moral dut nécessairement en souffrir, s'amoindrir et s'effacer; elle finit par se perdre entièrement dans la physiologie générale, où nous avons beaucoup de peine à la retrouver aujourd'hui.

Telle est, sans déguisement, la doctrine négative qui a obtenu l'assentiment plus ou moins réfléchi des médecins de notre époque. Si elle ne règne pas dans la pensée de tous, elle règne dans le langage qu'on leur a fait, et qu'ils acceptent. Les mots *réaction cérébrale, réaction du centre réfléchi, réaction des centres nerveux, réaction de l'encéphale*, etc., mots sonores et creux, sont employés à chaque instant pour exprimer l'action des causes morales sur l'organisme. Cette doctrine proclame le néant de la science des rapports du physique et du moral; elle est à la fois hostile au sens commun, stérile dans la pratique médicale, nuisible aux progrès ultérieurs de la physiologie. Si elle triomphe aujourd'hui, c'est grâce à la négligence généralement apportée dans l'analyse des phénomènes complexes de la vie morale et intellectuelle, dans l'analyse surtout des désirs, des sentiments et des passions.

Cette analyse est indispensable. En voici rapidement les données principales.

Parmi les phénomènes affectifs, il en est qui disposent d'appareils spéciaux : ce sont les *appétits*, conservateurs de l'individu et de l'espèce. Il en est d'autres qui sont dépourvus d'appareils spéciaux : ce sont les *sentiments*. Les uns et les autres ont leur source dans les conditions générales de l'organisme ; mais les appétits, grâce aux appareils dont ils disposent, peuvent impressionner la centralité sensorio-motrice, et se manifester par des mouvements indépendants jusqu'à un certain point du monde extérieur, indépendants surtout des influences sociales et de l'appareil cérébral par conséquent. C'est ce qui arrive, par exemple, à l'enfant nouveau-né ; c'est ce qui arrive même chez l'enfant né anencéphale. Il n'en est pas de même des sentiments. Ceux-ci, destinés à fournir de nombreux éléments aux vicissitudes de la vie sociale, et ne disposant point naturellement d'appareils spéciaux, n'existent réellement qu'au moment où une impression extérieure, nous ayant plus ou moins vivement émus, il s'est produit une association étroite entre l'*idée* de cette impression et l'*émotion* qui en est résultée, entre l'élément intellectuel ou psycho-cérébral et l'élément affectif ou ganglionnaire. Cette association une fois établie, constituera la plus puissante des solidarités physiologiques. L'idée ramènera l'émotion ; l'émotion tendra à rappeler l'idée. Jusqu'au moment où cette étroite association s'est établie, il existe des penchants, il existe une prédisposition qu'on appelle morale ; mais ces penchants, cette prédisposition, sont le résultat de conditions obscures et mystérieuses de tout notre organisme. Ils ne se révèlent que lorsque l'idée de la satisfaction, aveuglément réclamée par eux, vient les transformer en un sentiment déterminé, distinct. La naissance d'un sentiment, c'est l'idée dissipant les ténèbres du chaos viscéral, c'est le contact de la pensée faisant jaillir le feu contenu dans les profondeurs de l'organisme, c'est l'esprit fécondant la matière dans laquelle sommeillent les éléments confus de la passion.

Cette association de l'idée et de l'émotion doit être sérieusement méditée. L'influence du milieu social et celle des dispositions individuelles se trouvent ainsi représentées dans la science des rapports du physique et du moral ; la première par l'élément intellectuel, élément mobile, transmissible dans le temps et dans l'espace, par voie de génération spirituelle, comme disaient les anciens philosophes, c'est-à-dire au moyen des enseignements et des traditions orales ou écrites ; la seconde par l'élément affectif, élément fixe, transmissible dans le temps et dans l'espace, par voie de génération matérielle. Ainsi se concilient les doctrines opposées, celle qui rapporte tout à l'action des influences morales, représentées par la civilisation, les institutions religieuses et politiques, l'éducation politique et privée, etc., et celle qui rapporte tout à l'action des influences physiques, représentées par le climat, le régime, le tempérament, l'hérédité, les races, etc. On comprend ainsi que, plus l'individu aura d'idées, plus le domaine de ses désirs sera étendu, et plus les nuances de ses sentiments seront délicates et nombreuses ; on comprend ainsi que, moins l'individu aura d'idées, plus le domaine de ses sentiments sera limité, et plus ses appétits tendront à prévaloir ; car, ainsi que je viens de le dire, les appétits, grâce aux appareils spéciaux dont ils disposent, affectent une certaine indépendance du monde sensorial, du monde intellectuel surtout, de l'appareil psycho-cérébral par conséquent. Cet appareil intervient néanmoins dans les représentations idéales que l'homme se fait des jouissances de la sensualité, et en vertu desquelles les appétits, qui sont intermittents chez les animaux, se réveillent chez lui en tout temps, comme l'a dit Beaumarchais par la bouche de Figaro. Il ne fait alors qu'user de la faculté qu'il possède d'évoquer ses propres émotions sensuelles au moyen des idées dont il dispose. Poursuivons notre analyse.

Les sentiments, ai-je dit, n'ont pas leur élément affectif dans des appareils spéciaux ; c'est ce qui les place plus directement sous la dépendance de l'idée, sous l'empire de l'intelligence, représentée par l'appareil psycho-cérébral. Une sorte de *sensorium commune,* un appareil émotif, doué d'une sensibilité vague et confuse, leur a été néanmoins consacré dans le plexus solaire, foyer où viennent retentir à la fois les idées et les penchants avant de s'irradîer sous forme d'expressions sentimentales. Mais pour que cette émotion confuse et vague, pour que ce retentissement tumultueux se transforme en un sentiment déterminé, il faut que nous ayons présente l'idée de la cause qui l'a produite et qui la renouvelle. C'est au moyen de cette idée qu'un grand nombre de phénomènes affectifs parfaitement semblables prennent une forme sentimentale distincte, et qu'ils se nuancent exactement. A ne considérer que l'émotion ou le trouble qui la constitue, comment distinguerions-nous l'envie de la jalousie, la pudeur de la honte ou de la modestie, la haîne de l'antipathie, la pitié de la tendresse, etc. L'idée est évidemment la lumière qui dissipe l'obscurité dans laquelle se meut l'élément affectif; par elle, les vagues et confuses émotions prennent dans la tradition et dans le langage un rang distinct, une signification positive. Ainsi, en envisageant la question sous tous ses aspects, nous voyons toujours, d'une part l'idée, et de l'autre l'émotion, concourir à la production et à la manifestation du sentiment.

§ II.

Ces données générales de l'analyse étant connues, nous pourrons nous élever aux inductions physiologiques et pathogéniques, qui, si je ne me trompe, sont le véritable point de départ de la science des rapports du physique et du moral. Il nous suffira, pour cela, de voir les conditions générales de l'organisme se transformant en émotions sensuelles et sentimentales pour agir sur les idées, au moyen de l'impressionnabilité ganglio-cérébrale, et de voir la pensée de l'homme intervenant, sous la forme d'idées sensuelles ou sentimentales, pour produire les émotions, au moyen de l'innervation cérébro-ganglionnaire.

Quelques mots d'abord sur la transformation des conditions générales de l'organisme en émotions sensuelles ou sentimentales.

Les physiologistes qui ont étudié avec quelque attention les rapports du physique et du moral de l'homme, malgré la diversité de leurs doctrines, sont tous tombés d'accord sur ce point, à savoir, qu'il est des individus prédisposés à manifester un penchant plutôt qu'un autre, à être aux prises avec une passion plutôt qu'avec une autre. Ils sont allés plus loin : ils ont reconnu qu'il est des conditions générales de l'organisme auxquelles se rattache cette prédisposition. Ils ont même pris un soin infini à les mettre en saillie, à les décrire, à en déterminer les relations avec le caractère et la nature morale de chacun. La doctrine des tempéraments est née de ce genre d'observations, et elles sont aussi anciennes que la science. Si les propagateurs de cette doctrine ont dépassé le but ; si la plupart d'entre eux ont cru pouvoir expliquer les diversités morales des hommes par les diversités organiques ou humorales qui caractérisent les tempéraments des anciens; si quelques uns sont allés jusqu'à faire dépendre la prédominance d'un penchant de la prédominance d'un des éléments ou d'une des qualités de l'organisme; si, en un mot, il en est qui ont même livré une trop libre carrière à leur imagination ou à leurs préjugés, est-ce une raison pour rejeter les données fondamentales que nul ne peut contester, et en dehors desquelles il est impossible de concevoir l'influence exercée sur le caractère, les mœurs et les passions des hommes, par le climat, le régime, les tempéraments, les âges, les habitations, etc.? Les conditions générales de l'organisme sont donc le point de départ des penchants comme ils sont le point de départ des besoins qui se manifestent par l'anxiété respiratoire, par la faim, la soif, l'appétit sexuel, etc.

Mais comment reconnaître ces penchants qui sommeillent dans les profondeurs de la vie organique? Comment en apprécier la nature et l'énergie?... Ils restent inconnus à tous, à celui-là même qui doit en subir le joug, jusqu'au moment où une impression extérieure aura provoqué une émotion. Ce sera l'émotion qui révélera le penchant jusque là ignoré ; ce sera l'intensité de cette émotion qui servira à mesurer l'énergie du penchant enfin révélé. Il ne faut pas oublier que l'organisme est porté, par une aveugle tendance, à correspondre affectivement à certaines impressions extérieures ; il y tend, dans certaines circonstances, avec une violence et une opiniâtreté merveilleuses. Cela devait être, afin que l'homme, puissamment attiré ou puissamment détourné, satisfît aux nécessités de la vie sociale, aux nécessités de la vie de relation. C'est en vertu du rapport préétabli entre les conditions générales de l'organisme et les impressions extérieures que l'émotion prend naissance, comme pour révéler aux yeux de tous ce rapport mystérieux.

Or, l'émotion varie de nature et d'intensité avec les tempéraments, avec les penchants, c'est-à-dire avec les conditions propres à chaque organisme ; elle doit donc être considérée comme la résultante générale des excitations partielles de l'appareil ganglionnaire viscéral. Ce qui le prouve, c'est la remarquable et naturelle prédominance d'un ordre d'émotions tristes ou gaies, oppressives ou expansives, que l'on remarque chez quelques personnes, chez celles par exemple qui sont disposées à l'hypochondrie, à des inquiétudes exagérées, à la méfiance, et chez celles qui sont disposées à se complaire dans les plus heureuses illusions, à une inaltérable vanité, à une invariable admiration d'elles-mêmes, à une expansive et irrésistible confiance dans les autres. Ce qui le prouve encore, c'est la présence soudaine ou permanente d'une émotion qu'aucune cause extérieure n'a provoquée, et que l'on observe dans certaines affections nerveuses. « *J'ai peur,* disait un malade à M. Esquirol. — De quoi? — *Je n'en sais rien, mais j'ai peur.* » Les faits de ce genre sont nombreux, et il est inutile de rappeler ces accès de tristesse, d'ennui, d'anxiété, de terreur, de dégoût, d'antipathie ; ces accès de contentement, de joie, de béatitude, de délicieux abandon qu'aucune cause extérieure à l'organisme n'explique, même aux yeux des personnes qui, en possession de leur complète intelligence, les confient à leur médecin, et leur en demandent la raison.

Je dis que l'émotion doit être regardée comme une résultante générale des excitations partielles de l'appareil ganglionnaire viscéral. En effet, cet appareil se compose d'une série de foyers partiels, formant chacun un instrument de relation entre les tissus les plus profonds de l'organisme, avec lesquels ils communiquent directement, et les foyers collatéraux qui communiquent avec eux. Ceux-ci, à leur tour, ne se réunissent pas seulement entre eux, mais ils sont encore en relation avec certains foyers généraux, et l'on peut répéter, avec un grand nombre de physiologistes, que cette relation s'étend hiérarchiquement jusqu'au grand foyer commun, appelé traditionnellement *centre épigastrique*, et qui remplit le rôle de centralité affective. Cela étant, il est aisé de concevoir que toutes les excitations qui ont lieu d'une manière plus ou moins anormale dans les divers points de la trame viscérale, s'irradiant et se répétant dans le réseau ganglionnaire, prennent au foyer central le caractère d'une résultante générale. Or, c'est cette résultante qui constitue l'émotion. Ainsi, les modifications générales de l'organisme se révèlent par une émotion sensuelle, lorsque de nouvelles fonctions sont réclamées par la puberté ; ainsi les besoins généraux de l'organisme se révèlent par une émotion sensuelle, lorsque la nutrition exige le retour d'un chyle réparateur. Il en est de même des penchants enfouis dans les profondeurs de la vie de nutrition : c'est par les émotions sentimentales qu'ils se trahissent. Ces émotions, par elles-mêmes, vagues et confuses, prennent, en s'associant à l'idée d'une satisfaction à obtenir, le caractère d'un désir, d'un sentiment, d'une passion.

L'émotion représente donc l'élément exclusivement organique du sentiment. Par elle, par l'impression ganglio-cérébrale qu'elle fait naître, l'appareil de l'intelligence est en quelque sorte sollicité à correspondre aux appels les plus obscurs de la vie viscérale, à faire prédominer les pensées tristes ou gaies, calmes ou inquiètes, qui correspondent à ces appels, à intervenir même, par les opérations les plus compliquées de l'entendement, pour leur donner satisfaction. Qui ne connaît l'influence exercée par notre état affectif sur la direction de nos idées et de nos raisonnements? L'art de convertir les autres à nos opinions consiste souvent à faire naître en eux d'agréables émotions. C'est pour cela, sans doute, que l'on a créé l'exorde dans l'art oratoire, et que l'on a introduit la courtoisie dans l'art diplomatique. Les hommes et les choses que nous avons jugés avec le plus de sévérité sous l'influence d'un état oppressif, sous l'influence, par exemple, du malaise que fait éprouver à certaines personnes l'approche d'un orage, prennent subitement, sous l'influence d'un état expansif, sous l'influence, par exemple, d'une émotion agréable causée par une délicieuse musique, un caractère d'aménité et d'opportunité qui nous surprend. Il y a dans ce phénomène quelque chose d'analogue à ce qui a lieu dans l'émotion sensuelle, lorsqu'un énergique et impérieux appel des sens nous fait trouver les meilleures raisons en faveur de l'objet destiné à les satisfaire. Cet objet, dédaigné et honni quelques instants auparavant, acquiert alors, aux yeux de notre esprit, des qualités merveilleuses qui ne tarderont pas à se convertir de nouveau, lorsque la satisfaction sera obtenue, en pitoyables défauts.

Cet empire exercé sur nos jugements par l'état affectif dans lequel nous nous trouvons, doit servir à nous faire concevoir comment l'intelligence est sollicitée à correspondre aux tendances générales de l'organisme en associant aux émotions qui les trahissent l'idée nettement définie et toujours présente de la satisfaction à rechercher.

Quelques mots maintenant sur l'intervention de la pensée, sous forme d'idées sensuelles et sentimentales, dans la production des émotions.

L'émotion est l'intermédiaire obligé entre les phénomènes obscurs de la vie de nutrition et les actes lumineux de l'intelligence. Non seulement elle sollicite la pensée à correspondre aux penchants et aux besoins généraux de l'organisme; mais encore elle porte jusqu'à l'extrême limite de nos tissus les modifications qui correspondent aux idées sensuelles ou sentimentales. Sans l'émotion, sans le cœur, comme dit le vulgaire, il n'y a pas de vie morale. Excluez l'émotion, vous aurez d'un côté l'obscure, l'interstitielle nutrition, et vous aurez de l'autre, la froide, l'impassible connaissance. La notion exacte d'une sensation indifférente, voilà la part de l'entendement, image fidèle de l'insensibilité qui caractérise les hémisphères cérébraux.

Or, c'est en général par le contact d'une cause extérieure à l'organisme que l'émotion vient révéler nos penchants ; c'est par la pensée toujours présente de cette cause que les penchants et les émotions prennent l'aspect déterminé d'un désir et d'une passion. Il ne faut pas perdre de vue ces faits importants et incontestables. L'idée de la cause qui nous a émus est l'élément indispensable du sentiment qui nous anime. On doit même à la nécessaire intervention de cette idée l'opiniâtreté avec laquelle on regarde le sentiment comme un produit spontané d'une excitation cérébrale. Je le repète : à l'appareil psycho-cérébral, la conception tout intellectuelle, l'idée plus ou moins précise d'une satisfaction à rechercher ; à l'appareil ganglionnaire viscéral, l'émotion tout affective qui vient donner à la conception, à l'idée, le caractère sentimental.

L'idée est la forme la plus élémentaire de la pensée ; elle consiste dans la conception ou dans l'affirmation d'un être qui souvent est étranger à notre sphère sensoriale, dans la conception ou dans l'affirmation de rapports que nos sens n'aperçoivent point et qui néanmoins ont le privilége de nous émouvoir. Il est impossible de considérer cet acte qui place l'homme à la tête de la création terrestre, comme un acte entièrement organique. C'est dans cet acte élémentaire qu'apparaît à nos yeux la double nature de l'homme. L'idée n'est point un acte exclusivement spirituel, puisqu'elle subit les conditions de structure et d'aptitudes cérébrales ; elle n'est point un phénomène exclusivement matériel, puisqu'elle atteint les sphères inaccessibles à notre impressionnabilité sensoriale, C'est cette considération qui m'a fait apppeler *psycho-cérébrales* les impressions qui prennent naissance sous forme d'idées, et *psycho-cérébral* l'appareil spécial de l'entendement. Mais je me hâte d'abandonner cette question délicate à la physiologie idéogénique, qui doit rester étrangère à ce travail. Je me bornerai, et c'est là, comme médecin, ma seule prétention, à envisager l'idée dans ses rapports avec les phénomènes organiques, et en particulier avec les émotions.

J'ai dit plus haut qu'il existe, entre notre organisme et certaines impressions extérieures, une secrète et mystérieuse relation préétablie afin que la vie affective de l'homme fût possible. En vertu de cette relation, une jeune fille s'arrête avec plaisir devant une brillante parure, un adolescent s'émeut en voyant une jolie personne; en vertu de cette relation, nous sommes douloureusement affectés à l'aspect d'une physionomie qui exprime la souffrance; nous sommes agréablement affectés par un regard affectueux ou par un hommage flatteur. Or, il existe entre notre organisme et nos idées une relation de même nature. Ainsi l'idée d'une parure brillante, celle d'une jeune et jolie personne, celle d'une physionomie exprimant la douleur, etc., produisent les mêmes effets que la présence réelle de ces sources diverses de nos émotions : c'est cette relation qui doit être examinée ici.

Soit que l'on considère l'idée comme l'image intérieure, fidèle et toujours présente d'un objet ou d'un événement dont l'aspect nous a émus, soit qu'on la considère comme une conception moins dépendante des impressions extérieures, il faut reconnaître qu'elle exerce sur l'organisme une influence puissante et aussi accessible à l'observation du physiologiste que l'influence exercée par les causes physiques. Par l'idée, les choses du monde matériel conservent le pouvoir de nous affecter, alors même qu'elles ont disparu de notre sphère sensoriale, en s'asseyant, avec nos propres conceptions, au foyer de notre intelligence. L'émotion qui a été une fois produite par le spectacle des choses extérieures est reproduite par la seule idée de ce spectacle. Nous pouvons ainsi appeler ou éloigner l'émotion, en appelant ou en éloignant l'idée. Bien plus ! nous pouvons, au moyen de nos conceptions, au moyen des notions qui nous sont transmises par la tradition orale ou écrite, par l'éducation, au moyen des créations capricieuses ou fantastiques de notre esprit, faire surgir des spectacles qui n'ont été aperçus nulle part, affirmer des rapports qui échappent à nos sens, nous élever à des idées sublimes, descendre à des idées infâmes. Nous pouvons ainsi nous créer des images qui échappent au cercle fatal dans lequel se meut le monde matériel et qui deviennent une source intarissable d'émotions. Nous pouvons ainsi porter dans la profondeur de notre organisme l'influence d'une force physiologique qu'il nous est donné de mouvoir, d'arrêter, de combattre, de modérer à notre gré. A l'aide d'une idée noble et généreuse, l'homme peut se laisser volontairement mourir ; il peut subir toutes les tortures de la faim et de la soif ; il peut imposer à sa chair les plus cruels sacrifices. A l'aide d'une idée abjecte et égoïste, il peut dépraver ses instincts, leur commander d'abominables exigences et en obtenir les plus hideuses voluptés.

Sachons donc le reconnaître : l'idée est un levier à l'aide duquel l'homme peut mouvoir son organisme, en provoquant les émotions sensuelles ou sentimentales qui correspondent aux satisfactions dont elle présente l'image ; sachons y voir une force physiologique analogue, quoique infiniment plus variée, à celle que nous apercevons dans les influences physiques, dans les objets et dans les évènements dont le spectacle a le privilége incontestable de nous émouvoir. Ne nous enquérons point des procédés à l'aide desquels l'homme est mis en possession de cette force physiologique qu'on appelle l'idée. Qu'il la puise dans l'enseignement, qu'elle soit innée, qu'elle surgisse au moyen de ses sensations transformées, qu'elle soit le produit d'une excitation ou d'une sécrétion cérébrale, peu importe. Constatons le fait : l'idée existe, quelle qu'en soit l'origine, quel qu'en soit le mode de formation. Cette existence est aussi certaine que celle de la lumière, de l'électricité, du calorique, dont le mode de production est tout aussi difficile à expliquer. A quoi bon faire intervenir les théories idéogéniques dans l'énoncé d'une force spéciale dont il nous importe de connaître surtout les effets ? Les idées existent, l'action distincte de chacune d'elles sur l'organisme est positive. Cette action varie avec la nature de l'idée, avec la satisfaction dont elle offre l'image ; voilà le fait, le fait incontestable, le fait qu'il faut exprimer nettement et sans prétention. Appelez réaction sympathique du cerveau l'émotion provoquée par l'idée d'une personne aimée, j'acquerrai logiquement le droit d'appeler réaction sympathique de la rétine l'émotion provoquée par la vue d'une personne abhorrée. Nous aurons ainsi pris un soin infini à envelopper des ténèbres les plus profondes ce qu'il importait le plus de faire connaître, c'est-à-dire la cause spéciale de l'émotion, l'idée ou l'objet qui nous a affectés. Prétendre indiquer l'action spéciale d'une idée avec les termes qui servent à indiquer une action générale du cerveau, n'est-ce pas imiter celui qui, voulant exprimer l'action spéciale d'un aliment ou d'un poison, se contenterait d'énoncer l'action générale de l'estomac ou des vaisseaux absorbants ?

Le cerveau est l'appareil spécialement appelé à fonctionner dans la conception, le développement et la coordination des idées. Personne aujourd'hui ne s'avisera de mettre en doute ce fait irrécusable : aussi les idées subissent-elles à un très haut degré les conditions de structure et d'aptitudes cérébrales. Il existe dans la disposition des éléments dont se compose le cerveau, je n'hésite pas à le reconnaître, des causes mystérieuses sans doute, difficiles à apprécier, mais incontestables, qui font prédominer un ordre d'idées plutôt qu'un autre, qui concourent à en expliquer la fixité ou la mobilité, l'ampleur ou l'étroitesse, l'élévation ou la vulgarité, la vigueur ou la faiblesse. Or, comme les passions diverses réclament le concours des idées, il est aisé de concevoir la part qui appartient aux aptitudes cérébrales dans la production des phénomènes affectifs. Cette part est d'autant plus grande dans les sentiments, que l'idée a pour objet une satisfaction moins impatiemment réclamée par les penchants ; elle est d'autant plus grande dans les appétits, que l'idée a pour objet une satisfaction moins impatiemment réclamée par les besoins.

Mais les aptitudes cérébrales subissent à leur tour l'empire modificateur des idées dont l'ensemble constitue l'atmosphère morale et intellectuelle qui nous entoure. Si ces aptitudes sont heureuses, si elles sont convenablement développées par les influences éducatrices, les émotions s'alimenteront à la source des idées nobles et généreuses, elles intéresseront tout l'organisme au triomphe de ces idées pour leur communiquer l'ardeur et l'énergie qui caractérisent la passion. Si ces aptitudes sont malheureuses, si elles sont livrées à elles-mêmes, les émotions s'alimenteront à la source des idées basses et égoïstes ; elles intéresseront l'organisme au triomphe de ces idées pour leur communiquer cette impétuosité qui caractérise les aveugles emportements. C'est ainsi que les idées répandues, les traditions orales ou écrites, les institutions religieuses et politiques, exercent une si grande influence sur le caractère et les mœurs des peuples, sur les sentiments et les passions des individus.

Résumé et conclusions :

1° Il existe dans les conditions générales de l'organisme une disposition préétablie pour correspondre affectivement aux influences du monde extérieur, moral et physique. Les penchants et les besoins sont l'expression de cette disposition apportée en naissant. Les *penchants* se manifestent par les *émotions sentimentales ;* les *besoins* se manifestent par les *émotions sensuelles.*

2° Les émotions sensuelles disposent d'appareils spéciaux, chargés d'impressionner la centralité sensorio-motrice, et d'y provoquer, sans que l'intervention de l'intelligence soit toujours nécessaire, les faits d'innervation propres à les exprimer ou à les satisfaire. Les émotions sentimentales ne disposent naturellement que d'un appareil sensorial commun, vague et confus, capable sans doute d'impressionner la centralité sensorio-motrice, et d'y provoquer des faits tumultueux et désordonnés d'innervation, mais incapables d'y déterminer, sans l'intervention de l'intelligence, les faits réguliers d'innervation propres à les exprimer et à les satisfaire.

3° L'émotion sentimentale cesse d'être un phénomène vague et confus, si l'idée de la satisfaction qui y correspond et qu'elle réclame vient s'y associer et, en s'y associant, lui imprimer un caractère défini et distinct. C'est à cause de l'absence de tout appareil d'impressionnabilité spéciale pour les sentiments que les passions réclament, pour se manifester, l'action d'une cause extérieure, toujours présente sous forme de l'idée.

4° Le moral de l'homme existe par le concours de

deux éléments : l'élément intellectuel et l'élément affectif. Il doit être considéré à la fois comme l'ensemble des idées qui se compliquent d'une émotion, et comme l'ensemble des émotions auxquelles s'associe une idée. Les idées qui ne se compliquent pas d'une émotion appartiennent plus particulièrement à la vie intellectuelle ou psycho-cérébrale. Les émotions auxquelles ne s'associe pas une idée appartiennent plus particulièrement à la vie organique ou ganglionnaire.

5° Le physique de l'homme consiste dans l'intervention d'un seul élément, l'élément affectif. Il doit être considéré comme l'ensemble des conditions générales de l'organisme, qui, constituant les besoins et les penchants, se manifestent, soit spontanément, soit sous l'empire des influences extérieures, par les émotions sensuelles et sentimentales.

6° L'influence du moral sur le physique ne doit point être confondue avec une action obscure, inaccessible à la conscience du cerveau sur lui-même et sur les autres organes ; c'est plutôt l'action, accessible à la conscience, exercée par les idées sur les émotions correspondantes, au moyen de l'innervation cérébro-ganglionnaire.

7° C'est par l'intervention de l'idée dans la production des émotions sensuelles ou sentimentales, que les passions subissent, d'une part, l'influence des conditions de structure et d'aptitudes cérébrales, et de l'autre, l'influence de la civilisation, des institutions religieuses et politiques, des traditions orales ou écrites, etc.

8° L'influence du physique sur le moral ne doit point être confondue avec une action inaccessible à la conscience des viscères sur le cerveau ou du cerveau sur lui-même ; c'est plutôt l'action, accessible à la conscience, exercée par les émotions sur les idées correspondantes, au moyen de l'impressionnabilité ganglio-cérébrale.

9° C'est par l'intervention des conditions générales de l'organisme dans la production des émotions sensuelles ou sentimentales que les passions subissent, d'une part l'influence des âges, des tempéraments, des maladies, etc., et de l'autre l'influence des climats, des saisons, des habitations, des conditions atmosphériques, etc.

II.

ESSAI SUR LES PRINCIPES ET LES LIMITES DE LA SCIENCE DES RAPPORTS DU PHYSIQUE ET DU MORAL (1).

La science des rapports du physique et du moral est restée jusqu'à la fin du XVIIIe siècle sans nom et sans tradition. Encombrée de problèmes obscurs ou insolubles, elle repose aujourd'hui encore sur des bases incertaines et chancelantes, difficiles à déterminer et à fixer. Je me propose, dans ce travail d'en énoncer avec quelque précision, les principes les plus généraux et les plus importants problèmes ; je me propose surtout d'en indiquer le plus exactement possible le domaine et les limites. En osant entreprendre cette tâche si évidemment au-dessus de mes forces, je n'écoute que mon zèle pour l'avancement d'une science aux progrès de laquelle m'intéressent à la fois mes études de prédilection et

(1) Cet essai a été publié comme introduction à une nouvelle édition des *Rapports du physique et du moral*. — 2 volumes, in-18.

les devoirs les plus élevés de ma profession. J'ai d'ailleurs l'espoir que ces pages, lues attentivement, serviront à initier les nombreux lecteurs du livre célèbre de Cabanis, sur les *Rapports du physique et du moral de l'homme*, à l'appréciation de la doctrine qui y est exposée.

§ I.

Objet de la science des rapports du physique et du moral.

La vie de l'homme, qu'il ne faut pas confondre avec la vie des animaux, comme le font la plupart des physiologistes, présente deux ordres de phénomènes qu'il importe de nettement distinguer. Le premier comprend les opérations organiques qui, n'étant point associées à une idée, se produisent à notre insu; le second comprend les opérations organiques, qui, associés à une idée, se produisent avec conscience. A l'un appartient l'ensemble des faits que vulgairement on appelle *le physique*, et à l'autre appartient l'ensemble des faits que vulgairement on appelle *le moral*. C'est à ces deux ordres de phénomènes que correspond en partie, la distinction classique en *vie végétative* ou *de nutrition*, et *vie animale* (1) ou *de relation*,

(1) Le mot *animal*. pour être exact, doit être, dans la physiologie humaine, ramené à sa significatiou étymologíque; il exprime l'intervention de l'âme (*anima*) dans les phénomènes organiques qui, s'associant à une idée. se produisent avec conscience.

adoptée indistinctement pour l'homme et pour les bêtes, quoiqu'elle repose sur un fait de conscience propre à l'homme. Je dis *en partie,* car la distinction déjà peu aisée à nettement établir entre la vie végétative et la vie animale, est bien autrement difficile à formuler exactement entre le physique et le moral, qui se confondront toujours, aux yeux de l'observateur superficiel, dans un grand nombre de phénomènes complexes, dans l'habitude, par exemple, et dans l'émotion. L'habitude est-elle autre chose, en effet, que la transformation en une opération automatique d'un acte produit préalablement avec conscience? L'émotion est-elle autre chose, en effet, qu'une perturbation viscérale se produisant dans les profondeurs de la vie organique, et constituant néanmoins un fait éminent de l'ordre moral?

Grâce à cette facile confusion, les mots *physique* et *moral* sont loin d'avoir reçu des physiologistes et des philosophes une définition nette et précise. Celle que je désire faire prévaloir ne s'accorde pas tout à fait avec les notions généralement admises. La dissidence porte sur le rôle que j'assigne à l'idée dans la distinction des phénomènes de la vie humaine. Cette définition a donc besoin de recevoir quelques développements. Je les donnerai dans le cours de cet essai.

La science des rapports du physique et du moral a pour objet la connaissance des relations en vertu desquelles les idées et l'organisme s'influencent réciproquement. Or, ces relations sont nombreuses et compliquées. Il en est un grand nombre qui sont soustraites à un examen superficiel, qui réclament une observation attentive, une analyse approfondie, une étude opiniâtre; car il ne s'agit de rien moins que de déterminer exactement ce qui appartient aux causes morales, représentées par les idées, et ce qui appartient aux causes physiques, représentées par l'organisme, dans la production des penchants et des caractères, des désirs, des sentiments et des passions, des conceptions, des raisonnements et des déterminations, des rêves et des maladies, des habitudes et des races, dans la production même des événements historiques, des mœurs et des destinées des nations, etc. Coordonner toutes les relations qui s'établissent, dans un aussi grand nombre de faits, chez les individus et chez les peuples, entre les idées et l'organisme, tel est l'objet de la science des rapports du physique et du moral.

Ainsi définie, conformément aux exigences d'une méthode positive, cette science est loin d'occuper, même après les travaux de Cabanis, le rang qui lui appartient dans le domaine de nos connaissances; à peine a-t-elle conquis une existence distincte et indépendante des affirmations dogmatiques et des solutions métaphysiques. Aux prises avec les principes qui affirment d'une part l'activité et la liberté spirituelles, et de l'autre la passiveté (1) et la fatalité

(1) Le mot *passiveté* doit être considéré ici comme exprimant l'état de l'organisme relativement à nos facultés actives de volonté, d'affirmation, etc. Il ne s'agit point, ainsi qu'on le verra plus loin, d'attribuer aux phénomènes vitaux une passiveté absolue, quand

organiques, elle se trouve étroitement liée aux doctrines générales qui agitent le problème relatif à l'esprit et à la matière, à l'âme, à son origine, à sa destinée, et qui enseignent à l'homme ses relations avec Dieu, avec la société, avec le monde et avec lui-même. C'est sans doute le sort de toutes les sciences de se rattacher, par leurs principes les plus généraux, aux affirmations dogmatiques et aux solutions métaphysiques qui embrassent l'universalité des phénomènes du monde physique et du monde moral; mais il a été permis à plusieurs d'entre elles de se spécialiser en s'isolant les unes des autres et d'affecter, dans cet isolement, un caractère indépendant qui les rend accessibles à un grand nombre d'esprits, et qui en favorise à la fois le développement partiel et les applications usuelles. Il n'en a pas été ainsi de la science qui nous occupe. Elle n'a jamais pu soustraire complétement à l'empire des formules ontologiques, ni ses procédés d'investigatiou, ni les termes de ses problèmes, ni la portée de ses solutions. Il en est résulté d'abord l'absence de toute méthode positive, et par suite, la recherche toujours fort aventureuse de difficultés insolubles. Si aujourd'hui on voulait en tracer l'histoire, on serait dans la nécessité de débrouiller le chaos des doctrines théologiques, métaphysiques et pseudo-physiologiques, où se meuvent confusément les divers éléments de la science de l'homme. Je regarde cette tâche comme étant au-dessus de mes

on les considère particulièrement dans leurs rapports avec les phénomènes physico-chimiques.

forces; et malgré mon vif désir de satisfaire sur ce point la curiosité de mes lecteurs, je me vois obligé d'y renoncer (1).

Ce qu'il importe, c'est d'assurer à la science des rapports du physique et du moral une existence distincte ; c'est de l'édifier sur des bases physiologiques simples et positives, qui restent inébranlables au milieu des réactions violentes auxquelles sont

(1) Cabanis a essayé d'accomplir rapidement cette tâche dans son premier Mémoire. Il mentionne, à cet effet, Pythagore, Démocrite, Hippocrate, Aristote, Épicure, Bacon, Hobbes, Locke, etc. Il est assez difficile de voir, dans cette filiation hypothétique de quelques philosophes privilégiés, la tradition véritable de la science des rapports du physique et du moral.

Les éléments de cette tradition sont dispersés dans les annales universelles de l'esprit humain. Pour les y découvrir il est nécessaire d'approfondir les dogmes et les enseignements sur l'âme, sur son origine, sur ses enveloppes subtile ou grossière, sur ses transmigrations, sur son union avec le corps, sur ses qualités originelles ou acquises, sur les qualités diverses du corps auquel elle est unie; dogmes et enseignements qui sont exposés dans les Genèses primitives, dans les écrits des philosophes anciens et modernes. Il faut approfondir les théories sur les tempéraments, sur l'influence de l'air, des eaux et des lieux, ou des climats et des races, etc. Il faut interroger les œuvres d'art, sculptées ou peintes, qui, produites en tout temps et en tout lieu, expriment les sentiments humains par les formes extérieures, l'attitude, le regard, la physionomie, etc. Il faut consulter les divers écrits sur la physionomie, sur les formes de la tête ou du corps, dans leurs rapports avec les passions, les caractères ou avec les aptitudes; ainsi que les hypothèses sur le siége de l'âme ou des diverses facultés de l'âme, sur l'âme des bêtes, sur les esprits animaux, agents intermédiaires entre elle et le corps, etc., etc.

Cette indication sommaire des éléments historiques de la science des rapports du physique et du moral, est bien incomplète, elle suffit néanmoins pour faire comprendre l'énormité de la tâche que m'imposerait la prétention de les réunir dans ce travail.

exposées les doctrines philosophiques les mieux établies et les doctrines médicales les plus éprouvées. Pour obtenir cet heureux résultat, il faut s'efforcer de la dégager de tous les problèmes étrangers dont la solidarité lui a été si funeste; il faut s'appliquer à mettre en saillie les problèmes qui lui sont propres et qui la constituent; il faut, en un mot, en déterminer exactement les principes et les limites.

§ II.

De l'affirmation du principe de la dualité humaine dans la science des rapports du physique et du moral.

La science des rapports du physique et du moral affirme d'emblée, ainsi que son nom l'indique, la coexistance, dans l'homme, de deux ordres de phénomènes tout à fait distincts; elle n'est elle-même logiquement possible qu'à la condition de maintenir cette affirmation dans toute sa force, dans toute sa rigueur. Si ces deux ordres de phénomènes cessaient d'être regardés comme tout à fait distincts, le moral et le physique s'identifiant dans une seule et même substance, manifestant une seule et même force, obéissant par conséquent à des lois identiques, ne sauraient avoir entre eux les rapports que proclame le sens commun, que les langues de tous les peuples expriment, dont la raison humaine a toujours et partout recherché l'explication. La science qui a pour but la coordination de ces rapports, devenue sans objet ou reposant sur une contradiction, devrait se retirer devant les prétentions d'une physiologie mystique qui nierait l'élément physique, ou d'une psychologie mécanique qui nierait l'élément moral. Or, ces deux écueils, contre lesquels, ainsi que nous le verrons bientôt, elle est venue se briser plusieurs fois, doivent être évités à tout prix. Cette science ne peut prendre son essor qu'à la condition de ne pas renouveler ses anciens et trop fréquents naufrages dans le panthéisme et dans le matérialisme. Pour qu'elle existe, se développe, et atteigne enfin le rang qui lui appartient, pour qu'elle parvienne à fournir un jour les grandes applications que réclament à la fois la morale et l'hygiène sociales, elle doit accepter pour point de départ la distinction des deux éléments dont elle a pour objet de coordonner les relations phénoménales; elle doit reconnaître dans l'homme la présence simultanée et le concours de deux forces, l'une personnelle, réellement et exclusivement humaine, active, intelligente et libre, se manifestant par le désir, la pensée et la volonté ; l'autre impersonnelle, végéto-animale soumise, aveugle et fatale, se manifestant par les faits de formation, d'accroissement, de nutrition, d'impressionnabilité et d'innervation instinctives. C'est en proclamant et en maintenant énergiquement cette distinction qu'elle pourra déterminer exactement la part apportée par l'élément moral et par l'élément physique, dans la production des phénomènes complexes de la vie humaine.

Ce point de départ est de rigueur. Il suffit pour s'en convaincre d'avoir présentes à l'esprit les affirmations auxquelles ont été conduits ceux qui, au lieu de proclamer la distinction des deux éléments, en ont au contraire proclamé l'identité. Les uns représentent les opérations les plus obscures de l'organisme, celles qui sont communes aux végétaux, aux animaux et à l'homme, comme la manifestation des facultés de l'âme, comme les effets de la force active, intelligente et libre : se sont les panthéistes. Les autres représentent les facultés morales et intellectuelles de l'homme, celles qui n'ont point d'analogues dans les autres êtres vivants, comme la manifestation des propriétés vitales, comme les effets de la force passive, aveugle et fatale : ce sont les matérialistes. Comme un grand nombre de philosophes et de médecins spiritualistes, par le trop facile oubli des exigences de la logique, ont été entraînés à leur insu dans l'une ou l'autre de ces erreurs, je m'y arrêterai un instant. Il importe que les écueils regardés comme les plus dangereux soient parfaitement connus, afin qu'ils soient plus sûrement évités.

La religion, ayant pour objet de présider aux destinées les plus générales de l'humanité, à dû précéder, par l'enseignement de ses dogmes, la naissance et le développement des sciences spéciales. Parmi les dogmes qu'elle a proposés à la croyance des hommes, se trouve au premier rang celui qui affirme, d'une part, l'existence de Dieu, Esprit créateur, et celle du Monde, Matière créée, et, de l'autre, la double nature de l'homme, créé à la fois Être spirituel et immortel, participant de la nature de Dieu, et Être matériel et mortel, participant de la nature du Monde. Toutes les genèses primitives sont unanimes sur ce dogme fondamental qui assigne à l'homme une fonction à remplir, à l'aide de son organisme, au sein des choses créées. Après la religion vint la philosophie. La raison humaine, sollicitée d'abord par la foi, réunit et développa en corps de doctrine orthodoxe les enseignements dogmatiques. C'est, en effet, à ce corps de doctrine qu'il faut recourir pour apercevoir les premières origines des sciences en général, et en particulier de celle qui nous occupe. Sollicitée plus tard par un sentiment d'orgueil, de dignité ou de liberté, comme on voudra l'appeler, la raison humaine cessa de se soumettre à ces enseignements qui furent livrés à la controverse. Des doctrines hétérodoxes furent opposées à la doctrine primitive ; l'esprit d'examen, qui les avait suscitées, atteignit à la fois les deux dogmes solidaires, celui qui affirme la distinction substantielle de Dieu et du Monde et celui qui affirme la distinction substantielle de l'âme et de l'organisme. L'Esprit et la Matière furent confondus dans une seule et même substance, entraînant dans leur confusion celle des phénomènes qui les distinguent et les caractérisent. En d'autres termes, le principe de la dualité, enseigné par la religion positive, fut nié, et le principe de l'identité universelle fut proclamé. Deux doctrines, dont les destinées ont été diverses et auxquelles se réduisent en définitive toutes les théories hétérodoxes, développèrent, dans le cours des âges, ce principe destructeur de toute science, de toute morale, de toute société, qui heureusement ne put jamais prévaloir dans la pensée ni dans le langage des peuples. Ces deux doctrines, nous les avons déjà nommées : ce sont le panthéisme et le matérialisme.

Dans le panthéisme, la dualité disparait; l'Esprit seul est affirmé. Dieu, Ame universelle, Idée primordiale, est l'Être réellement existant. L'âme de l'homme n'a point d'existence propre ; elle est une émanation de la substance universelle, une étincelle du foyer divin qui rayonne dans tous les êtres doués de vie, dans l'herbe des prés, dans l'insecte des chemins, dans les princes et les sages de la terre. Au point de vue du panthéisme spéculatif, le Monde est une forme sensible, une manifestation finie, temporelle, mobile et contingente de l'Essence infinie, éternelle, immuable et nécessaire. L'organisme a les mêmes destinées que le monde : c'est une forme dont l'essence universelle a revêtu ses émanations innombrables et ses rayonnements infinis. Au point de vue du panthéisme mystique, le Monde est une apparence trompeuse, une source d'illusions et d'erreurs, qui nous détourne de la contemplation suprême. L'organisme est une prison où l'âme est captive, une enveloppe qui assujettit l'âme aux impressions illusoires du monde sensible, un obstacle qui l'empêche de se contempler elle-même et Dieu en elle, la cause unique de toutes nos passions et de toutes nos misères.

Dans le matérialisme, la dualité disparait égalementment. La matière seule est affirmée. Dieu est une formule qui exprime l'ensemble des forces cosmiques. Le Monde est incréé, éternel ; il subit dans ses mouvements et dans ses transformations l'empire des propriétés inhérentes à ses éléments. L'âme est une formule qui exprime l'ensemble des faits de sensibilité et de mouvement qui caractérisent la vie des animaux, et qui se réduisent comme tous les autres à des phénomènes physico-chimiques. L'organisme, par la combinaison de ses éléments, par l'excitation et la réaction de ses parties, par l'harmonie de ses relations fonctionnelles avec le monde matériel, est la source réelle, le substratum unique des deux ordres de faits dont se compose la vie humaine.

Telles sont les solutions ontologiques qui ont pour point de départ la négation de la dualité et pour résultat l'affirmation de l'identité, dans l'univers et dans l'homme, de l'élément moral et de l'élément physique. Il est aisé de prévoir les erreurs que ces solutions transmises par la philosophie aux sciences physiologiques et médicales doivent y faire logiquement surgir ; il est aisé surtout de prévoir les vices de méthode qu'elles doivent y introduire. Il suffit pour cela de mentionner les destinées de l'*animisme* et celles de l'*organicisme*, qui sont en physiologie et en médecine les expressions logiques plus ou moins sincèrement avouées, le premier du panthéisme, le second du matérialisme. Pour Stahl, le chef généralement proclamé de l'animisme, l'âme intelligente est à la fois principe de vie, de sensibilité et de raison ;

l'activité morale qui constitue notre personnalité est identifiée avec la force vitale ou végéto-animale, qui se meut en dehors de notre conscience et de notre volonté. Ce médecin célèbre qui, selon Burdach lui-même [1], « ne distinguait point assez l'esprit créateur du monde de l'âme individuelle, et qui, au contraire voyait dans cette dernière le principe de la vie, » représentait l'âme humaine comme dirigeant à la fois les opérations les plus obscures de l'organisme et les actes les plus lumineux de l'intelligence. « Il résultait de sa doctrine, ajoute Burdach, que l'embryon devait avoir la perspicacité nécessaire à la formation de son corps, que par conséquent les facultés de son esprit devaient, comme chez les animaux, dépasser de beaucoup celles de l'homme fait. » Les maladies, assimilées à des erreurs et à des négligences de l'âme, accusent un trouble et une irrégularité dans le gouvernement de l'économie animale [2]. Elles consistent souvent, la fièvre surtout, dans une lutte violente de l'âme contre les causes morbifiques ; et le retour à la santé est toujours le résultat de cet effort salutaire de l'âme réagissant énergiquement contre les désordres qu'elle a permis. Pour Broussais, le chef le plus généralement proclamé de l'organicisme, l'irritabilité de la fibre organique est à la fois principe de vie, de sensibilité et de raison. Le sentiment, l'intelligence et la volonté ne diffèrent point des fonctions vitales; ce

(1) *Traité de physiologie considérée comme science d'observation*, traduction de M. Jourdan, t. IX, p. 677.

(2) Sprengel, *Histoire de la médecine*, t. V, p. 217.

sont des faits de circulation, de nutrition et d'excitations cérébrales produites sous l'empire de causes physiques. Les passions et les égarements ou les erreurs qu'elles font prévaloir, assimilés à des maladies, sont le résultat d'un trouble partiel ou général, spontané ou sympathique, survenu dans l'irritabilité organique. Dans le premier de ces systèmes, auquel, dans tous les cas, il est bon de conserver le nom d'*animisme*, l'âme n'est plus une force personnelle se manifestant par la conscience des impressions et par la production volontaire des actes; c'est en quelque sorte la raison divine pénétrant l'organisme comme elle pénètre le monde, en dirigeant les phénomènes et s'y manifestant successivement par la vie cosmique ou universelle, la vie plastique ou végétale, la vie instinctive ou animale, et la vie rationnelle ou humaine. Les panthéistes transcendants ne pouvant contester la dualité phénoménale de la vie humaine, et voulant néanmoins en nier la réalité substantielle, n'hésitent pas à déclarer que le physique ne saurait être opposé au moral par le véritable sage qui voit au-delà des apparences. « Notre conscience n'est point satisfaite du dualisme, dit Burdach, car tandis qu'elle tend par tous ses efforts à découvrir l'unité derrière la pluralité, le dualisme s'en tient à l'observation de la superficie et du multiple. L'opposition ne peut pas être ce qu'il y a de plus élevé, car elle ne fait qu'exprimer des modes divers d'existence qui supposent une existence générale... Nous devons donc chercher le primordial, au-dessus de l'opposition, dans l'unité... L'idéal est la chose primordiale, l'unité fondamentale, l'existence véritablement dépendante d'elle seule, et le matériel n'est au contraire que l'idéal phénoménalisé (1),.. » Dans le second de ces systèmes, dans l'organicisme, ce n'est plus l'idéal qui produit et développe le matériel *pour s'y phénoménaliser*, c'est le matériel qui produit et développe l'idéal. « La sensibilité physique, dit Cabanis, est le dernier terme auquel on arrive dans l'étude des phénomènes de la vie et dans la recherche méthodique de leur véritable enchaînement ; c'est aussi le dernier résultat, ou, suivant la manière commune de parler, le principe le plus général que fournit l'analyse des facultés intellectuelles et des affections de l'âme. Ainsi donc, le physique et le moral se confondent à leur source, ou, pour mieux dire, le moral n'est que le physique considéré sous certains points de vue plus particuliers (2). »

De pareilles doctrines ne sauraient prévaloir. Il ne faut pas l'oublier : l'âme est exclusivement renfermée dans les limites de notre personnalité. Là où les opérations vitales cessent de s'associer à une idée qui est le fait de conscience par excellence, règne une force qui exécute les plans de Dieu à notre insu et sans notre intervention. Les produits de cette force sont étrangers à notre activité spirituelle (3). Affirmer sous le

(1) *Traité de physiologie*, t. IX, p. 680-682. — Nous avons choisi ce passage comme étant certainement le moins obscur de tous ceux où le principe de l'identité se trouve formulé plus complètement qu'il ne l'avait été par Stahl.

(2) Premier Mémoire, § III.

(3) Voyez, sur la distinction des forces circulaire ou physico-

nom d'âme universelle la force de formation et de conservation organiques, ce n'est donc pas affirmer l'âme individuelle ; cela ne suffit pas pour être spiritualiste : aussi sommes-nous surpris de lire les lignes suivantes tracées par un écrivain dont personne plus que nous n'apprécie les éminentes qualités : « C'est en considérant à ce point de vue les différentes phases de la vie humaine que l'*école spiritualiste* en physiologie a trouvé de nouveaux arguments en faveur de cette doctrine, *qui ne voit dans l'ensemble des organismes que le côté fini du principe d'animation et d'intelligence universelles* (1). » Plaçant le spiritualisme en dehors du principe de la dualité humaine, M. le Docteur Dubois (d'Amiens) ne s'est pas aperçu que, d'une part, il identifie les âmes individuelles avec l'âme universelle, et que, de l'autre, il confond la force végéto-animale avec l'activité spirituelle qui constitue la liberté et la personnalité de l'homme. C'est ainsi que le panthéisme se glisse par quelques-uns de ses dogmes dans les plus solides esprits, lorsqu'on ne se tient pas en garde contre la signification équivoque de certains mots. L'animisme est au fond de la doctrine d'Aristote et des anciens philosophes qui s'accordaient à donner à l'âme diverses parties ou facultés correspondantes aux différents ordres de phéno-

chimique, sérielle ou végéto-animale, et spirituelle ou humaine, l'*Introduction à l'étude des sciences* de M. le docteur Buchez, in-8, 1838.

(1) *Examen des doctrines de Cabanis, Gall et Broussais*, par M. le docteur Dubois (d'Amiens), in-8, 1842.

mènes intellectuels, sensitifs et nutritifs que présente la vie humaine (1). Il est admis par ceux-là mêmes qui restèrent étrangers aux enseignements des Panthéistes Éléates, Stoïciens et Néo-Platoniciens ; il s'est introduit dans les écrits des Pères de l'Église (2), il s'est montré plus vivace que jamais au seizième et aux dix-septième siècle ; il a résisté au programme de Bacon et au dualisme absolu de Descartes, qui compte à la fois parmi ses disciples les matérialistes iatro-mathématiciens, les panthéistes et les idéalistes mystiques ; il s'est maintenu chez les médecins du dix-huitième siècle, en face des prétentions des organiciens, qui commençaient à se manifester. Aujourd'hui même il aspire à se relever de sa déchéance en traitant d'hérésie le vitalisme dualiste et orthodoxe. Il semble, en voyant l'opiniâtre ténacité de cette doctrine, que l'homme soit irrésistiblement entraîné, lorsqu'il n'attribue pas au dynamisme vital les actes de la vie morale et intellectuelle, à attribuer à l'activité morale et intellectuelle les effets du dynamisme vital.

(1) On excepte Platon, qui avait lu Hippocrate ; or, on sait que le père de la médecine avait parfaitement distingué l'âme de la force vitale. Il en est de même de Galien. Consultez à ce sujet le mémoire de M. Lelut, intitulé : *Du siége de l'âme suivant les anciens*, etc. *Annales Médico-Psychologiques*, t. I, p. 21 et suiv.

(2) Saint Augustin, dans son livre : *De animæ quantitate*, énumère sept degrés dans les facultés de l'âme. Dans le premier degré, elle préside à la nutrition du corps ; dans le septième, elle parvient à la contemplation suprême. Saint Thomas, dans sa Somme Théologique, distingue cinq facultés de l'âme, comme l'avait fait Aristote : la première est végétative, la cinquième est intellectuelle

Cette erreur, qui, pour le grand nombre, est le résultat d'un vice de méthode ou d'un langage équivoque plutôt que d'une conviction systématique, a rencontré dans l'École de Montpellier une série de brillants et graves adversaires. Barthez a donné le signal, et la lutte contre le principe de l'identité de l'âme et de la force vitale que Sauvages y avait enseigné, engagée par elle avec hardiesse, fut soutenue avec gloire et succès. Puisse cette école célèbre, dont les traditions semblent se rajeunir sous la plume élégante et sévère de M. le professor Lordat, résister toujours à l'invasion du panthéisme, que l'Allemagne moderne, entraînée par ses philosophes, a introduit dans les sciences d'observation, et dont les Oken, les Carus, les Burdach, sont, en physiologie, les plus illustres interprètes ! Puisse-t-elle se tenir en garde contre ces analogies de mots qui ont séduit M. Dubois (d'Amiens), qui avaient séduit Cabanis lui-même, dans sa *Lettre sur les causes premières* (1), et qui pourront bien séduire l'École de Paris, lorsque l'organicisme un peu désordonné, qui y est encore généralement professé, aura définitivement succombé.

Voulant échapper à cette ontologie qui, par ses

(1) Je recommande, pour l'appréciation impartiale de la doctrine exposée dans cette lettre, l'article remarquable de M. C. de Rémusat, sur la philosophie de Cabanis, *Revue des deux Mondes*, 1844, t. VIII, p 31 et suiv. On y verra combien la *Lettre sur les causes premières*, en universalisant la sensibilité jusqu'à en faire non-seulement la force cosmique, mais encore le foyer général des intelligences et l'âme du monde, est peu digne de l'importance qu'on lui a donnée par esprit de parti ou de secte.

écarts, avait suscité la réaction matérialiste de la fin du dernier siècle, et qui l'a en quelque sorte justifiée aux yeux de l'histoire, Bichat écarta les formules animistes. Cette précaution ne le sauva point du danger qu'il semble avoir voulu éviter. Faisant abstraction de l'âme humaine, ou de la personnalité active, intelligente et libre qui en est le caractère ; il distingua dans l'homme deux vies : la vie animale, qui lui est commune avec les bêtes et qui n'est point par conséquent la vie humaine, et la vie organique, qui lui est commune avec les bêtes et les plantes. Les phénomènes distinctifs de la vie humaine furent laissés dans l'ombre ou regardés comme complémentaires de ceux de la vie animale, comme l'extension en quelque sorte des aptitudes des animaux. Bichat reproduisit à son insu la pensée des panthéistes, en identifiant dans la même substance et en soumettant au même principe les produits de l'activité humaine et ceux de la sensibilité animale. Il seconda en même temps les vœux des matérialistes, qui, intéressés à abaisser l'homme, s'efforçaient de montrer dans la sensibilité animale la source de toutes nos facultés morales et intellectuelles.

La dualité que Bichat avait refusé d'établir au profit de l'activité spirituelle, il l'établit au profit de la sensibilité animale, qu'il s'attacha surtout à distinguer des phénomènes obscurs de la vie de nutrition. Cette distinction entre les deux vies fut portée si loin par cet illustre physiologiste, qu'il en résulta la négation presque absolue des relations nombreuses en vertu desquelles elles s'influencent réciproquement[1].

Il était difficile à la science des rapports du physique et du moral de se frayer une issue au milieu de ces écueils. N'est-il pas évident que les rapports véritables de synergie et d'antagonisme qui existent entre le physique et le moral cessent d'être possibles, si l'un des deux éléments disparaît en s'identifiant avec l'autre? Il est impossible en effet d'admettre que l'âme universelle se livre un combat à elle-même dans ces nombreuses luttes morales dont la vie de l'homme est remplie; il est également impossible d'admettre que, dans ces luttes salutaires, l'organisme se suscite vertueusement à lui-même des oppositions souvent douloureuses, et dans tous les cas fort peu conformes à ses tendances naturelles. Il faut donc que la science des rapports du physique et du moral accepte pour point de départ le principe de la dualité humaine. Ce principe est inscrit dans toutes les lois qui régissent les sociétés; malgré les égarements de l'orgueil philosophique, il est entré profondément dans le langage et dans la tradition des peuples; il fait partie de l'atmosphère morale et intellectuelle qui entoure tout homme venant au monde; il est accepté par la conscience et la pratique de ceux-là mêmes qui le contestent dans leurs systèmes. Est-il donc besoin de tant d'efforts pour marquer sa place en tête d'une science qui n'existe que par lui?

(1) J'ai développé cette appréciation de la doctrine de Bichat, dans les notes de ma dernière édition de ses *Recherches sur la vie et la mort*.

§ III.

Du problème physiologique, de l'influence réciproque des idées et de l'organisme, substitué au problème ontologique des rapports de l'âme et du corps.

Il s'agit maintenant de caractériser d'une manière nette et précise les deux éléments dont la science des rapports du physique et du moral implique et réclame la distinction.

Ainsi que je l'ai dit plus haut, cette science, pour conquérir une existence indépendante et assurée, pour s'élever au rang qui lui appartient, doit être soustraite à l'empire des affirmations dogmatiques et des solutions métaphysiques. Si elle reste enveloppée dans les sphères des doctrines philosophiques et médicales, elle sera obligée d'en subir les variations; il lui sera impossible de prendre son essor. Il importe donc que le principe de la dualité humaine, contenu dans le domaine de l'observation positive, et formulé en termes parfaitement intelligibles, soit accessible à toutes les convictions; il importe qu'il soit exprimé de manière à maintenir une distinction irrécusable et à éviter les discussions ontologiques qui embarrassent la marche des sciences spéciales. Nous devons par conséquent, comme l'ont fait les physiciens à l'égard des problèmes théologiques, écarter les questions relatives à l'existence, à l'origine, à la nature, aux facultés et à la destinée de l'âme (1). Nous devons écarter la question, si souvent agitée depuis Descartes (2) sur l'union ou l'alliance de l'âme et du corps, sur leurs relations mutuelles, sur le siège de l'âme, sur les relations de l'âme avec le développement embryogénique (3), etc. Nous devons nous accorder à regarder l'âme comme appartenant à une région inaccessible à nos discussions, afin que notre science ne soit pas une arène sur laquelle, sous prétexte de physiologie, les animistes et les organiciens puissent venir, quand bon leur semble, se livrer de stériles et souvent déplorables combats. Nous devons, en un mot, satisfaire aux besoins réels de la science sans toucher à l'arche sainte des convictions libres, naturellement hostiles et expansives, qui régnent non-seulement par la foi, par l'édu-

(1) Ce sujet appartient à la *Psychologie* proprement dite.

(2) Descartes, procédant ontologiquement, devait affirmer que l'union de l'âme et du corps est un fait incontestable, certain, mais inexplicable, c'est-à-dire surnaturel. L'attribut de l'esprit, selon ce philosophe, étant la pensée, et celui du corps étant l'étendue, il ne peut y avoir entre eux aucune union naturelle possible. Il faut donc un miracle incessant pour l'opérer durant toute la vie. De là cette fameuse doctrine de l'*Assistance divine* enseignée par Descartes, pour expliquer une union ontologiquement impossible. De là cette dispute à laquelle prirent part les philosophes du dix-septième et du dix-huitième siècle, et qui aboutit aux *Causes occasionnelles* de Malèbranche, à l'*Harmonie préétablie*, de Leibnitz, à l'*Unité matière* dé Hobles, à l'*Unité esprit* de Berkeley, à l'*Identité* des deux substances de Spinoza. M. Pecisse a très bien exposé le problème cartésien et les solutions qu'il a entraînées, dans l'introduction à son édition des *Rapports du physique et du moral de l'homme* de Cabanis.

(3) Cette dernière question appartient à l'*Embryologie sacrée*, qui est une branche de la théologie.

cation morale et religieuse, mais encore par l'esprit de parti et de secte, par les préjugés et les passions d'une époque, etc. Pour cela, il suffira, je l'espère, de présenter l'élément moral et l'élément physique, non plus sous leur aspect substantiel ou ontologique, mais sous leur aspect phénoménal ou physiologique. Il suffira, en d'autres termes, d'abstraire la distinction des substances et de mettre en saillie la distinction des phénomènes.

Procédons à l'analyse des faits ; car nous voici arrivés à cette partie de mon travail où les définitions données au commencement doivent recevoir leur développement et leur explication.

Je définis le *moral : l'ensemble des phénomènes organiques qui, étant associés à une idée, sont accessibles à la conscience*[1]. Je définis le *physique: l'ensemble des phénomènes organiques qui, n'étant point associés à une idée, se produisent à notre insu*. La distinction porte, ainsi que je l'ai déjà indiqué, sur la présence ou sur l'absence de l'idée, qui est l'élément radical de la vie morale et intellectuelle ; elle ne porte point sur la nature des opérations organiques qui peuvent être les mêmes.

(1) J'évite à dessein d'employer la formule dont on a tant abusé en psychologie, et qui fait intervenir le *moi* comme servant à caractériser les faits de conscience. Le *moi* implique un acte spécial de la réflexion, qui n'est pas toujours nécessaire pour qu'il y ait conscience ; d'ailleurs, les organiciens s'en sont emparés pour exprimer des phénomènes d'impressionnabilité et d'innervation qui se produisent à notre insu. Ils ont établi autant de *moi* qu'il y a de centres partiels dans les systèmes nerveux de l'homme et des animaux. En présence d'une pareille confusion, il convient de renoncer à l'emploi de cette formule généralement usitée.

Je définis la science des rapports du physique et du moral : *la science qui a pour objet de coordonner les relations en vertu desquelles les idées et l'organisme s'influencent réciproquement.* Par cette définition, je décompose l'élément moral pour en dégager l'idée, qui seule lui imprime un caractère distinct de l'élément physique. En dégageant ainsi l'idée, je la place en regard de l'organisme, avec lequel elle a des relations de synergie lorsqu'elle tend à en favoriser les dispositions et à en compléter ou à en provoquer les opérations, et d'antagonisme lorsqu'elle tend à en combattre les dispositions et à en prévenir les opérations. L'organisme représente l'empire des causes matérielles, avec lesquelles il est en relation immédiate. L'idée représente l'empire des causes spirituelles, avec lesquelles elle se confond. Par l'un, nous subissons les influences du monde physique ; par l'autre, nous subissons l'influence du monde moral.

Ainsi se trouve exprimé le principe de la dualité humaine en dehors de toute préoccupation systématique, conformément à ce que l'observation apprend à tous les hommes, sans distinction d'école, de secte ou de parti. L'idée est, pour les spiritualistes, l'opération la plus simple de l'âme, car elle consiste dans l'affirmation d'une existence ou d'un rapport, affirmation qui ne saurait être confondue avec un simple produit organique. Elle est, pour les panthéistes, le premier terme des manifestations intellectuelles de l'âme, celui qu'elle atteint après avoir franchi les limites de cet *état latent* dans lequel ils la représentent [1] dirigeant le développement embryogénique, présidant aux phénomènes de formation ou de nutrition, et coordonnant les mouvements instinctifs. Elle est pour les matérialistes l'entrée en exercice d'une aptitude cérébrale, provoquée spontanément ou sympathiquement à la suite des impressions externes et internes. Elle est pour moi une affirmation de l'esprit se produisant avec le concours du cerveau, un acte psycho-cérébral, à la fois spirituel et organique, le seul dans lequel se réalise la mystérieuse union de l'âme et du corps, les opérations autres que celles de la pensée, sous ses diverses formes, étant exclusivement organiques. Toutes ces doctrines diverses, quelles qu'elles soient, admettent donc l'idée comme un fait, comme un fait certain et positif dont le mode de production peut seul être mis en discussion. Mais ce n'est pas tout : l'idée n'est pas seulement affirmée comme un fait réel et incontestable ; elle est encore reconnue comme étant douée, relativement aux opérations générales et partielles de l'organisme, d'une virtualité physiologique tout aussi réelle, tout aussi incontestable. Dans les doctrines les plus diverses, on s'accorde à reconnaître que l'imagination et les idées qu'elle fait surgir sous forme sensuelle, sentimentale ou volontaire, suffisent, en provoquant des émotions, pour modifier la circulation et les secrétions, l'exhalation et l'absorption ; pour amoindrir, provoquer ou fortifier les mouvements ;

(1) Burdach, *Traité de physiologie*, t. V, p. 493.

pour compléter, renouveler ou troubler les faits de sensation, de mémoire, de raisonnement, etc.; pour imprimer à la physionomie, au regard, à la voix, à l'attitude, un caractère inacoutumé, etc. Les organiciens eux-mêmes ne résistent point à l'évidence de ce fait, qu'ils expriment, comme tout le monde, en termes non équivoques (1). Quant à la virtualité physiologique dont l'organisme et les tempéraments, les penchants ou les émotions qui en varient les conditions, sont doués relativement aux idées, toutes les écoles s'accordent également à l'admettre. Les organiciens la proclament hautement; les animistes eux-mêmes s'empressent de la reconnaître (2) ; les spiritualistes l'acceptent sans hésitation. Il en résulte que le principe de la dualité humaine, contesté par plusieurs lorsqu'il prend une forme ontologique, lorsqu'il est affirmé dogmatiquement, est adopté par tous lorsqu'il prend la forme expérimentale, lorsqu'il est affirmé empiriquement. C'est donc rendre un service réel à la science des rapports du physique et du moral que de l'appeler, à l'aide d'une définition toute pratique, sur un terrain ouvert aux convictions les plus opposées, et accessible

(1) « La grande influence de ce qu'on appelle le *moral* sur ce qu'on appelle le physique, dit Cabanis, est un fait général, incontestable; des exemples sans nombre la confirment chaque jour... Il est de fait que suivant l'état de l'esprit, suivant la différente nature des idées et des affections morales, l'action des organes peut tour à tour être excitée, suspendue, ou totalement intervertie. » (XIe Mémoire, § II.)

(2) Les panthéistes religieux regardent même cette influence de l'organisme sur les idées comme l'unique cause des misères de l'âme asservie.

en même temps à l'expérience et à l'observation de tous les hommes.

C'est déjà un grand point que d'avoir écarté de cette science les problèmes concernant l'âme et ses rapports avec l'organisme ; mais cela ne suffit point : il importe beaucoup que la question de l'origine des idées soit également écartée. « Il ne s'agit point pour nous, ainsi que je l'ai dit ailleurs, de savoir ce que l'homme a été le premier jour de son apparition sur la terre, comment il a pénétré dans la voie mystérieuse de la connaissance, comment et par quelle merveilleuse intervention il est parvenu à l'état où nous le voyons ; il s'agit uniquement de savoir ce qu'il est aujourd'hui, et de le connaître tel qu'il s'offre à notre observation dans toutes les contrées connues du globe. Or, les idées, dans l'humanité, telle au moins qu'elle nous apparaît aujourd'hui, constituent une atmosphère générale, dans laquelle les individus puisent, dès leur naissance, les éléments de leur vie morale et intellectuelle. Ce fait est évident, incontestable, et ne saurait être mis en question. Mais on se demande comment le domaine commun devient la propriété de chacun. Là est le problème que l'observation, attentive et délicate peut seule nous aider à résoudre (1) » Ce dernier problème, qu'on y prenne garde, n'implique point

(1) *Des fonctions et des maladies nerveuses dans leurs rapports avec l'éducation sociale et privée, morale et physique, ou Essai d'un nouveau système de recherches sur les rapports du physique et du moral.* Un vol. in-8°, Paris, 1842, p. 401. Ouvrage couronné par l'Académie de médecine.

celui de l'origine des idées; il doit faire partie de la physiologie humaine, et servir au moins à la distinguer de la physiologie animale, avec laquelle elle est restée confondue dans l'enseignement, dans les livres, et, il faut le dire aussi, dans l'esprit d'un grand nombre de médecins contemporains. La physiologie humaine ne saurait écarter, dans ses recherches sur les fonctions de relation, la question des rapports établis, au moyen des signes du langage, entre les idées répandues autour de notre berceau et les opérations cérébrales de notre enfance. Cette question est une de celle que la physiologie ne peut ni ne doit éviter.

Si maintenant, faisant un moment abstraction de la définition donnée plus haut, nous tenons compte de la valeur généralement donnée aux mots *physique* et *moral*, nous pourrons peut-être, malgré le vague qui les entoure, en reconnaître la signification réelle. Cela est important; car, en définitive, il faut avoir soin, lorsque l'on veut circonscrire le domaine d'une science, d'en respecter la véritable tradition et d'en conserver le caractère spécial. Or, il est évident pour moi que c'est à l'explication des phénomènes affectifs, à l'appréciation physiologique des désirs, des sentiments et des passions, que la science des rapports du physique et du moral est particulièrement consacrée. Si je ne me trompe, le *moral* comprend surtout les idées qui se compliquent d'une émotion sensuelle ou sentimentale, et le *physique* comprend surtout les conditions organiques, source cachée des penchants et des émotions, auxquelles aucune idée n'est encore associée. Cette interprétation me semble la plus conforme à la vérité, si nous examinons sous leurs divers aspects les rapports des idées et de l'organisme. Voici, en effet, le résultat de cet examen.

Les idées exercent sur l'organisme trois ordres d'influences qu'il importe de distinguer dans la science des rapports du physique et du moral. Au premier ordre appartiennent les enseignements qui, en présidant à l'entrée en exercice des facultés intellectuelles et en créant les premières habitudes logiques, sollicitent et coordonnent les opérations cérébrales de l'enfant, Au second ordre appartiennent les actes répétés de l'intelligence qui, en provoquant habituellement des faits de circulation et de nutrition cérébrales, donnent lieu, d'une part, au développement du cerveau, et de l'autre au développement des organes qui sont en relation fonctionnelle ou sympathique avec lui. Au troisième ordre appartiennent les préoccupations qui, ayant pour objet une satisfaction sensuelle ou sentimentale, sont accompagnées ou suivies de phénomènes affectifs, d'émotions viscérales, d'expressions générales par la physionomie, le regard, l'accentuation, l'attitude, etc. *C'est ce dernier ordre d'influences qui doit particulièrement nous arrêter dans l'appréciation physiologique de l'action du moral sur le physique.*

L'organisme exerce sur les idées trois ordres d'influences qu'il importe également de distinguer dans la science des rapports du physique et du moral.

Au premier ordre appartiennent les conditions de structure et d'aptitudes propres à l'appareil spécial de l'intelligence, que j'appellerai *psycho-cérébral*. Au deuxième ordre appartiennent les réactions sympathiques qui ont lieu obscurément et sans conscience, et qui, dans les maladies surtout, troublent et modifient les opérations de l'entendement. Au troisième ordre appartiennent les conditions générales de l'organisme, dans lesquelles ont leur origine nos besoins et nos penchants, et qui s'expriment par les émotions sensuelles et sentimentales. *C'est ce dernier ordre d'influences qui doit particulièrement nous arrêter dans l'apprécation physiologique de l'action du physique sur le moral.*

La science qui nous occupe comprend donc six ordres fondamentaux de rapports ;

1° Rapports des idées, considérées comme notions transmises et reçues au moyen des sens et des signes du langage, avec le cerveau de l'enfant considéré comme complétant sa formation sous l'influence de ces notions. — Ainsi que nous l'avons dit, l'appréciation de ces rapports appartient plus particulièrement à la physiologie humaine.

2° Rapports du cerveau, considéré dans ses conditions de structure et d'aptitudes, avec les idées considérées comme exprimant les tendances et la portée de l'intelligence , comme manifestant les vocations individuelles. — L'appréciation difficile de ces rapports, qui est l'objet des études phrénologiques, est du domaine de la physiologie.

3° Rapports des idées, considérées comme intervenant dans l'exercice précoce, énergique ou excessif des facultés intellectuelles, avec le cerveau considéré dans ses phénomènes de nutrition, de développement, d'irritation et de réaction sympathique. — L'appréciation de ces rapports appartient à la physiologie et à la pathologie.

4° Rapports du cerveau, considéré comme soumis à l'influence des fonctions de nutrition générale, des substances toxiques et des sympathies morbides, avec les idées considérées dans leur exhaltation, dans leur dépression et dans leurs désordres. — L'appréciation de ces rapports appartient à la physiologie et à la pathologie.

5° Rapports des idées, considérées sous leur aspect sensuel, sentimental ou volontaire, avec les conditions générales de l'organisme, considérées comme la source première des penchants et des émotions. — L'appréciation de ces rapports appartient particulièrement à la science qui nous occupe.

6° Rapports des conditions générales de l'organisme, considérées comme la source première des penchants et des émotions, avec les idées considérées sous leur aspect sensuel, sentimental ou volontaire. — L'appréciation de ces rapports appartient également à notre science.

L'appréciation des deux derniers ordres de rapports constitue donc en grande partie la science qui a pour objet de coordonner les relations en vertu desquelles l'organisme et les idées s'influencent réciproquement.

L'appréciation des quatre ordres de rapports que j'ai mentionnés les premiers doit y trouver sa place comme conduisant à un grand nombre d'aperçus utiles et de notions indispensables à la solution du problème principal.

§ IV.

De la nature complexe, intellectuelle et organique, ou psycho-cérébrale et ganglionnaire, des phénomènes dont se compose le moral.

Parmi les phénomènes affectifs, il en est qui disposent d'appareils spéciaux : ce sont les *appétits* conservateurs de l'individu et de l'espèce. Il en est d'autres qui sont dépourvus d'appareils spéciaux : ce sont les *sentiments*. Les uns et les autres ont leur source dans les conditions générales de l'organisme ; mais les appétits, grâce aux appareils dont ils disposent, peuvent impressionner la centralité sensorio-motrice et se manifester par des mouvements indépendants jusqu'à un certain point du monde extérieur, indépendants surtout des influences sociales et de l'appareil cérébral, par conséquent. C'est ce qui arrive, par exemple, à l'enfant nouveau-né ; c'est ce qui arrive même chez l'enfant né anencéphale. Il n'en est pas de mêmes des sentiments : ceux-ci, destinés à fournir de nombreux éléments aux vicissitudes de la vie sociale, et ne disposant point naturellement d'appareils spéciaux, n'existent réellement qu'au moment où une impression extérieure nous ayant plus ou moins vivement émus, il s'est produit une association étroite entre l'*idée* de cette impression et l'*émotion* qui en est résultée, entre l'élément intellectuel ou psycho-cérébral et l'élément affectif ou ganglionnaire. Cette association, une fois établie, constituera la plus puissante des solidarités physiologiques. L'idée ramènera l'émotion ; l'émotion tendra à ramener l'idée. Jusqu'au moment où cette étroite association s'est établie, il existe des penchants, il existe une prédisposition qu'on appelle morale; mais ces penchants, cette prédisposition, sont le résultat de conditions obscures et mystérieuses de tout notre organisme. Ils ne se révèlent que lorsque l'idée de la satisfaction, aveuglément réclamée par eux, vient les transformer en un sentiment déterminé, distinct. La naissance d'un sentiment, c'est en quelque sorte l'idée dissipant les ténèbres du chaos viscéral; c'est le contact de la pensée faisant jaillir le feu contenu dans les profondeurs de l'organisme; c'est l'esprit fécondant la matière dans laquelle sommeillent les éléments confus de la passion.

Cette association de l'idée et de l'émotion doit être sérieusement méditée. L'influence du milieu social et celle du milieu matériel se trouvent ainsi représentées dans la science des rapports du physique et du moral : la première, par l'élément intellectuel, élément mobile, transmissible dans le temps et dans l'espace par voie de génération spirituelle, comme disaient les anciens philosophes, c'est-à-dire au moyen des enseignements et des traditions orales ou écrites; la seconde, par l'élément affectif, élément fixe, transmissible dans le temps et dans l'espace, par voie de génération matérielle. Ainsi se concilient les doctrines opposées : celle qui rapporte tout à l'action des influences morales, représentées par la civilisation, les institutions religieuses et politiques, l'éducation publique et privée, etc., et celle qui rapporte tout à l'action des influences physiques, représentées par le climat, le régime, le tempérament, l'hérédité, les races, etc. On comprend ainsi que plus l'individu aura d'idées, plus le domaine de ses désirs sera étendu, et plus les nuances de ses sentiments seront délicates et nombreuses ; on comprend ainsi que moins l'individu aura d'idées, plus le domaine de ses sentiments sera limité et plus ses appétits tendront à prévaloir ; car, ainsi que je viens de le dire, les appétits, grâce aux appareils spéciaux dont ils disposent, affectent une certaine indépendance du monde sensorial, du monde intellectuel surtout, de l'appareil psycho-cérébral par conséquent. Cet appareil intervient néanmoins dans les représentations idéales que l'homme se fait des jouissances de la sensualité, et en vertu desquelles les appétits qui sont intermittents chez les animaux se réveillent chez lui en tout temps, comme l'a dit Beaumarchais par la bouche de Figaro. Il ne fait alors qu'user de la faculté d'évoquer ses propres émotions au moyen des idées dont il dispose. Poursuivons notre analyse.

Les sentiments, ai-je dit, n'ont pas comme les appétits, des appareils spéciaux ; c'est ce qui les place plus directement dans la dépendance des idées, sous l'empire de l'intelligence, représentée par l'appareil psycho-cérébral. Une sorte de *sensorium commune*, que j'appelle *appareil émotif* ou *affectif*, doué d'une sensibilité vague et confuse, leur a été néanmoins consacré dans le plexus solaire, foyer où viennent retentir à la fois les idées et les penchants, avant de s'irradier sous forme d'expressions sentimentales. Mais pour que cette émotion confuse et vague, pour que ce retentissement tumultueux se transforme en un sentiment déterminé, il faut que nous ayons présente l'idée de la cause qui l'a produite et qui la renouvelle. C'est au moyen de cette idée qu'un grand nombre de phénomènes affectifs presque semblables prennent une forme sentimentale distincte, et qu'ils se nuancent exactement. A ne considérer que l'émotion ou le trouble qui la constitue, comment distinguerions-nous l'envie de la jalousie, la pudeur de la honte ou de la modestie, la haine de l'antipathie, la pitié de la tendresse, etc.? L'idée est évidemment la lumière qui dissipe l'obscurité dans laquelle se meut l'élément affectif; par elle les vagues et confuses émotions prennent dans la tradition et dans le langage un rang distinct, une signification positive. Ainsi, en envisageant la question sous tous ses aspects, nous voyons toujours, d'une part l'idée et de l'autre l'émotion, concourir à la production et à la manifestation du sentiment.

Ces données générales de l'analyse étant connues, nous pourrons nous élever aux inductions physiologiques qui me semblent les plus propres à nous guider dans nos recherches sur les rapports du physique et du moral. Il nous suffira, pour cela, de voir les conditions générales de l'organisme se transformant en émotions sensuelles ou sentimentales pour agir sur les idées au moyen de l'impressionnabilité ganglio-cérébrale, et de voir la pensée de l'homme intervenant sous forme d'idées sensuelles ou sentimentales, pour produire les émotions au moyen de l'innervation cérébro-ganglionnaire.

Quelques mots d'abord sur la transformation des conditions générales de l'organisme en émotions sensuelles ou sentimentales.

§ V.

De la part de l'organisme, ou de l'appareil ganglionnaire viscéral, dans la production des phénomènes dont se compose le moral.

Les physiologistes qui ont étudié avec quelque attention les rapports du physique et du moral de l'homme, malgré la diversité de leurs doctrines, sont tous tombés d'accord sur ce point, à savoir, qu'il est des individus prédisposés à manifester un penchant plutôt qu'un autre, à être aux prises avec une passion plutôt qu'avec une autre. Ils sont allés plus loin : ils ont reconnu qu'il est des conditions particulières de l'organisme auxquelles se rattachent ces prédispositions diverses; ils ont même pris un soin infini à les mettre en saillie, à les décrire et à en déterminer les relations avec le caractère et la nature morale de chacun. La doctrine des tempéraments est née de ce genre d'observations, et elles sont aussi anciennes que la science. Si les propagateurs de cette doctrine ont dépassé le but ; si la plupart d'entre eux ont cru pouvoir expliquer les diversités morales des hommes par les diversités organiques ou humorales qui caractérisent les tempéraments des anciens ; si quelques-uns sont allés jusqu'à faire dépendre la prédominance d'un penchant de la prédominance d'un des éléments ou d'une des qualités de l'organisme ; si, en un mot, il en est qui ont livré une trop libre carrière à leur imagination ou à leurs préjugés, est-ce une raison pour rejeter les données fondamentales que nul ne peut contester, et en dehors desquelles il est impossible de concevoir l'influence exercée sur le caractère, les mœurs et les passions des hommes, par le climat, le régime, les tempéraments, les âges, les sexes, les habitations, etc.? Les conditions générales de l'organisme sont donc le point de départ des penchants, comme ils sont le point de départ des besoins qui se manifestent par l'anxiété respiratoire, par la faim, par la soif, par l'appétit sexuel, etc.

Mais comment reconnaître ces penchants qui sommeillent dans les profondeurs de la vie organique? Comment en apprécier la nature et l'énergie?... Ils restent inconnus à tous, à celui-là même qui doit en subir le joug, jusqu'au moment où une impression extérieure aura provoqué une émotion. Ce sera l'émotion qui révélera le penchant jusque-là ignoré ; ce sera l'intensité de cette émotion qui servira à mesurer l'énergie des penchants enfin révélés. Il ne faut pas oublier que l'organisme est porté par une aveugle tendance à correspondre affectivement à certaines impressions extérieures; il y tend dans certaines circonstances avec une violence et une opiniâtreté merveilleuses. Cela devait être, afin que l'homme, puissamment attiré ou puissamment détourné, satisfît aux nécessités de la vie sociale, aux nécessités de la vie de relation. C'est en vertu du rapport préétabli entre les conditions générales de l'organisme et les impressions extérieures que l'émotion prend naissance, comme pour révéler aux yeux de tous ce rapport mystérieux. Or, l'émotion, varie de nature et d'intensité avec les tempéraments, avec les penchants, c'est-à-dire avec les conditions propres à chaque organisme; elle doit donc être regardée comme la résultante des excitations partielles de l'appareil ganglionnaire viscéral. Ce qui le prouve, c'est la remarquable et naturelle prédominance d'un ordre d'émotions tristes ou gaies, oppressives ou expansives, que l'on remarque chez quelques personnes, chez celles, par exemple, qui sont disposées à l'hypochondrie, à des inquiétudes exagérées, à la méfiance, et chez celles qui sont disposées à se complaire dans les plus heureuses illusions, à une inaltérable vanité, à une invariable admiration d'elles-mêmes, à une expansive et irrésistible confiance dans les autres. Ce qui le prouve encore, c'est la présence soudaine et permanente d'une émotion qu'aucune cause extérieure n'a provoquée, qu'aucune idée n'a fait naître, et que l'on observe dans certaines affections nerveuses. « *J'ai peur*, disait un malade à Esquirol. — De quoi? — *Je n'en sais rien; mais j'ai peur.* » Les faits de ce genre sont nombreux, et il est inutile de rappeler ces accès de tristesse, d'ennui, d'anxiété, de terreur, de dégoût, d'antipathie; ces accès de contentement, de joie, de béatitude, de délicieux abandon, qu'aucune cause extérieure à l'organisme n'explique, même aux yeux des personnes qui, en possession de leur complète intelligence, les confient à leur médecin, et lui en demandent la raison.

Je dis que l'émotion doit être regardée comme une résultante générale des excitations partielles de l'appareil ganglionnaire viscéral. En effet, cet appareil se compose d'une série de foyers partiels, dont chacun forme un instrument de relation entre les tissus les plus profonds de l'organisme, avec lesquels ils communiquent directement, et les foyers collatéraux qui communiquent avec lui. Ceux-ci, à leur tour, ne se réunissent pas seulement entre eux, mais ils sont encore en relation avec certains foyers généraux, et l'on peut répéter, avec un grand nombre de physiologistes, que cette relation s'étend hiérarchiquement jusqu'au grand foyer commun, appelé traditionnellement *centre épigastrique*, et qui remplit le rôle de centralité affective. Cela étant, il est aisé de concevoir que toutes les excitations qui ont lieu d'une manière plus ou moins anormale dans les divers points de la trame viscérale, s'irradiant et se répétant dans le réseau ganglionnaire, prennent au foyer central le caractère d'une résultante générale. Or, c'est cette résultante qui constitue l'émotion. Ainsi les modifications générales de l'organisme se révèlent par une émotion sensuelle lorsque de nouvelles fonctions sont réclamées à l'époque de la puberté; ainsi les besoins généraux de l'organisme se révèlent par une émotion sensuelle lorsque la nutrition exige le retour d'un chyle réparateur. Il en est de même des penchants enfouis dans les profondeurs de la vie de nutrition : c'est par les émotions sentimentales qu'ils se trahissent. Ces émotions, par elles-mêmes, vagues et confuses, prennent, en s'associant à l'idée d'une satisfaction à obtenir, le caractère d'un désir, d'un sentiment, d'une passion.

L'émotion représente donc l'élément exclusivement organique du sentiment. Par elle, par l'impression ganglio-cérébrale qu'elle fait naître, l'appareil de l'intelligence est en quelque sorte sollicité à correspondre aux appels les plus obscurs de la vie viscérale, à faire prédominer les pensées tristes ou gaies, calmes ou inquiètes, qui correspondent à ces appels, à intervenir même, par les opérations les plus compliquées de l'entendement, pour leur donner satisfaction. Qui ne connait l'influence exercée par notre état affectif sur la direction de nos idées et de nos raisonnements? L'art de convertir les autres à nos opinions consiste souvent à faire naître en eux d'agréables émotions, La meilleure logique parvient difficilement à convaincre, si elle n'a pour auxiliaires les expressions sentimentales. C'est pour cela, sans doute, que l'on a créé l'exorde et la péroraison dans l'art oratoire, et que l'on a introduit la courtoisie dans l'art diplomatique. Les hommes et les choses que nous avons jugés avec le plus de sévérité sous l'influence d'un état oppressif, sous l'influence, par exemple, de ce malaise que fait éprouver à certaines personnes l'approche d'un orage, prennent subitement sous l'influence d'un état expansif, sous l'influence, par exemple, d'une émotion agréable causée par une délicieuse musique, un caractère d'aménité et d'opportunité qui nous surprend. Il y a dans ce phénomène quelque chose d'analogue à ce qui a lieu dans l'émotion sensuelle, l'orsqu'un énergique et impérieux appel des sens nous fait trouver les meilleures raisons en faveur de l'objet destiné à les satisfaire. Cet objet, dédaigné peut-être, et honni quelques instants auparavant, acquiert alors aux yeux de notre esprit des qualités merveilleuses, qui ne tarderont pas à se convertir de nouveau, lorsque la satisfaction sera obtenue, en pitoyables défauts.

Cet empire exercé sur nos jugements par l'état affectif dans lequel nous nous trouvons, doit servir à nous faire concevoir comment l'intelligence est sollicitée à correspondre aux tendances générales de l'organisme, en associant aux émotions qui les trahissent l'idée nettement définie et toujours présente de la satisfaction à rechercher.

Quelques mots maintenant sur l'intervention de la pensée, sous forme d'idées sensuelles et sentimentales, dans la production des émotions.

§ VI.

De la part des idées ou de l'appareil psycho-cérébral, dans la production des phénomènes dont se compose le moral.

L'émotion est l'intermédiaire obligé entre les phénomènes obscurs de la vie de nutrition et les actes lumineux de l'intelligence. Non-seulement elle sollicite la pensée à correspondre aux penchants et aux besoins généraux de l'organisme ; mais elle porte jusqu'à l'extrême limite de nos tissus les modifications qui correspondent aux idées sensuelles ou sentimentales. Sans l'émotion, sans le cœur, comme dit le vulgaire, il n'y a pas de vie morale. Excluez l'émotion, vous aurez d'un côté l'obscure, l'interstitielle nutrition, et vous aurez de l'autre, la froide, l'impassible connaissance. La notion exacte d'une sensation indifférente, voilà la part de l'entendement, image fidèle de l'insensibilité qui caractérise les hémisphères cérébraux.

Or, c'est en général, par le contact d'une cause extérieure à l'organisme que l'émotion vient révéler nos penchants ; c'est par la pensée toujours présente de cette cause que les penchants, les émotions prennent l'aspect déterminé d'un désir et d'une passion. Il ne faut pas perdre de vue ces faits importants et incontestables. L'idée de la cause qui nous a émus est l'élément indispensable du sentiment qui nous anime. On doit même à la nécessaire intervention de cette idée l'opiniâtreté avec laquelle on regarde encore le sentiment comme un produit spontané d'une excitation cérébrale. Je le répète : à l'appareil psycho-cérébral, la conception tout intellectuelle, l'idée plus ou moins précise d'une satisfaction à rechercher ; à l'appareil ganglionnaire viscéral, l'émotion tout affective qui vient donner à la conception, à l'idée, le caractère sentimental.

L'idée est la forme la plus élémentaire de la pensée ; elle consiste dans la conception ou dans l'affirmation d'un être qui souvent est étranger à notre sphère sensoriale, dans la conception ou dans l'affirmation de rapports que nos sens n'aperçoivent point, et qui néanmoins ont le privilége de nous émouvoir. Il est impossible de considérer cet acte, qui place l'homme à la tête de la création terrestre, comme un acte entièrement organique. C'est dans cet acte élémentaire qu'apparaît à nos yeux la double nature de l'homme. L'idée n'est point un acte exclusivement spirituel, puisqu'elle subit les conditions de structure et d'aptitudes cérébrales ; elle n'est point un phénomène exclusivement matériel, puisqu'elle atteint les sphères inaccessibles à notre impressionnabilité sensoriale. C'est cette considération qui me fait appeler *psycho-cérébrales* les impressions qui prennent naissance sous forme d'idées, et *psycho-cérébral* l'appareil spécial de l'entendement. Mais nous nous hâtons d'abandonner cette question délicate à la psychologie et à l'idéologie, qu'il ne faut pas confondre avec la science des rapports du physique et du moral. Je me bornerai, et c'est là, comme médecin, ma seule prétention, à envisager l'idée dans ses rapports avec les phénomènes organiques et, en particulier, avec les émotions.

J'ai dit dans le paragraphe précédent qu'il existe, entre notre organisme et certaines impressions extérieures, une secrète et mystérieuse relation préétablie, afin que la vie morale et sociale de l'homme soit possible. En vertu de cette relation, une jeune fille s'arrête avec plaisir devant une brillante parure, un adolescent s'émeut en voyant une jolie personne; en vertu de cette relation, nous sommes douloureusement affectés à l'aspect d'une physionomie qui exprime la souffrance; nous sommes agréablement affectés par un regard affectueux ou par un hommage flatteur. Or, il existe entre notre organisme et nos idées une relation d'une même nature : ainsi l'idée d'une parure brillante, celle d'une jeune et jolie personne, celle d'une physionomie exprimant la douleur, etc., produisent les mêmes effets que la présence réelle de ces sources diverses de nos émotions; c'est cette relation qui doit être examinée ici.

Soit que l'on considère l'idée comme l'image intérieure, fidèle et toujours présente, d'un objet ou d'un événement dont le spectacle nous a émus, soit qu'on la considère comme une conception moins dépendante des impressions sensoriales, il faut reconnaître qu'elle exerce sur l'organisme une influence puissante et aussi accessible à l'observation du physiologiste que l'influence exercée par les corps extérieurs. Par l'idée, les choses du monde matériel conservent le pouvoir de nous affecter, alors mêmes qu'elles ont disparu de notre sphère sensoriale, en s'asseyant, avec nos propres conceptions, au foyer de notre intelligence. L'émotion qui a été une fois produite par le spectacle d'un triste ou agréable événement est reproduite par l'idée seule de ce spectacle. Nous pouvons ainsi appeler ou éloigner l'émotion en appelant ou en éloignant l'idée. Bien plus, nous pouvons au moyen de nos conceptions, au moyen des notions qui nous sont transmises par la tradition orale ou écrite, par l'éducation, au moyen des créations capricieuses ou fantastiques de notre imagination, faire surgir des objets et des spectacles qui n'ont été aperçus nulle part, affirmer des rapports qui échappent à nos sens, nous élever à des idées sublimes, descendre à des idées infâmes. Nous pouvons ainsi nous créer des images qui échappent au cercle fatal dans lequel se meut le monde matériel, et qui deviennent une source intarissable d'émotions. Nous pouvons ainsi porter dans la profondeur de notre organisme l'influence d'une force physiologique qu'il nous est donné de mouvoir, d'arrêter, de combattre, de modérer à notre gré. A l'aide d'une idée noble et généreuse, l'homme peut se laisser volontairement mourir ; il peut subir toutes les tortures de la faim et de la soif ; il peut imposer à sa chair les plus cruels sacrifices. A l'aide d'une idée abjecte et égoïste, il peut dépraver ses instincts, leur commander d'abominables exigences, et en obtenir les plus hideuses voluptés.

Sachons donc le reconnaître : l'idée est le levier à l'aide duquel l'homme peut mouvoir son organisme, en provoquant les émotions sensuelles ou sentimentales qui correspondent aux satisfactions dont elle représente l'image : sachons y voir une force physiologique analogue, quoique infiniment plus variée, à celle que nous apercevons dans les influences physiologiques, dans les objets et dans les événements dont la vue a le privilége incontestable de nous émouvoir. Ne nous enquérons point, ainsi que nous l'avons dit plus haut, des procédés à l'aide desquels l'homme est mis en possession de cette force physiologique qu'on appelle l'idée. Qu'elle soit innée, qu'elle surgisse au moyen de ses sensations transformées, qu'elle soit le produit d'une excitation ou d'une sécrétion cérébrale, peu importe. Constatons le fait : l'idée existe, quel qu'en soit le mode de formation. Cette existence est aussi certaine que celle de la lumière, de l'électricité, du calorique, etc., dont le mode de production est tout aussi difficile à expliquer. A quoi bon faire intervenir les théories idéogéniques dans l'énoncé d'une force physiologique dont il importe de connaître surtout les effets ? Les idées existent, l'action distincte d'un grand nombre d'entre elles sur l'organisme est positive. Cette action varie avec la nature de l'idée, avec la satisfaction dont elle offre l'image ; voilà le fait, le fait certain, le fait qu'il faut exprimer nettement et sans prétention. Appelez réaction sympathique du cerveau l'émotion provoquée par l'idée d'une personne aimée, nous acquérons logiquement le droit d'appeler réaction sympathique de la rétine l'émotion provoquée par la vue d'une personne abhorrée. Nous aurons ainsi pris un soin infini à envelopper des ténèbres les plus profondes ce qu'il importait le plus de faire connaître, c'est-à-dire la cause spéciale de l'émotion, l'idée ou l'objet qui nous a affectés. Prétendre indiquer l'action spéciale d'une idée avec les termes qui servent à indiquer une action générale du cerveau, n'est-ce pas imiter celui qui, voulant exprimer l'action spéciale d'un aliment ou d'un poison, se contenterait d'énoncer l'action générale de l'estomac ou des vaisseaux absorbants?

Le cerveau est l'appareil spécialement appelé à fonctionner dans la conception, le développement et la coordination des idées. Personne aujourd'hui ne s'avisera de mettre en doute ce fait irrécusable : aussi les idées subissent-elles à un très haut degré les conditions de structure et d'aptitudes cérébrales. Il existe dans la disposition des éléments dont se compose le cerveau, je n'hésite pas à le reconnaître, des causes mystérieuses, sans doute, difficiles à apprécier, mais incontestables, qui tendent à faire prédominer un ordre d'idées plutôt qu'un autre, qui concourent à en expliquer la fixité ou la mobilité, l'ampleur ou l'étroitesse, l'élévation ou la vulgarité, la vigueur ou la faiblesse. Or, comme les passions diverses réclament le concours des idées, il est aisé de concevoir la part qui appartient aux aptitudes cérébrales dans la production des phénomènes affectifs. Cette part est d'autant plus grande, dans les sentiments, que l'idée a pour objet une satisfaction moins impatiemment réclamée par les penchants ; elle est d'autant plus grande, dans les appétits, que l'idée a pour objet une satisfaction moins impatiemment réclamée par les besoins.

Mais les aptitudes cérébrales subissent à leur tour l'empire modificateur des idées dont l'ensemble constitue l'atmosphère morale et intellectuelle qui nous entoure. Si ces aptitudes sont heureuses, si elles sont convenablement développées par les influences éducatrices, les émotions s'alimentent à la source des idées nobles et généreuses, elles intéresseront tout l'organisme au triomphe de ces idées pour leur communiquer l'ardeur et l'énergie qui caractérisent la passion. Si ces aptitudes sont malheureuses, si elles sont livrées à elles-mêmes, les émotions s'alimenteront à la source des idées basses et égoïstes ; elles intéresseront l'organisme au triomphe de ces idées pour leur communiquer l'impétuosité qui caractérise les aveugles emportements. C'est ainsi que les idées répandues, les traditions orales ou écrites, les institutions religieuses et politiques exercent une si grande influence sur les aptitudes, le caractère et les mœurs des peuples, sur les sentiments et les passions des individus.

§ VII.

Conclusions de ce qui précède.

Telles sont les inductions physiologiques auxquelles nous sommes conduits par l'analyse des faits de sentiment, qui me semblent ouvrir une voie nouvelle à la science des rapports du physique et du moral. Afin de les maintenir présentes à la pensée de mes lecteurs, je les reproduirai dans une série de propositions qui serviront à la fois de résumé et de conclusions aux trois paragraphes qui précèdent.

1° Il existe, dans les conditions générales de l'organisme, une disposition préétablie pour correspondre affectivement aux influences du monde extérieur, moral et physique. Les *penchants* se manifestent par les *émotions sentimentales;* les *besoins* se manifestent par les *émotions sensuelles.*

2° Les émotions sensuelles disposent d'appareils spéciaux, chargés d'impressionner la centralité sensorio-motrice, et d'y provoquer, sans que l'intervention de l'intelligence soit toujours nécessaire, les faits d'innervation propres à les exprimer ou à les satisfaire. Les émotions sentimentales ne disposent naturellement que d'un appareil affectif commun, vague et confus, capable sans doute d'impressionner la centralité sensorio-motrice et d'y provoquer des faits tumulteux et désordonnés d'innervation, mais incapable d'y déterminer, sans l'intervention de l'intelligence, les faits réguliers d'innervation propres à les exprimer et à les satisfaire.

3° L'émotion sentimentale cesse d'être un phénomène vague et confus, si l'idée de la satisfaction qui y correspond et qu'elle réclame vient s'y associer, et, en s'y associant, lui imprimer un caractère défini et distinct. C'est à cause de l'absence d'un appareil affectif propre à chaque sentiment que les passions réclament, pour se manifester, l'action d'un élément distinct et toujours présent sous forme d'idée.

4° Le moral de l'homme existe par le concours de deux éléments : l'élément intellectuel et l'élément affectif. Il doit être considéré à la fois comme l'ensemble des idées qui se compliquent d'une émotion et comme l'ensemble des émotions auxquelles s'associe une idée. Les idées qui ne se compliquent pas d'une émotion appartiennent plus particulièrement à la vie intellectuelle ou psycho-cérébrale. Les émotions auxquelles ne s'associe pas une idée appartiennent plus particulièrement à la vie organique ou ganglionnaire.

5° Le physique de l'homme consiste dans l'intervention d'un seul élément, l'élément affectif. Il doit être considéré comme l'ensemble des conditions générales de l'organisme qui, constituant les besoins et les penchants, se manifestent soit spontanément, soit sous l'empire des influences extérieures, par les émotions sensuelles ou sentimentales.

6° L'influence du moral sur le physique ne doit point être confondue avec une action obscure, inaccessible à la conscience, du cerveau sur lui-même et sur les autres organes; c'est plutôt l'action, accessible à la conscience, exercée par les idées sur les émotions correspondantes, au moyen de l'innervation cérébro ganglionnaire.

7° C'est par l'intervention de l'idée dans la production des émotions sensuelles ou sentimentales que les passions subissent d'une part, les conditions de structure et d'aptitudes cérébrales, et de l'autre l'influence de la civilisation, des institutions religieuses et politiques, des traditions orales ou écrites, etc.

8° L'influence du physique sur le moral ne doit point être confondue avec une action, inaccessible à la conscience, des viscères sur le cerveau ou du cerveau sur lui-même ; c'est plutôt l'action, accessible à la conscience, exercée par les émotions sur les idées correspondantes, au moyen de l'impressionnabilité ganglio-cérébrale.

9° C'est par l'intervention des conditions générales de l'organisme dans la production des émotions sensuelles ou sentimentales que les passions subissent, d'une part l'influence des âges, des tempéraments, des maladies, etc., et de l'autre l'influence des climats, des saisons, des habitations, des conditions atmosphériques, etc.

§ VIII.

Esquisse d'un plan de traité de la Science des rapports du physique et du moral.

Les idées et l'organisme, considérés particulièrement au point de vue des phénomènes moraux de la vie humaine, tels sont donc les deux termes du problème général que doit aborder la science des rapports du physique et du moral. C'est à l'examen de la part apportée par chacun de ces deux éléments dans la production des désirs, des sentiments et des passions, qu'elle doit être en grande partie consacrée. Limitée ainsi, son domaine est encore assez vaste, assez difficile à parcourir, assez important pour qu'une grande place lui soit assurée dans la hiérarchie des connaissances humaines. Elle doit porter ses plus vives lumières dans les régions obscures de l'idéogénie et de la psychologie; elle doit donner la raison physiologique des transformations que subissent les aptitudes, le caractère, les mœurs et les destinées des peuples et des individus; elle doit fournir à la philosophie de l'histoire les principaux éléments de ses inductions sur les effets des institutions, des climats, des races, etc.; elle doit intervenir dans les lois qui régissent les nations, et qui président à leur éducation spirituelle et organique; elle doit montrer dans les formes extérieures de l'homme l'expression de ses plus secrets penchants, de son caractère, de ses préoccupations et de ses passions; elle doit expliquer le rôle qui appartient aux arts d'expression dans la propagation des sentiments humains; elle doit venir au secours du moraliste, en lui faisant connaître les lois en vertu desquelles l'entendement et la volonté subissent le joug des désirs et des affections, et celles en vertu desquelles se forme l'habitude, cette seconde nature, créée par les enseignements, les exemples, les récompenses et les peines; elle doit seconder les efforts du médecin, l'éclairer et le diriger dans le traitement des affections mentales et nerveuses dont elle seule peut révéler le mode de développement; elle doit enfin nous introduire, par de savantes analyses, dans les profondeurs mystérieuses du cœur humain, et concourir par là à rendre l'homme meilleur et plus heureux.

Pour atteindre ces résultats plus ou moins éloignés, la science des rapports du physique et du moral ne doit négliger aucune des recherches propres à faciliter la solution de ses problèmes. Voici la série de ces recherches, dans l'ordre qui me semble le plus logique, et que je suivrais si j'avais à traiter *ex professo* des éléments de cette science.

1° Après avoir établi que le principe de la dualité humaine en est le point de départ indispensable, et que cette dualité peut s'exprimer par l'action réciproque des idées et de l'organisme, il importe de séparer, par une analyse exacte des phénomènes de la vie humaine, l'élément idéal ou intellectuel de l'élément organique ou affectif, afin de montrer la part réelle qui appartient à chacun d'eux dans cet ensemble de faits qu'on appelle le *moral*.

2° Après avoir, par un procédé analytique, dégagé l'idée de l'émotion viscérale à laquelle elle s'associe si étroitement dans les faits de sentiment et de sensualité, il importe de montrer l'idée, ayant ses conditions physiologiques dans une impression psycho-cérébrale, et l'émotion viscérale ayant les siennes dans une impression ganglionnaire.

3° Après avoir distingué l'idée de l'émotion en les étudiant en elles-mêmes et dans leurs instruments physiologiques, après avoir déterminé les divers aspects sous lesquels elles se manifestent l'une et l'autre dans les phénomènes moraux, il importe d'en faire connaître les relations, et de montrer par un procédé synthétique comment l'une s'associe à l'autre pour former un désir, un sentiment, une passion.

4° Après avoir fait voir qu'une idée se complique d'une émotion au moyen d'un fait d'innervation cérébro-ganglionnaire, et que l'émotion influence l'idée au moyen d'une impression ganglio-cérébrale, après avoir ainsi mis à découvert les relations physiologiques qui existent entre les idées et les émotions au moyen des irradiations nerveuses, il importe d'étudier l'idée dans ses rapports avec les conditions de structure et d'aptitudes spéciales du cerveau, et l'émotion dans ses rapports avec les conditions générales de l'organisme.

5° Après avoir abordé l'examen de ces deux ordres de rapports, examen qui réclame particulièrement le concours des données de la physiologie générale et de la physiologie du cerveau, il importe de fixer son attention sur l'atmosphère morale et intellectuelle au sein de laquelle les individus et les peuples puisent leurs idées dominantes. C'est ici que trouve sa place l'appréciation des signes du langage, des institutions sociales et religieuses, celle du but propre à l'activité nationale et à l'activité individuelle, celle de l'éducation et de l'instruction publiques et privées, celle des traditions guerrières, commerciales, agricoles ou industrielles, celle des exemples, des arts d'expression, des récompenses et des peines ; l'appréciation, en un mot, de tout ce qui forme le développement humain, la civilisation des peuples et la direction morale des individus.

6° Après avoir recherché dans l'histoire de l'humanité et dans les mœurs contemporaines toute la série des influences qui constituent l'atmosphère morale et intellectuelle, et qui agissent si puissamment sur la nature et le caractère de nos idées, il importe de parcourir la série des influences qui constituent l'atmosphère matérielle et qui agissent si puissamment sur les conditions générales de l'organisme. C'est ici que trouve sa place l'appréciation physiologique des tempéraments naturels ou acquis, des climats, des saisons, des races, des âges, des sexes, des maladies, des exercices, du régime, des habitations, etc. ; l'appréciation, en un mot, des causes qui constituent l'état physique d'un peuple et qui concourent à l'éducation organique des individus.

7° Après avoir apporté à la solution de ces difficiles problèmes tous les éléments dont elle dispose, la science des rapports du physique et du moral doit compléter ses recherches en appliquant les données qui lui sont acquises à l'appréciation des principaux phénomènes physiologiques et pathologiques de la vie humaine, à la production desquels le concours des idées est indispensable. Parmi ces phénomènes, je mentionnerai l'habitude ; les rêves ; les expressions sentimentales par la physionomie, le regard, l'accentuation, l'attitude; les imitations sentimentales ou les sympathies et les antipathies ; l'empire de l'imagination ; les diverses passions; le délire ; les principales formes de la folie ; les troubles partiels ou généraux du système nerveux, etc. Plusieurs questions seraient agitées par elle sur les instincts, les penchants, les caractères, les mœurs, etc., comparés de l'homme et des animaux. Elle aurait enfin à soulever le voile qui cache la raison physiologique de ces besoins factices que l'esprit seul est en puissance de créer, et de ces appétits dépravés que la nature réprouve et dont l'homme seul, grâce aux idées dont il dispose, peut offrir le hideux spectacle.

8° Après avoir logiquement coordonné cette longue série de problèmes et de solutions psycho-physiologiques, il importerait d'en résumer les données principales en faisant ressortir toutes les applications que la science des rapports du physique et du moral peut offrir à la philosophie et à l'histoire générale, à la morale et à l'hygiène publiques, à la morale et à l'hygiène privées, à la clinique des affections nerveuses et mentales, etc.

Cet exposé rapide des questions principales, dont la science des rapports du physique et du moral doit rechercher la solution, rendra plus aisé à exprimer et à comprendre le jugement que je vais porter d'une manière très générale sur la doctrine de quelques célèbres physiologistes, et en particulier sur celle de Cabanis.

§ IX.

Appréciation rapide de la doctrine de Cabanis.

Cabanis n'admet point le principe de la dualité humaine. C'est à peine s'il établit une différence réelle entre le *moral* et le *physique*. Il paraît même, à la manière dont il a conçu et exécuté le plan de son livre, que son plus grand désir consiste à en démontrer l'identité. Malgré la modération de son langage, toujours grave et sévère, on s'aperçoit que l'auteur est entré avec une certaine ardeur dans la voie de la réaction matérialiste. Il a soin d'ailleurs de rappeler assez souvent les principes qu'il veut défendre et propager, ce qui ne l'empêche pas d'en éluder fort sagement les conséquences, en proclamant à chaque instant les maximes morales qui dérivent logiquement d'un principe opposé à ceux-là. Nul moraliste n'a répété plus souvent que l'homme doit rechercher le bien, éviter le mal, lutter contre ses passions, dominer ses penchants, diriger ses facultés, se dévouer à ses semblables, etc., toutes choses et expressions qui impliquent à la fois la liberté, l'activité et la dualité de l'homme (1). Comme tous les philosophes de son école,

(1) C'est ici le lieu de signaler un certain nombre de contradictions qui frappent les lecteurs attentifs du livre de Cabanis. Il croyait à la force vitale qui préside à la formation et à la conservation de l'organisme, il regardait même la fièvre comme une manifestation de cette force médicatrice, il déclarait en même temps que nous ne pouvons pas pénétrer la nature intime des propriétés primitives, il attaquait vivement les doctrines des mécaniciens et des chimistes, et il ne manquait point, malgré cela, d'assimiler la vie à un ensemble de phénomènes physiques, et de la subordonner à un *centre de gravité vivante*. Il expliquait les propriétés vitales, les instincts, la formation elle-même des corps vivants, par les lois du mouvement et des affinités, et il expliquait ailleurs les attractions *électives* par la sensibilité, par une sorte de jugement instinctif. Le cerveau était pour lui l'organe spécial de la sécrétion de la pensée, et il le représente quelquefois, sans avoir égard à l'évolution embryogénique où on le voit apparaître postérieurement à d'autres organes, comme la source de la vie, comme le foyer des mouvements vitaux. Il s'élevait à tout propos contre la doctrine des causes finales, et il admirait le merveilleux enchaînement en vertu duquel les phénomènes qui précèdent sont toujours

il est forcé de parler la seule langue que les sociétés puissent entendre, et l'on sait que les principes de l'organicisme ne peuvent revêtir aucune forme logique : les règles du langage s'y opposent. Ainsi, lorsque Cabanis appelle l'animal la *combinaison sentante* et le cerveau l'*organe moral*, l'*organe* ou le *centre pensant et voulant*, quand il dit que les impressions, pour être senties plus fortement, ont besoin d'un *certain degré d'attention de l'organe sensitif*, il a le rare courage d'employer, par intérêt pour sa doctrine, des expressions irrégulières dont aucune autorité académique ne parviendra à l'absoudre. En général, ce courage est plus contenu, et, pour être compris, Cabanis a dû se soumettre, comme tout le monde, aux lois souveraines de la grammaire générale, au risque de voir compromise par elles l'infaillibilité de ses principes. C'est sans doute pour parer à ce péril qu'il se trouve obligé quelquefois de recourir à un langage exceptionnel (1).

créés au point de vue de ceux qui doivent suivre. Il établissait que les idées peuvent se produire spontanément dans le cerveau, et il appelait *réaction* du cerveau l'action des idées sur l'organisme. Il disait que le moral était le résultat du physique, et il flétrissait énergiquement ceux qu'une idée généreuse ne dirigeait pas dans la vie, c'est-à-dire ceux dont le moral ne dirigeait pas le physique, etc.

(1) Sans cette préoccupation qui dominait son esprit, il n'aurait jamais écrit ces lignes si souvent rappelées, où l'on retrouve difficilement la réserve habituelle de son esprit : « Pour se faire une idée juste des opérations d'où résulte la pensée, dit-il, il faut considérer le cerveau comme un organe particulier destiné spéciales ment *à la produire*, de même que l'estomac et les intestins à opérer la digestion, le foie à filtrer la bile, les parotides et les glande-

J'ai en vain cherché à comprendre le sens précis que Cabanis attachait au mot *moral*. Dans aucune page de son livre la signification de ce mot n'a été donnée en termes catégoriques. Je sais fort bien que le moral, pour lui, n'est autre chose qu'une manière d'être du physique ; mais ce que j'ignore, c'est en quoi consiste cette manière d'être. Il mentionne habituellement les idées, la pensée, la volonté, les facultés morales et intellectuelles, les affections morales, les dispositions morales, les habitudes morales, l'instinct lui-même, etc. ; mais tout cela est fort vague, et ne s'éloigne pas de l'interprétation vulgaire, qui est suffisante pour la conversation ordinaire, mais qui est insuffisante dans un débat scientifique. Ce n'est pourtant pas la crainte de l'ontologie qui devait l'arrêter, car elle lui est très-familière, ainsi qu'on peut en juger par le rôle qu'il fait jouer à la sensibilité, rôle tout à fait semblable à celui que Broussais assigne à l'irritabilité. C'est la sensibilité qui anime les organes ; c'est en vertu des

maxillaires et sublinguales à préparer les sucs salivaires. Les impressions arrivant au cerveau le font entrer en activité, comme les aliments en entrant dans l'estomac l'excitent à la sécrétion plus abondante du suc gastrique et aux mouvements qui favorisent leur propre dissolution..... Nous voyons les éléments tomber dans l'estomac avec les qualités qui leur sont propres, nous les en voyons sortir avec des qualités nouvelles, et nous concluons qu'il leur a réellement fait subir cette altération. Nous voyons également les impressions arriver au cerveau par l'entremise des nerfs. Ces impressions sont alors isolées et sans cohérence ; mais le cerveau entre en action, il agit sur elles, et bientôt il les renvoie métamorphosées en idées. Nous concluons, avec la même certitude, que le cerveau digère les impressions et qu'il fait organiquement la sécrétion de la pensée. » (IIe Mémoire, § VII.)

lois de la sensibilité que les organes reçoivent des impressions et qu'ils sont déterminés à se mouvoir ; c'est elle qui, se transformant, ou se réveillant spontanément dans un département du cerveau, prend le nom de pensée, de volonté; c'est elle qui fournit les impressions dont se tire le jugement ; c'est elle qui, en se portant d'un point à un autre, en s'irradiant, produit les relations sympathiques qui existent entre les organes, etc. La sensibilité ressemble à un être qui préside à la fois à la vie végétale, à la vie animale et à la vie morale et intellectuelle. Elle est partout, à ce point que Cabanis a pu la diviniser dans sa *Lettre sur les causes premières ;* et cependant elle se dirige de préférence vers tel ou tel organe, selon les besoins du moment ; elle est ici sensation ; là, impression et mouvement ; sur un point, elle est passion ; sur un autre, elle est raison, intelligence, etc. « Il s'en faut de beaucoup, dit-il, que la différence des opérations prouve celle des causes qui les déterminent..... Et si la pensée diffère essentiellement de la chaleur animale comme la chaleur animale diffère du chyle ou de la semence, faudrait-il avoir recours à des forces inconnues et particulières pour mettre en jeu les *organes pensants* et pour expliquer leur influence sur les autres parties du système animal ? Enfin, pourquoi dédaignerait-on de rapporter cette influence aux autres phénomènes analogues et même semblables, à moins qu'on ne veuille répandre, comme à plaisir, d'épais nuages sur le tableau des impressions, des déterminations, des fonctions et des mouvements vitaux, ou sur l'histoire de la vie, telle que la fournit l'observation directe des faits [1]? » En ramenant ainsi le moral à la sensibilité, il se plaît à la confondre avec les mouvements vitaux, et ceux-ci avec une sorte d'affinité entre les molécules organiques, cette *chimie vivante* de Broussais. Croyant échapper à l'ontologie en refusant au moral une cause distincte, il s'y précipite sans réserve en s'évertuant à force de subtilités à assigner à la plus abstraite des causes des phénomènes complètement différents. Evidemment, Cabanis est sous l'empire d'une préoccupation systématique qui semble le dominer; il ne sait pas y résister. Il n'écrit pas son livre pour faire apprécier impartialement les rapports établis entre le moral et le physique: il l'écrit, en partie, au moins, pour démontrer que le moral et le physique se confondent bien plus qu'ils ne se distinguent. Là est le secret de tous les raisonnements contradictoires dont ce livre abonde. Il n'est donc pas étonnant qu'il ait manqué de précision dans ses définitions, A quoi bon tant de précision lorsque l'on est surtout préoccupé de cette idée que le physique et le moral doivent être *ramenés à un principe unique* [2]?

Placé au point de vue d'une philosophie réactionnaire, Cabanis ne pouvait marcher librement dans la carrière qu'il s'était ouverte. Il eut sans doute la pensée de consacrer ses facultés au service d'une

(1) IXe Mémoire, § 1.

(2) Le dixième Mémoire est en grande partie consacré au développement de cette idée qui, du matérialisme le plus positif, devait conduire bientôt Cabanis au panthéisme le plus abstrait.

science, et il ne fit trop souvent que consacrer tous ses efforts au service d'une idée. Cette idée se résume dans ce que l'on a appelé le *sensualisme*. Le sensualisme régnait dans l'idéologie. Mais Condillac et ses disciples, qui n'avaient aperçu dans l'homme que les faits d'entendement, n'avaient pas hésité à faire intervenir une sorte de raisonnement dans les faits de sentiment et dans les opérations de l'instinct. Cabanis voulut appliquer le sensualisme à l'étude de l'homme moral et affectif. Les idéologues, dans leur opposition à la doctrine des idées innées, s'étaient arrêtés à la question de l'origine et de la formation des idées, qu'ils rapportaient aux sensations externes; Cabanis, qui était non-seulement idéologue, mais encore médecin, en rapporta un grand nombre aux sensations internes. Les idées sensuelles et sentimentales y furent particulièrement rattachées. Ce point fondamental de la doctrine de Cabanis est digne d'attention. Bien qu'il eût pu l'exposer et le développer avec une méthode plus rigoureuse, bien qu'il y eût dans la tradition de la science des données bien établies sur le rôle des viscères et des conditions générales de l'organisme dans la production des phénomènes affectifs, il faut convenir que c'est par là que Cabanis s'est distingué de ceux qui l'ont précédé, et même de ceux qui l'ont suivi dans cet ordre de recherches. Comme ce point de doctrine est en même temps celui qui se rapporte le plus immédiatement au sujet véritable de la science des rapports du physique et du moral ; comme il implique précisément toutes les questions qui y tiennent le premier rang, je crois devoir m'y arrêter un instant, en ayant soin de rappeler quelle a été sur le même sujet la théorie des principaux physiologistes organiciens.

§ X.

Source commune des erreurs de Cabanis, de Bichat, de Gall, de Georget, de Broussais, etc.

J'ai dit plus haut que les désirs, les sentiments et les passions sont le résultat du concours de deux éléments, de l'élément intellectuel, réprésenté par l'appareil psycho-cérébral, et de l'élément affectif, représenté par l'appareil ganglionnaire viscéral. En d'autres termes ils sont le résultat de l'étroite association d'une idée et d'une émotion. Une émotion isolée ne saurait produire autre chose qu'une agitation stérile et sans issue. Une idée isolée ne saurait avoir aucun caractère affectif. L'émotion sans l'idée d'une satisfaction à rechercher, c'est le trouble d'un homme qui ne sait encore ni ce qu'il désire ni ce qui lui manque. L'idée sans émotion, c'est la connaissance plus ou moins exacte d'une satisfaction indifférente. Voyez une jeune personne qui est sous le joug d'une émotion dont elle ne connait pas la nature ; examinez son trouble, son anxiété, ses bizarreries : elle s'ignore elle-même ; elle désire et repousse tour à tour les mêmes objets ; rien ne la satisfait ; elle s'épuise en larmes et en sanglots ; elle gémit et soupire. L'idée de ce qui lui manque n'a point encore surgi dans son esprit ; tout autour d'elle a été silencieux à son égard. Vous aurez dans cette jeune fille l'exemple de l'élément affectif isolé de l'élément intellectuel. C'est l'émotion sans l'idée correspondante ; ce n'est pas encore le désir ; ce n'est pas encore le sentiment ; ce n'est pas encore la passion. Voyez ensuite une femme qui est devenue indifférente aux douces émotions du cœur : elle connait toutes les secrètes agitations de l'amour ; elle en a pénétré tous les mystères; elle veut encore être adorée, mais elle n'aime plus. Elle vous offrira l'exemple de l'élément intellectuel isolé de l'élément affectif. Ce sera, si vous voulez, une femme d'esprit, une coquette, une comédienne, mais ce ne sera plus une femme aimante. On pourra dire d'elle ce que l'on a dit d'un auteur célèbre, qu'elle porte son cœur dans sa cervelle. C'est l'idée sans l'émotion correspondante ; ce n'est plus un désir ; ce n'est plus un sentiment ; ce n'est plus une passion.

Or, que disent les physiologistes qui ont abordé sérieusement l'étude des rapports du physique et du moral? Divisés en deux camps, après être partis d'une erreur commune, ils s'y sont bientôt retranchés pour s'y livrer un combat opiniâtre, et qui durerait encore, si le problème n'avait succombé dans la lutte. N'appréciant point le concours des deux éléments qui se réunissent pour constituer les passions, n'apercevant dans la vie morale de l'homme qu'une série d'impulsions automatiques, les uns ont expliqué le sentiment par l'excitation des viscères, les autres l'ont expliqué par l'excitation de l'encéphale, comme si le sentiment était produit d'un seul jet, par une simple excitation viscérale ou encéphalique! Cabanis et Gall sont les illustres représentants de ces deux systèmes, à notre avis également erronés. Le premier, préoccupé sans doute de l'élément affectif, rapporte tout le moral de l'homme à l'excitation des sens internes ou viscéraux; le second, préoccupé sans doute de l'élément intellectuel, rapporte tout le moral de l'homme aux conditions spéciales de l'encéphale. Cabanis ne vit dans l'idée sentimentale que le retentissement sympathique du cerveau; Gall ne vit dans l'émotion sentimentale que le retentissement sympathique des viscères. L'un subordonne à l'impulsion ganglionnaire l'idée d'une satisfaction à rechercher; l'autre subordonne à l'impulsion cérébrale l'émotion qui correspond à cette idée. Erreur de part et d'autre; erreur dont voici les principales conséquences.

Cabanis, faisant surgir des régions obscures de la vie de nutrition les désirs, les sentiments et les passions, devait les placer plus particulièrement sous l'empire des influences physiques, sous l'empire du climat, du régime, des âges, des tempéraments, des sexes etc., qui agissent puissamment sur l'organisme en général; c'est ce qu'il fit avec un remarquable talent d'exposition. Il s'engagea si avant dans cette voie, qu'il perdit complètement de vue la part réservée aux idées dans la production des phénomènes affectifs A peine rencontre-t-on dans les nombreuses pages de son livre quelques lignes où le problème de l'influence du moral sur le physique soit abordé franchement. Il élude la difficulté, croyant probablement la résoudre en attribuant les émotions qui compliquent une idée sensuelle ou sentimentale aux effets d'une réaction du cerveau sur les viscères. Il n'est pas plus heureux, lorsque, voulant résoudre le problème de l'influence du physique sur le moral auquel il avait accordé toute sa prédilection, il attribue à une réaction sympathique des viscères sur le cerveau les idées sensuelles ou sentimentales qui compliquent une émotion. Il y a pourtant bien loin d'une émotion pénible, oppressive, qui soulève le flot des idées tristes et sombres, à une indigestion qui provoque la céphalalgie, ou à une péritonite qui engendre le délire. Mais tout cela devait être confondu. Ainsi l'exigeait l'impérieuse logique.

Gall, accordant au cerveau le caractère affectif que ne saurait avoir l'appareil spécial de l'entendement, devait rejeter sur le second plan l'appareil des émotions qui a ses racines dans les profondeurs de l'organisme, et qui joue un rôle si important dans la production des sentiments humains. On alla jusqu'à contester aux appareils spéciaux des appétits conservateurs de l'individu et de l'espèce le rang que leur avait assigné le consentement universel du genre humain. Ils furent détrônés successivement par quelques organes encéphaliques, par ceux de l'amativité physique, de la philogéniture, de l'alimentivité, de la respirabilité. L'appareil des émotions sentimentales subit naturellement la même destinée ; il fut détrôné par l'appareil logique des idées ; l'impulsion affective fut confondue avec la conception tout intellectuelle de la satisfaction réclamée. Le rôle des idées dans la production des sentiments humains ne fut pas mieux apprécié pour cela. La passion, que Cabanis avait fait surgir des régions obscures de la vie de nutrition fut proclamée de même origine que la pensée, et les émotions qui compliquent les idées sensuelles et sentimentales furent assimilées aux effets d'une réaction sympathique du cerveau sur les viscères. Il y a pourtant loin d'une pensée triste qui fait pleurer, gémir et soupirer, à une affection cérébrale qui provoque le vomissement et la diarrhée. Mais tout cela devait être confondu: ainsi l'exigeait encore l'impitoyable logique.

Voilà comment, après être parti d'une erreur commune, Cabanis et Gall ont été conduits à une conséquence identique, à la négation de toute science qui aurait pour point de départ la distinction du physique et du moral. La différence entre le physique et le moral, que les maîtres et les disciples veulent bien admettre dans leur langage, il ne l'admettent plus dans leur pensée; leurs théories sont conçues comme si la différence tolérée dans les termes n'existait pas réellement dans les faits. Pour les initiés du sanctuaire, l'influence du moral sur le physique, c'est l'influence du physique, représenté surtout par le cerveau, sur le physique représenté par tous les organes, y compris le cerveau lui-même. Pour eux, l'influence du physique sur le moral, c'est l'influence du cerveau sur lui-même et de tous les organes sur le cerveau. Ces définitions ont été données textuellement par Georget, le plus ardent propagateur de la doctrine qui proclame la confusion systématique du physique et du moral.

On sait que Bichat, adoptant les données de Cabanis,

renferma les passions et le caractère de l'homme dans le domaine de la vie organique. Il alla plus loin : il enseigna que les passions et le caractère sont inaccessibles à l'action des influences sociales, à l'action de l'éducation morale, inaccessibles par conséquent à l'action des idées qu'il retranche dans le domaine de la vie animale. Cabanis avait méconnu le moral de l'homme, en le confondant avec une obscure réaction sympathique des viscères et du cerveau. Bichat le méconnaît en le divisant d'avec lui-même. Creusant un abîme profond entre la vie de nutrition et la vie de relation, Bichat isola en effet les deux éléments inséparables du sentiment ; il éleva une sorte de barrière entre l'élément affectif et l'élément intellectuel, ne paraissant pas s'apercevoir que cette barrière imaginaire est à chaque instant brisée par le double courant des impressions ganglio-cérébrales qui résultent de l'émotion et de l'innervation cérébro-ganglionnaire qui résulte de l'idée sensuelle ou sentimentale.

Broussais adopta successivement la doctrine de Cabanis et celle de Gall. Dans l'un et dans l'autre camp, il employa son immense talent à soumettre à la loi des obscures réactions sympathiques les relations moins obscures qui existent entre les idées et les émotions.

C'est ainsi que les plus célèbres physiologistes de l'école organicienne se sont réunis pour opposer au principe de la dualité humaine le principe de l'unité automatique (1). Les *impressions* qui ont lieu avec

(1) Tandis que les organiciens, appelant *réaction cérébrale* l'action d'une idée sur l'organisme, proclament le principe de

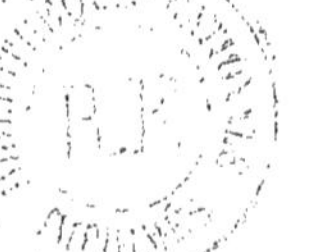

conscience, que l'homme peut provoquer, prévenir, modérer, ou au moins condamner ou approuver, ont été confondues avec les *sympathies*, dont le caractère consiste précisément à être soustraites à la conscience, auxquelles par conséquent l'homme ne peut ni résister ni consentir. Cette confusion des choses les plus dissemblables fut accueillie avec acclamation, et la science des rapports du physique et du moral, à peine à son début, dut nécessairement en souffrir, s'amoindrir et s'effacer; elle finit par se perdre entièrement dans la physiologie générale, où nous avons beaucoup de peine à la retrouver aujourd'hui. Il en résulte que les mots *réaction cérébrale*, *réaction du centre réfléchi, réaction des centres nerveux*, *réaction de l'encéphale*, etc., mots sonores et creux, sont encore employés à chaque instant pour exprimer l'action des causes morales sur l'organisme. Tel est en effet, le langage barbare auquel on a été forcé de recourir pour énoncer le principe de l'identité du physique et du moral, principe à la fois hostile au sens commun, stérile dans la pratique médicale, et nuisible aux progrès ultérieurs de la physiologie. S'il triomphe aujourd'hui, c'est grâce au langage qu'on a imposé à la science et que les médecins acceptent; c'est grâce aussi à la négligence généralement apportée dans

l'unité automatique, les animistes, appelant *manifestations de l'âme* les phénomènes vitaux, proclament le principe de l'unité idéale. (V. Burdach, passage cité plus haut, p. 43.) Dans les deux systèmes, c'est toujours l'identité opposée à la distinction du moral et du physique.

l'analyse des phénomènes complexes de la vie morale et intellectuelle, dans l'analyse surtout des désirs, des sentiments et des passions.

§ XI.

Eminents services rendus par Cabanis à la science des rapports du physique et du moral.

Cabanis méconnut surtout l'action physiologique des idées; c'est là le caractère dominant de sa doctrine. Tout ce qui supposait une cause active en dehors de la sensibilité passive, tout ce qui plaçait au-dessus de l'organisme un mobile capable de le remuer avec puissance, énergie et liberté, devait être laissé dans l'ombre, soigneusement tenu à l'écart. Ce qu'il veut, au contraire, c'est nous apprendre à « considérer les idées et les désirs sous leur véritable point de vue, c'est-à-dire comme le produit de certaines opérations organiques particulières, parfaitement analogues à celles des fonctions propres aux autres organes, sans en excepter même les mouvements musculaires les plus grossiers (1). » Les lecteurs de son livre, une fois avertis de cette omission systématique, comprendront aisément pourquoi Cabanis n'a pu circonscrire par des définitions précises les domaines du *moral* et du *physique ;* ils comprendront pourquoi il n'a point abordé plusieurs des problèmes que nous avons mentionnés comme appartenant à la science des rapports

(1) VIIIe Mémoire, § XV.

du physique et du moral; il comprendront enfin pourquoi il en a abordé et résolu quelques-uns avec tant de soin et tant de prédilection.

Malgré ces imperfections, nous devons reconnaître que l'ouvrage de Cabanis a marqué les premiers pas d'une science qui n'existait point avant lui; car on ne peut donner ce nom aux travaux isolés et partiels de psychologie et de physiologie idéologique, qui n'en sont tout au plus que des éléments secondaires; car on ne peut pas davantage donner ce nom aux hypothèses émises par les philosophes ou par les médecins sur l'union ou les relations de l'âme et du corps. C'est en effet sur ce terrain que la question générale était posée lorsque Cabanis vint l'en arracher pour la porter sur le terrain de l'organisme. Pour donner une idée de la manière dont cette question était étudiée, il me suffira de rappeler un ouvrage publié en 1775 par un médecin qui devint plus tard, dans nos orages révolutionnaires, un des tribuns les plus fougueux et les plus célèbres[1]. Certes je n'attache point une grande valeur scientifique à cet ouvrage, estimable d'ailleurs, mais je le regarde comme représentant parfaitement la méthode généralement adoptée dans les recherches médico-psychologiques de l'époque. L'âme y est, en principe, distinguée des forces organiques, mais elle s'y trouve tellement empreinte des qualités propres aux dispositions individuelles, que son véritable rôle y disparaît complète-

(1) *De l'homme, ou Principe des lois de l'influence de l'âme sur le corps et du corps sur l'âme*, 3 vol. in-12, Amsterdam, 1775, par J.-P. Marat, docteur en médecine.

ment. L'auteur décrit les goûts, les penchants, les passions qui distinguent les diverses âmes, comme il décrit les goûts, les penchants et les passions qui résultent des diversités d'organisation. Dans les rapports de l'âme et du corps il voit le jeu combiné de mille manières du fluide nerveux ; car c'est déjà le fluide nerveux qui remplace les esprits vitaux et animaux de la physiologie galénique et cartésienne. Il enseigne comment l'âme agit sur ce fluide, et comment ce fluide agit sur l'âme, dont il fixe le siége dans les méninges. Il ne recule devant aucune difficulté ; il s'engage très avant dans les questions les plus ardues, les plus insolubles, et cela avec un style naïvement déclamatoire qui est loin toutefois de faire pressentir le futur rédacteur de l'*Ami du peuple*.

Qu'il y a loin des œuvres de la dernière moitié du dix-huitième siècle à celle de Cabanis ! Combien il se distingue des auteurs qui l'ont précédé dans cette analyse délicate, fine et déliée qu'il a faite des influences nombreuses et compliquées par lesquelles le physique agit sur le moral de l'homme ! — Combien il s'en distingue encore par la généralité et le caractère social de ses moindres aperçus ! Dans une société où les dépositaires des saintes doctrines enseignaient systématiquement le mal, les réformateurs se laissèrent aller à enseigner le bien en combattant les saintes doctrines. Cabanis n'échappa point à cette contradiction. S'il a été incomplet, c'est pour n'avoir pu être impartial. Entré avec ardeur dans le mouvement national qui ébranlait les vieilles sociétés, il a dû le subir, et ses écrits ne pouvaient ne pas en porter la vive empreinte. Quant aux erreurs et au défaut de précision que la physiologie moderne peut regretter, mais que la physiologie contemporaine pouvait difficilement éviter, il faut se reporter, pour les excuser, au temps où il écrivit son livre. Par lui, la science des rapports du physique et du moral a fixé l'attention des philosophes et des médecins, des problèmes ont été posés et des solutions ont été données qui y resteront. Par ses écarts, il a suscité des débats qui la vivifient. Si son organicisme a eu des disciples, il a eu aussi des adversaires. Parmi ceux-ci je nommerai Maine de Biran (1), qui, dans sa lutte contre le sensualisme, s'attacha presque exclusivement à remettre en honneur les principes oubliés de l'activité et de la dualité humaines, ce qu'il fit avec une précision et une fermeté de vues inconnues auparavant. Je mentionnerai aussi Bérard, de Montpellier, dont le livre remarquable (2) doit être lu et médité quoiqu'il nous semble y avoir plutôt discuté certains principes généraux de physiologie idéologique que posé les véritables problèmes de la science des rapports du physique et du moral. Quoi qu'il en soit, disciples et adversaires, tous n'existent que par l'ascendant du maître, les uns en le subissant

(1) *Nouvelles considérations sur les rapports du physique et du moral de l'homme*, 1 vol. in 8°, 1835. Voyez l'analyse raisonnée de cet ouvrage, par feu le professeur Royer-Collard, dans le 4e n° des *Annales Médico-Psychologiques*.

(2) *Doctrine des rapports du physique et du moral, pour servir de fondement à la physiologie dite intellectuelle et à la métaphysique*, 1 vol. in-8, 1823.

et les autres en y résistant. L'ouvrage de Cabanis a inauguré l'avénement de cette série de recherches positives que le problème ontologique des relations de l'âme et du corps rendait impossible, et qui était restée sans nom dans la science (1) : aussi l'admirons-nous encore, à une époque où l'admiration passe si vite, comme un monument du génie national, comme un noble et pacifique souvenir de cette grande rénovation de toutes choses qui porte le nom de révolution française.

(1) Bacon l'appelait la science de l'alliance (*doctrina fœderis*) de l'âme et du corps. M. le professeur Lordat, dans son *Essai d'une caractéristique de l'enseignement médical de Montpellier*, in 4°, 1843, parait disposé à appeler *Anthropopée* la science des rapports du physique et du moral. Je fais des vœux pour qu'une dénomination spéciale et brève, celle-là ou une autre, lui soit donnée du consentement de tous. Les lois du langage et celle de la logique l'exigent. J'agrée d'avance celle qu'un homme plus compétent que moi jugera convenable d'adopter et parviendra à faire accepter. Je me borne à faire mes réserves contre toute définition qui tendrait à imprimer de nouveau à cette science le caractère ontologique qui en a paralysé l'essor pendant tant de siècles, et dont il faut au contraire chercher à la débarrasser entièrement. Que deviendrait la science des rapports du physique et du moral, si on la représentait jamais comme ayant pour objet la coordination des rapports de l'âme avec la force vitale? Evidemment, le jour où prévaudrait une pareille définition, elle cesserait d'exister.

III.

DE L'ANIMISME EN PHYSIOLOGIE ET EN PSYCHOLOGIE (1).

§ I.

L'âme, considérée ontologiquement, est un des sujets les plus vastes de la métaphysique, celui autour duquel gravitent les notions de force, de cause, d'activité, d'être, d'attribut, de substance, d'accident, d'esprit, de matière, de pensée, d'étendue, de fini, d'infini, d'immatérialité, de spiritualité, etc. A ce point de vue, l'étude de l'âme est le privilége de quelques-uns ; elle fait partie du domaine des théologiens et des philosophes. Les physiologistes et les médecins n'ont point à s'en occuper ; ils ne sont tenus à aucun choix entre les systèmes divers qui ont la nature ou l'essence des êtres pour objet. Leur premier devoir, en si abstraite matière, est de se déclarer incompétents.

Considérée dans ses rapports avec Dieu, le monde

(1) Extrait des *Annales Médico-Psychologiques*. 1863.

et l'organisme, l'âme humaine cesse d'être l'objet d'une étude privilégiée; elle entre dans le domaine de tous, des ignorants et des savants, des grands et des petits; car elle constitue la personnalité même de l'homme, c'est-à-dire cette activité personnelle libre et responsable qui a des devoirs à remplir et qui dispose d'un organisme approprié au milieu sur lequel elle est appelée à agir. Il en résulte que, s'il est permis à plusieurs de reconnaître leur incompétence au point de vue ontologique, il n'est permis à personne de s'en prévaloir au point de vue pratique, c'est-à-dire au point de vue des notions que nous devons tous avoir sur nos obligations et sur notre destinée.

Le physiologiste et le médecin, vivement provoqués par une école de penseurs graves et distingués, à regarder l'âme comme l'activité propre de la vie, comme la force vitale par excellence, sont dans une situation toute particulière. Leur intervention dans le débat est forcée, car l'animisme ne discute pas seulement sur l'âme, il discute encore et beaucoup sur la vie. Il ne dédaigne pas de s'aventurer jusque sur le terrain de l'organisme. Il va même jusqu'à dire son mot en embryogénie, en pathogénie et en thérapeutique. Il ne faut pas se le dissimuler, l'animisme, c'est la métaphysique aspirant à prendre possession des sciences physiques, c'est la psychologie se faisant biologie. Sans doute, ce n'est plus le vieil et abstrait animisme des philosophes de l'antiquité, du moyen âge et de la renaissance; ce n'est même plus l'animisme des médecins de l'école de Stahl; c'est un animisme rajeuni qui, empruntant une parure nouvelle à la science moderne, n'hésite pas à lui tenir ce langage : Votre force vitale, votre force organogénique, celle qui précède et qui dirige l'évolution des organes, c'est l'âme, c'est l'âme immatérielle ; car il n'y a pas deux âmes, l'une pour l'activité intelligente et libre, une autre pour l'activité organisatrice ou vitale. Votre dualité âme et vie est une erreur. L'âme est la forme du corps ; la vie est une âme réalisant un organisme. L'une et l'autre sont une seule et même force, une seule et même substance.

Certes, en présence d'une provocation aussi directe, physiologistes et médecins, nous devons répondre, mais la réponse doit rester dans les limites exactes de la provocation ; elle doit se circonscrire sur le terrain de la physiologie ; elle doit même se circonscrire dans l'argumentation la plus directe. A cette condition, nous pouvons être à l'aise dans le débat ; car nous ne devons pas oublier que, si nous l'acceptons dans toute son étendue ontologique, nos adversaires deviendront nos maîtres. L'habitude des définitions arbitraires qui varient avec les doctrines et à l'aide desquelles une question est souvent résolue par la question elle-même, est en métaphysique une force qui nous manque et qui devient une faiblesse dans les sciences physiques. Avec les habiles dialecticiens de l'ontologie, le meilleur moyen d'être prudent, c'est d'être simple.

§ II.

De quoi s'agit-il, en effet? De savoir, pour me servir des expressions de M. Bouillier, « s'il y a deux » âmes dans l'homme ou bien une seule; ou, en d'autres termes, s'il y a un autre en nous qui pense et » un autre qui vit, ou bien un seul et même être (1). » Certes, voilà des expressions dont on ne méconnaîtra pas la précision ontologique et qui semblent choisies tout exprès pour submerger le problème véritable de la dualité humaine sous un flot de dissertations plus ou moins abstraites sur l'existence d'une ou de deux âmes, sur la distinction ou sur l'identité de l'âme qui vit et de l'âme qui pense. Problème singulier, qui suppose des vitalistes admettant deux âmes, et qui implique la possibilité de confondre dans une même substance

(1) Je cite plus particulièrement M. le professeur Bouillier, l'auteur *Du Principe vital et de l'âme pensante,* parce que le remarquable rapport que M. le professeur Janet a présenté sur cet ouvrage à la Société médico-psychologique a été l'occasion des réflexions critiques que je soumets aujourd'hui aux lecteurs des *Annales.* J'aurais, sans cette circonstance, complété mes citations en mettant à profit des écrits publiés par d'autres éminents professeurs, *La Vie dans l'Homme,* par exemple, de M. Tissot, où la doctrine de l'identité de l'âme et de la vie est développée avec ampleur, zèle et savoir, et qui, à ce titre, doit faire autorité dans la question de l'animisme, si agitée depuis quelque temps. Le livre de M. Bouillier semble avoir eu plus de lecteurs, plus de propagateurs que les livres contemporains consacrés à la même doctrine, ce qui s'explique sans doute par le rare talent d'exposition qui en rend la lecture facile, et par les nombreuses relations personnelles de l'auteur.

l'activité qui est vie héréditaire et l'activité qui est personnalité libre et responsable !

Il y a, en effet, deux choses en nous, deux choses d'origine et de destinée diverses : une force qui est héréditaire, la vie; une activité qui est personnelle, l'âme. La vie a sa source dans les ancêtres, l'âme a ses commencements dans l'individu. Dire de l'âme qu'elle est la forme du corps, que l'âme précède les organes, qu'elle en dirige l'évolution successive et progressive, qu'elle est antérieure à la personne, qu'elle est la vie, enfin, c'est déclarer qu'elle est d'origine héréditaire, qu'elle se transmet au moyen des germes, qu'elle porte en elle à travers les générations le type de la race, qu'elle a son foyer primordial dans les premiers-nés de l'espèce : « Le germe, dit Milne Edwards [1], n'est » pas une miniature de l'animal qui doit en provenir, » mais le siège de la force organogénique qui déter- » mine l'édification de cet être nouveau. » Or, la force qui déterminera cette édification, qui l'exécutera en vertu d'un type qu'elle représente, n'est autre chose que la continuation ou, si l'on veut, l'émanation de la force qui a maintenu le type dans les générations précédentes.

Cette force, qui préexiste au germe lui-même, qui conserve en se particularisant dans un nouvel individu des formes qu'elle a maintenues dans l'espèce, ne peut être l'âme, si l'âme signifie une activité personnelle et libre. La personnalité ne peut, comme la vie, se trans-

(1) *Leçons de physiologie et d'anatomie comparées*. 1re leçon.

mettre des parents aux enfants ; la personnalité exclut l'hérédité, par cela même qu'elle exclut toute identité avec ce qui l'a précédée et avec ce qui la suit.

Supposez des animistes, Burdach par exemple, n'assignant aucun commencement à la vie et en plaçant le foyer au delà des manifestations végétales et animales, dans la source infinie de tous les êtres ; ils ne pourront refuser à l'âme elle-même cette origine divine et universelle ; ce qui est pour nous âme individuelle sera pour eux une émanation de la grande âme qui a inauguré la vie dans le monde ; et cette émanation sera arrivée à l'état actuel par les transmissions héréditaires opérées sans interruption. Il y a dans l'animisme, par ce seul fait de la confusion de l'âme et de la vie, une pente glissante vers la confusion de l'âme et de l'organisme vivant, au point de représenter l'organisme comme l'épanouissement de l'âme, et par là vers les formules du panthéisme que j'ai signalées ailleurs et contre lesquelles M. Bouillier a vivement protesté. C'est que l'animisme a de vieux parchemins qui attestent des origines compromettantes et des titres suspects que ne renient pas tous les animistes contemporains. Ses armes ultra-spiritualistes sont écartelées de panthéisme. On peut lire sur l'écusson : védantins, alexandrins, stoïciens, et bien d'autres noms d'écoles du moyen âge, de la renaissance et de l'Allemagne moderne. Il est dans la voie qui mène à l'abîme où s'engloutit la personnalité de l'âme. Je le répète, la vie et non l'âme est antérieure au germe de l'individu ; la vie et non l'âme est une force qui se continue en se renouvelant par la génération. La vie est impersonnelle; l'âme, si elle est quelque chose, est la personnalité même. On peut dire de la vie et non de l'âme qu'elle dispose les matériaux organiques en maintenant dans les générations, non-seulement les formes générales de l'espèce, de la race, de la famille, mais encore les éléments morbides les plus subtils, tels que la névropathie, l'herpétisme, la scrofule, le tubercule, la syphilis, la variole, etc. Par cela seul qu'on en fait une force organogénique ou vitale, l'âme, dans l'œuvre de formation corporelle qui lui est confiée par les animistes, ne peut affranchir le corps de l'étreinte fatale de l'hérédité ; elle ne peut lui épargner les maladies des aïeux. Une âme non héréditaire, une âme personnelle, si elle avait à construire et à conserver un organisme, ne serait pas condamnée à subir cet arrêt irrévocable des faits accomplis.

§ III.

Je pose ce dilemme : Ou l'animisme conteste l'hérédité vitale, et alors il commet une erreur de biologie; ou il admet la transmission héréditaire de l'âme, et alors il commet une erreur de psychologie. Dans le premier cas, il compromet le vitalisme en méconnaissant les origines et les conditions de la force vitale; dans le second cas, il compromet le spiritualisme en méconnaissant la personnalité libre et responsable de l'âme. Je crois que la doctrine de l'identité de l'âme et de la vie ne peut échapper à ce dilemme, qui résume toute mon argumentation physiologique.

Veut-on savoir maintenant qu'elle est l'argumentation des animistes pour démontrer que « l'âme qui pense est la même que l'âme qui vit » ?

La pensée, disent-ils, n'est pas nécessaire à la vie, témoin les plantes, les bêtes et le premier âge de l'homme. La vie, au contraire, est nécessaire à la pensée ; par conséquent, l'activité, qui s'appelle conscience, pensée, volonté, prend rang à titre d'attribut particulier après l'activité qui s'appelle vie ; c'est celle-ci qui est l'absolue et primordiale essence de l'âme.

Toute l'argumentation des animistes est là. Les autres preuves n'en sont que les développements plus ou moins logiques. Ce sont en premier lieu des affirmations, des définitions qui varient selon les besoins de la démonstration ; ce sont ensuite des appels à l'autorité des théologiens et des philosophes, à celle d'Aristote surtout et de saint Thomas, ne dédaignant pas celle des conciles et des pères de l'Église grecque et latine, fort en faveur chez les animistes ; ce sont enfin des discussions contre les duodynamistes, où l'on attaque vivement la doctrine de deux âmes qu'aucun d'eux ne professe réellement, puisque, pour eux comme pour tous les savants modernes, les forces providentielles de la nature, les forces vitales comme les forces cosmiques, n'ayant point un caractère de personnalité, ne sont point des âmes. Personne dans la science n'appelle aujourd'hui âme des plantes, âme des bêtes, la force qui préside aux opérations de la vie végétale et à celles de la vie animale. On ne fait plus aujourd'hui intervenir une âme pour les phénomènes de nutrition, une autre pour les phénomènes de sensibilité, une troisième pour les phénomènes de concupiscence, etc. Les duodynamistes qui n'abusent pas de la métaphore, distinguent dans l'homme ce qui est la vie de ce qui est la personnalité, et se gardent bien de donner à celle-là un nom qui appartient à celle-ci. Ils ne mentionnent jamais dans l'homme ces deux âmes pour lesquelles les animistes s'acharnent après eux. Pour les vitalistes spiritualistes la vie est une force, une activité, une énergie servant à formuler un ordre déterminé de phénomènes considérables, mais étrangers à la personnalité, qui reste la véritable essence de l'être appelé âme.

Voici le grand argument des animistes. La pensée étant un accessoire, la vie étant le fond, l'âme est avant tout l'âme qui vit. Argument réaliste s'il en fut, et qui conduirait, si la logique s'en mêlait, à représenter la pensée comme un complément de la nutrition, la personnalité libre et responsable comme le terme de l'évolution vitale. En réalité, pour les animistes, l'âme humaine n'est pas autre chose que la vie végétale procédant par annexions successives d'attributs à la possession de la sensibilité, de la conscience, de la pensée, de la volonté, ou, pour parler comme M. Bouillier, l'âme humaine est l'immatérialité devenue spiritualité. Résumé général : le rôle principal dans l'âme humaine est enlevé à la personnalité libre, à l'activité intelligente, pour être donné à la vitalité héréditaire, et cela parce que pour penser, vouloir, etc., il faut d'abord vivre ; parce que l'activité vitale est antérieure à l'activité personnelle. C'est exactement comme si l'on disait : Le milieu physique est nécessaire à la production et à la conservation de la vie, et la vie n'est point nécessaire à la production et à la conservation du milieu physique ; donc la force vitale n'est qu'un attribut particulier de la force cosmique, ce qui est précisément l'opinion des adversaires de tout vitalisme. Il est une notion du premier ordre qui semble avoir échappé aux animistes : c'est celle de l'appropriation successive des conditions du globe à la venue de la vie, et des conditions de l'organisme à la venue de l'activité libre. Cette notion suffirait pour les préserver de l'identification de l'âme et de la vie.

Je dois ajouter que les animistes prennent un soin infini à imaginer toute sorte d'arguments pour combler l'intervalle qui sépare ce qui est vie, c'est-à-dire héréditaire et fatal, de ce qui est âme, c'est-à-dire personnel et libre. La fusion de choses aussi profondément distinctes ne s'opère pas sans de grands efforts. Pour prouver que l'âme est la vie, que les opérations de la vie sont les actes mêmes de l'âme, ils affirment que nous avons conscience non-seulement des impressions sensibles, mais encore des impressions les plus insensibles. Ils ont même imaginé deux mots, étonnés de se trouver ensemble, pour exprimer cette accessibilité des mouvements moléculaires de l'organisme aux perceptions de la conscience. Ils appellent *perceptions insensibles* les impressions vagues et confuses que nous avons quelquefois de l'état de nos organes. Ils ont même affirmé que nous avons conscience, non-seulement des mouvements moléculaires des organes, mais encore de l'énergie motrice, de l'acte moteur de l'âme vitale qui les produit. Franchement, les faits de motricité et ceux de conscience, qui ont si bien servi entre les mains de Maine de Biran et de Jouffroy à mettre en évidence la dualité humaine, servent mal la cause de l'identité.

Toutes les autres preuves sont de cette force. Il faut à tout prix entre les choses absolument distinctes, que l'on veut absolument confondre, supprimer les différences, effacer les antagonismes, exagérer les relations synergiques ; il faut que l'âme soit douée de la motricité vitale et de la conscience des mouvements insensibles ; il faut, en d'autres termes, que l'âme soit consciente et délibérante dans les opérations vitales comme dans les actes moraux et intellectuels, et que l'homme, l'*homme duplex* de la création, soit la mise en acte, la réalisation de cette virtualité unique, *qui est la forme du corps*. Grâce à tous ces efforts, l'union mystérieuse de l'âme et du corps devient leur unité ; leur influence réciproque devient leur confusion ; en d'autres termes, la dualité devient identité.

§ IV.

Il ne faut pas se méprendre ! Sous cette unité, sous cette identité de l'âme et de la vie, il y a une autre unité, une autre identité qu'il faut signaler, quoiqu'elles soient sincèrement et énergiquement repoussées par plusieurs animistes contemporains ; il y a l'unité, l'identité de l'âme et du corps. Évidemment, la vie étant l'âme, l'âme étant une force, une force étant, selon M. Bouillier, une virtualité abstraite, ni esprit ni matière, une immatérialité quelconque, c'est-à-dire rien (il faut bien le dire), et devenant quelque chose par sa réalisation dans un corps, évidemment, ainsi conçue, l'âme ou la vie tend à s'identifier avec l'organisme. Or, l'identification de l'âme et de l'organisme est une erreur autrement grave que l'identification de la vie et du corps, vivement reprochée, dans une des dernières livraisons de la *Revue médicale,* à M. le docteur Chauffard par MM. Tissot et le docteur Salès-Girons. Il en est de la force vitale comme des autres forces de la nature, que M. Bouillier, après Leibnitz, juge exclusivement digne du nom d'âmes et qui ne peuvent se manifester que réalisées dans les corps. Qu'on les considère comme des activités en puissance ou comme des activités en réalisation, ces forces ne sauraient avoir dans notre esprit un caractère sérieux de personnalité. Concevez-vous une âme impersonnelle, qui aurait la virtualité vitale, végétale ou animale pour essence ; qui aurait pour acte essentiel et immédiat le mouvement organique et instinctif, et dont la personnalité intelligente, qui s'en distingue si radicalement, serait un attribut particulier, une évolution pure et simple ? Et croiriez-vous mieux comprendre cette étrange métamorphose de l'âme, principe héréditaire de végétation et d'animalité, en une âme personnelle, intelligente et libre, en acceptant l'explication que voici : L'âme, qui est le principe de tout ce qui vit, est immatérielle, mais par l'annexion de l'intelligence elle devient spirituelle, car la spiritualité est autre chose que l'immatérialité. Comprendra qui pourra l'explication. Quant à moi, j'y constate ceci, à savoir : que les animistes sont entraînés malgré eux, à leur insu, à reconnaître et à proclamer que l'âme spirituelle qui pense est autre chose que l'âme immatérielle qui vit; car, comme le dit M. Bouillier, et je me plais à répéter cette formule ontologique qui distinguent si énergiquement ce que l'on veut confondre : « Spiritualité est autre chose qu'immatérialité. »

Il est temps de m'arrêter sur ce terrain, où je serais envahi par l'ontologie avec laquelle je dois me garder de m'engager dans une voie sans issue pour moi, et, je le crois, sans issue pour une solution lumineuse du problème.

§ V.

Je demande la permission de me résumer en priant les animistes de rendre aux mots *âme* et *vie* la signification qui a prévalu dans l'humanité, malgré toutes les témérités des plus illustres philosophes, et que le sens commun, plus tenace que les systèmes qui passent, fera toujours triompher, même dans les esprits qui en imaginent une autre.

L'âme, si elle est une activité réellement existante, si elle se manifeste quelque part, a sa place marquée là où il y a un acte personnel, intelligent et libre. La personnalité est le vrai caractère de l'âme, celui qui en détermine la signification psychologique, religieuse et sociale. Tel n'est point le caractère de l'organisme vivant qui, étymologiquement, signifie instrument; instrument, en effet, approprié à la fois à l'activité qui en dispose et au globe sur lequel cette activité est appelée à se déployer. Voilà le véritable sens des mots âme et corps, celui qui est conforme à la doctrine spiritualiste et qui est entré profondément dans la conscience, dans les habitudes, dans le langage de tous, même de ceux qui s'imaginent être animistes, panthéistes ou matérialistes. En vertu de cette signification véritable qui implique la dualité humaine, l'âme ou l'activité libre ne se réalise pas dans un organisme; se plaçant en regard, elle refuse de se confondre avec lui ; elle s'attache à en satisfaire ou à en combattre les tendances. La dualité n'est point âme qui vit et âme qui pense ; elle est esprit et chair, âme et corps, personnalité et impersonnalité, liberté et instrument. L'unité n'est point la fusion de deux âmes en une seule; elle est l'activité spirituelle disposant d'un organisme vivant.

A cette doctrine spiritualiste et chrétienne, que les animistes accusent d'insuffisance en s'essayant de l'amoindrir et qui est énoncée avec tant de netteté, par saint Paul, dans le chapitre V de son *Épître aux Galates*, à cette doctrine traditionnelle et populaire, plusieurs théologiens, secondés par quelques philosophes et quelques médecins, opposent l'animisme d'Aristote dogmatisé par saint Thomas. M. le professeur Frank explique cette prédilection des théologiens pour l'animisme par sa plus facile adaptation au mystère de la résurrection, qui serait, à ce qu'il paraît, plus aisé à accomplir au moyen de l'identité âme et vie qu'au moyen de la dualité âme personnelle et organisme vivant. Assurément, ce n'est pas pour simplifier les mystères ni pour amoindrir les prodiges de la création, le plus grand de tous, que des penseurs éminents se font animistes et argumentent d'après Aristote, comme saint Thomas, plutôt que d'après Jésus-Christ, comme saint Paul. Le mystère de la résurrection humaine ne s'élucide pas au moyen de nos solutions psycho-physiologiques. D'ailleurs, le mystère est partout, dans ce qui est vie héréditaire comme dans ce qui est personnalité intelligente et libre. Le débat sur l'âme et sur la vie durera autant que l'humanité ; car l'âme et la vie font partie du domaine étendu que Dieu a abandonné à nos éternelles investigations. Que l'âme soit identique avec la vie et remonte comme elle à un foyer primitif, créé ou incréé, ou que, distincte de la vie, elle soit appelée à manifester l'intelligence dans l'organisme vivant de l'homme, le même voile la cache à nos yeux. Tous les traités d'embryologie sacrée, et j'ai eu l'honneur d'en lire quelques-uns, ne l'ont pas déchiré. Toute notre science profane ne parviendra jamais à le soulever. Il y a un fait qui nous éclaire, et il est immense : c'est le sentiment universel de la personnalité et de l'impersonnalité, qui nous avertit qu'il y a deux êtres en nous, celui qui est libre et responsable et celui qui ne l'est pas ; l'âme, d'une part, et l'organisme vivant de l'autre.

§ VI.

Je ne puis comprendre après cela cette ardeur d'identification qui s'est emparée de quelques esprits distingués de ce temps, parmi les théologiens, les philosophes et les médecins ; identification sans utilité pour le dogme spiritualiste qu'elle compromet en voulant lui soumettre un domaine qui lui sera toujours étranger ; sans utilité pour le dogme vitaliste, qu'elle affaiblit en voulant lui imposer un titre de noblesse qu'il ne peut porter. Etrange concours d'efforts qui ne répond ni aux besoins de la religion, ni aux besoins de la société, ni aux besoins de la science.

En vérité, je ne puis assez vivement exprimer l'étonnement qui j'éprouve en voyant N. S. père le pape Pie IX adresser deux brefs, l'un à l'archevêque de Cologne, l'autre à l'évêque de Breslau, pour leur recommander la doctrine animiste comme la plus conforme à la foi ; en entendant le R. P. Ventura lancer à la fois, contre les vitalistes si candidement orthodoxes de l'école de Montpellier, et les foudres de l'argumentation et celle de l'anathème; en lisant une savante apologie de l'animisme dans la dissertation de M. l'abbé Thibaudeau, sur le *Principe vital à l'occasion de discussions récentes;* en comptant parmi les publications animistes l'*Anthropologie* de M. Hermann Fichte, les mémoires couronnés de M. Jourdain sur la philosophie de saint Thomas, et de M. Wuddington sur la psychologie d'Aristote, l'ouvrage de M. Tissot: *La vie dans l'homme*, les deux publications de M. Bouillier : *Unité de l'âme pensante, du principe vital* et *Du principe vital et de l'âme pensante*, la thèse *De vitæ natura* de M. Charles, le mémoire de M. Jeannel: *Existe-t-il un principe vital distinct de l'âme?* etc.; en assistant à la publication qui se fait à grands frais, à Montpellier même, d'une édition complète des œuvres de Stahl, et en constatant que l'animisme est défendu à Paris par deux journaux de médecine, l'*Art médical*, fondé par J. P. Tessier, et la *Revue médicale*, vouée jadis par Cayol, son fondateur, à la défense du vitalisme duodynamiste contre l'organicisme alors triomphant, et devenue, entre les mains de son savant rédacteur actuel, M. le docteur Sales-Girons, l'organe le plus accrédité du monodynamisme médical. Tout ce bruit qui se fait autour de l'animisme, et qui ne semble pas près de cesser, ne s'explique réellement pas. Il ne répond à aucun besoin du temps. Ce ne peut être qu'une thèse plus ou moins bien choisie pour occuper honorablement d'honnêtes et savants loisirs.

En effet, au point de vue social et religieux, le principe éminemment spiritualiste de l'âme personnelle, intelligente, libre et responsable suffit. Au point de vue biologique, le principe éminemment vitaliste de l'énergie héréditaire, organogénique ou vitale, ne laisse rien à désirer. Evitons toute confusion : une force de la nature, qui est une virtualité abstraite, n'est pas une âme, si à ce mot on conserve la signification traditionnelle d'une activité personnelle. Le matérialisme, qui nie l'âme, n'est pas pour cela la négation de la force vitale. L'organicisme, qui nie la force vitale, n'est pas pour cela la négation de l'âme. Le spiritualisme est indépendant du vitalisme ; ils s'accordent et ne se confondent pas.

L'animisme qui confond tout ne sert à rien. C'est un nuage ramené par un vent de moyen âge aristotélicien et de renaissance païenne; il s'en ira de l'horizon chassé par les rayons de la renaissance chrétienne qui renouvelle la science et la société.

IV.

NOTICE SUR LES DOCTRINES PSYCHO-PHYSIOLOGIQUES DES ANCIENS PHILOSOPHES HINDOUS (1).

INTRODUCTION. — Au-delà de l'antiquité grecque, l'érudition classique n'a semblé apercevoir jusqu'ici que silence et ténèbres. Les monuments littéraires de Thèbes et de Memphis lui ayant manqué, elle n'a pu atteindre, sur les bords du Nil, les origines de la langue et de la science helléniques. Aussi les œuvres merveilleuses du génie grec lui ont-elles apparu comme des créations spontanées, plutôt que comme le développement autochthone d'une tradition dogmatique venue à la suite de la conquête, ou apportée par de savants voyageurs. On s'est plu à représenter la sagesse grecque comme étant sortie tout entière du cerveau de quelques penseurs, ainsi que les Grecs avaient représenté Minerve, la sagesse divine, venue d'Égypte pour présider aux destinés d'Athènes, comme étant

(1) Extrait des *Annales Méd.-Psychol.* 1843-1844.

sortie armée de pied en cap du cerveau de Jupiter. Il est résulté de ce préjugé séculaire l'oubli des traditions véritables de la science primitive, et, à cause de cet oubli, une complète inintelligence des divers systèmes philosophiques qui dérivent de cette tradition, et qui ne s'expliquent réellement que par elle.

L'érudition classique est appelée aujourd'hui à reculer ses limites respectées pendant tant de siècles ; car elle peut enfin, regardant au-delà de l'horizon grec, suppléer au silence de l'Égypte et atteindre le riche et vaste domaine de la civilisation hindoue. Là les monuments littéraires ne lui feront pas défaut ; elle y rencontrera des poëtes, des théologiens, des philosophes, des mathématiciens, des astronomes, des grammairiens, des naturalistes, des médecins (1), etc., qui

(1) Nous nous bornerons, dans cette note, à mentionner les principaux monuments de la science médicale. Il serait trop long d'y rappeler les nombreuses productions littéraires et scientifiques que l'érudition orientale a publiés, traduits, ou au moins fait connaître ; tels sont les Védas, le Code de Manou, le *Mahabarata,* poëme de deux cent mille vers, contenant un fameux épisode philosophique, le Bagavatgita ; le *Ramayana,* poême de cinquante mille vers ; plusieurs Pouranas ou poëmes légendaires et mythologiques ; la Grammaire générale de Pannini, qui est encore un magnifique modèle de la méthaphysique du langage, etc. L'énumération des œuvres médicales, qui d'ailleurs sont moins connues, doit seule nous occuper ici.

L'*Ajur véda,* considéré comme l'œuvre de Brahma lui-même, qui l'a communiqué à DACSHA, est consacré à l'art de guérir. Les deux ASWIN, fils de SURYA (le soleil), reçurent les enseignements de DACSHA et devinrent les médecins des dieux. Il y a ici une généalogie qui rappelle les deux fils d'Esculape et leur descendance d'Apollon. Les légendes sur les merveilles médico-chirurgicales opérées par les deux fils du Soleil ne doivent pas nous

auront devancé la science grecque tout en conservant les traces profondes des dogmes anciens. Bien plus, ces écrivains parleront une langue qui porte dans ses

occuper. Voici, toutefois, comment s'est maintenue la tradition médicale. Les deux ASWIN instruisirent INDRA, qui fut le maître de DHANWANTARI, D'ATREYA, de BHARADWAJA et de CHARAKA. L'ouvrage de CHARAKA existe encore; il en est de même de celui de DHANWANTARI, qui enseigna la médecine à SUSRUTA, fils de VISWAMITRA. Le traité de DHANWANTARI est d'une très haute antiquité; c'est celui qui sert encore de guide aujourd'hui. Wilson pense qu'il est le plus ancien après celui de CHARAKA. Ce traité a eu plusieurs commentateurs. Il est divisé en six parties : le *Sutra st'hana*, ou définitions chirurgicales; le *Nidana st'hana*, section des symptômes ou du diagnostic; le *Sarira st'hana*, anatomie; le *Chikitsa st'hana*, le traitement des maladies internes; le *Kalpa st'hana*, des antidotes; l'*Uttara st'hana*, section supplémentaire consacrée à la médecine spéciale des maladies locales, des yeux, des oreilles, etc.

L'Ajur véda, originairement divisé en cent sections de mille distiques chacune, a été plus tard sous-divisé, pour l'intelligence des disciples, en huit articles, dont l'énumération peut nous donner une idée assez exacte des objets qu'embrassait la médecine des Indous. Ces huit articles sont mentionnés avec ces titres : 1° *Salya*, ou l'art d'extraire les corps étrangers, avec le traitement approprié à l'inflammation, à la suppuration, aux tumeurs phlegmoneuses et aux abcès. Ce mot *salya* signifie la flèche lancée par un arc, ce qui indique l'origine toute chirurgicale de cette section. 2° *Salakya*, ou la clinique des maladies des organes des sens externes, du nez, des oreilles, des yeux, etc. Ce mot vient de *Salaka*, qui signifie un instrument délicat, à l'aide duquel les médecins opéraient le plus souvent dans ces maladies. 3° *Kaya chikitsa*, ou la pathologie générale et interne. 4° *Butharidya*, ou le traitement des désordres causés par la possession démoniaque. 5° *Kanmara chritya*, ou la médecine des enfants, à leur naissance, pendant et après la lactation, comprenant les affections puerpérales des mères et les maladies des nourrices. 6° *Agada*, ou la toxicologie appliquée à l'administration des antidotes. 7° *Rasagana*, ou la chimie ou plutôt l'alchymie, dont le but est

flancs le génie de la langue des Hellènes ; ils exposeront les doctrines qui servent en quelque sorte d'introduction aux enseignements de Pythagore et de Thalès,

la découverte d'une panacée, d'un élixir infaillible pour rendre la santé et la vie éternelles. 8° *Bajikarana,* ou l'art de produire l'accroissement indéfini du genre humain.

SUSRUTA divise son ouvrage en deux parties : *Salya* et *Salakya,* ou la chirurgie. De sages considérations, que nous ne pouvons reproduire ici, servent d'introduction à ce qu'il dit de la pratique chirurgicale. Il divise les maladies de l'homme en quatre catégories : elles sont *accidentelles,* ou traumatiques, provenant de causes extérieures et violentes ; *organiques,* provenant momentanément des discrasies des diverses humeurs ; *intellectuelles,* provenant des passions, des vives émotions, etc., et *naturelles,* provenant de causes naturelles, de la faim, de la soif, du sommeil, de l'âge, de la grossesse, etc.

Les instruments de chirurgie étaient divisés en huit parties : 1° ceux qui servent à couper et à séparer, *chhedana ;* 2° ceux qui servent à diviser ou à exciser, *bhedana ;* 3° ceux qui servent à la scarification ou à l'inoculation, *lek'hana ;* 4° ceux qui servent à faire des ponctions, *vyadhana ;* 5° ceux qui servent à sonder les plaies, *eshyam ;* 6° ceux qui servent à extraire les corps durs, *aharya ;* 7° ceux qui servent à retirer des liquides, y compris la saignée, *visravana ;* 8° et ceux qui servent à pratiquer les sutures, *savana.* Il paraît que les moyens extérieurs ne faisaient pas défaut à la médecine des Hindous. Caustiques acides et alcalins, cautère actuel, plaques métalliques rubéfiantes, ventouses, sangsues, bandages et appareils, applications astringentes, émollientes, etc., tout cela est mentionné à plusieurs reprises dans leurs traités, avec l'indication des procédés propres à chaque opération. C'est surtout dans les hémorrhagies que le caustique était employé, comme chez les Grecs.

Quelle mine riche à exploiter dans l'intérêt de l'histoire ancienne de notre science ! Pourquoi les gouvernements et les académies ne provoquent-ils point ces sortes de recherches si onéreuses pour les individus ? Espérons que l'érudition médicale, si exercée sur les livres d'Hippocrate et de Galien, montrera bientôt le même zèle et la même habileté dans l'étude des livres de Charaka, de Danwantari et de Susruta. Ces livres correspondent à ceux de de Parménide et de Pyrrhon, de Démocrite et Hippocrate, d'Épicure et de Platon, d'Aristote et de Zénon (1).

l'époque antérieure à Hippocrate, qui ne nous sont pas parvenus. Voyez à ce sujet les articles que le savant et laborieux Wilson, aujourd'hui professeur de sanscrit à Oxford, a insérés dans l'*Oriental Magazine*, Calcutta, février et mars 1823. Consultez aussi un *Essay on the antiquity of hindoo medecine,* servant d'introduction à un cours de matière médicale et de thérapeutique fait à Londres, au *King's College,* par J.-F. Boyle, M.-D., publié dans la même ville, en 1837.

Tout en reconnaissant que les sciences médicales n'ont point progressé chez les Indiens modernes, M. Wilson rend hommage à l'exactitude avec laquelle les symptômes des maladies sont décrits dans les anciens traités consacrés au *nédan* ou au *diagnostic*, et à l'étendue et à la richesse incomparable de leur *Druviabhidana*, ou *matière médicale.* On sait que l'opération de la cataracte s'y trouve décrite, ainsi que la rhinoplastie et la petite opération de l'inoculation du vaccin, qui remonte, dans l'Inde, à une très haute antiquité. Nous ne parlerons point d'autres moyens thérapeutiques que nous devons aux Indiens, tels que l'écorce de la racine de grenadier contre le tænia, la fumée du datura stramonium contre l'asthme, la noix vomique contre la paralysie et la dyspepsie, le retour à l'emploi du croton-tiglium, etc. Le docteur Ainsly, de la marine royale et attaché à la Compagnie des Indes, dans son Traité sur la matière médicale des Indiens, a répandu sur cette branche importante de leurs connaissances des renseignements précieux et puisés aux sources elles-mêmes. Leurs classifications des médicaments méritent d'être connues.

(1) Nous devons surtout considérer les documents de la philosophie hindoue comme représentant l'époque de la philosophie grecque antérieure à Socrate, époque féconde, durant laquelle plusieurs grands théoriciens avaient écrit *sur la nature* des livres dont nous n'avons que des fragments peu nombreux et souvent peu authentiques. Considérés comme pouvant suppléer à ce qui nous manque sous ce dernier rapport, les monuments de la philosophie hindoue doivent avoir un très haut prix, même

Un jour viendra où à ces illustres maîtres on reconnaîtra des devanciers, des initiateurs. A Dieu ne plaise que je veuille troubler le culte pieux de l'érudition classique ! Je sais trop ce qui arriverait à celui qui serait assez osé pour porter la main sur l'idole autour de laquelle se presse une foule d'adorateurs passionnés, et que l'enseignement officiel des universités est résolu à maintenir inébranlable sur son piédestal sacré. Je laisse se soin à de plus hardis et à de plus habiles. Trop de gens, en Europe, vivent à l'ombre des prérogatives du grec et du latin, pour que je me jette légèrement dans la mêlée; le combat serait inégal, et je succomberais.

J'arrive à mon sujet.

Pour discerner ce qui, dans l'antique sagesse de l'Hindoustan, appartient plus particulièrement aux notions anthropologiques que nous désignons sous les noms de psychologie et de physiologie, il importe, il est nécessaire même d'embrasser les enseignements philosophiques et les traditions génésiaques dont les principales données commencent à être connues en Europe. Les théories médico-psychologiques répandues par les anciens docteurs de cette vaste contrée

aux yeux des plus ardents partisans de l'originalité des Grecs en philosophie.

Ce que nous disons à l'égard de la philosophie, nous le dirons à l'égard de la médecine. Les monuments anciens de la médecine hindoue sont surtout précieux en ce qu'ils peuvent suppléer aux notions qui nous manquent relativement à l'époque antérieure à Hippocrate, époque durant laquelle plusieurs médecins célèbres avaient écrit, sur les maladies, des livres qui ne nous sont point parvenus.

sont si étroitement liées à leurs croyances sur l'origine et la destination de l'homme, et leurs croyances sur cette origine et sur cette destination sont si étroitement liées à leurs doctrines sur la divinité et sur le monde, qu'il est impossible de les séparer. Dans l'encyclopédie des Hindous tout s'enchaîne logiquement; et pour percer le voile qui couvre leur notions anthropologiques, il faut s'initier aux données générales de leur théologie et de leur cosmologie. J'obéirai le moins possible à cette nécessité, afin de rester dans les limites que m'impose le titre de cette notice.

Quelle est la destination de l'homme ? se demande la philosophie hindoue, et elle répond : la délivrance.

La *délivrance* (moukti, môkhâ) est désignée, en effet, comme le but de toute pratique religieuse et sociale, comme la fin de toute science. Ce mot domine les enseignements des sectes et des écoles les plus diverses, la seule doctrine matérialiste exceptée, qui a eu peu d'adeptes. Le vœu de *délivrance* suppose le fait *esclavage*, comme le devoir de *purification* suppose le fait *souillure*, comme le désir de *réhabilitation* suppose le fait de *déchéance*, comme le besoin d'*expiation* suppose le fait *péché*. Or, les mots délivrance, purification, réhabilitation, expiation, se trouvent inscrits sur tous les monuments de la sagesse hindoue. Ne faut-il pas y reconnaître l'écho retentissant d'une genèse oubliée ou altérée, ramenant indirectement les disciples de la science à cette grande préoccupation des temps primitifs, désignée sous le nom de dogme de la chute, préoccupation dont on retrouve les traces dans les monuments les plus respectés de la sagesse hellénique (1) ?

La délivrance est donc le pivot sur lequel roulent tous les systèmes religieux et philosophiques des Hindous. Par la délivrance, il faut entendre deux choses : la lente et progressive réhabilitation au moyen des transmigrations successives, ou l'exemption immédiate et absolue des transmigrations par l'absorption définitive dans l'essence suprême. De là deux doctrines de la délivrance : la première, doctrine ancienne du salut par les œuvres, doctrine pratique et polythéiste, est conforme aux préceptes de la révélation dite brahmanique ; la seconde, la doctrine moins ancienne du salut par l'absorption en Dieu, doctrine spéculative et panthéiste, est conforme aux données du chisme bouddhique. Celle-là correspond aux enseignements exotériques ; celle-ci correspond aux enseignements

(1) Les enseignements de Pythagore, d'Empédocle et de Platon sont remarquables sous ce rapport. Pythagore proclame la doctrine des pratiques de purification et celle des transmigrations expiatoires ; Empédocle l'a dit expressément : « C'est par notre faute que nous sommes privés du bonheur divin, que nous sommes des démons atteints d'une souillure originelle, des exilés de la vérité, condamnés à errer pendant trois mille ans séparés de Dieu et du bonheur. » (Ritter, *Histoire de la philosophie*, traduction de M. Tissot, p. 439, t. III, d'après Sturz, *Fragmenta Empedoclis et Parmenidis*, Lipsiæ, 1810.) Quant à Platon, voyez dans la *République*, dit un auteur récent, les idées qu'il se fait de notre misérable existence....., ces captifs enchaînés au fond d'un cachot, ces ombres fugitives qu'ils prennent pour des réalités, et le genre humain en proie à une perpétuelle et inévitable illusion. Ce qui brille encore de science et de vérité à travers ces ténèbres n'est que la réminiscence d'une vie antérieure plus noble et plus parfaite. »

ésotériques des écoles grecques. L'Inde offre d'ailleurs le spectacle d'une doctrine populaire et d'une doctrine privilégiée, florissant l'une à côté de l'autre, en harmonie parfaite quoique s'excluant réciproquement dans leurs dogmes. Le polythéisme est abandonné au vulgaire; les classes supérieures, celle surtout des théologiens et des philosophes, se réserve le panthéisme, tout en conservant les profits que leur assure le culte vulgaire. Cette conciliation apparente entre deux doctrines opposées n'a pas toujours existé. Des populations entières ont été exterminées ou bannies au début du chisme. Ce fut pour un chisme analogue que les philosophes les plus recommandables de la Grèce furent persécutés. Pour ceux qui connaissent la doctrine de ces philosophes, il est évident que plusieurs d'entre eux avaient trahi les secrets de l'initiation en répandant au-dehors les enseignements ésotériques, réservés aux seuls adeptes des sanctuaires, enseignement dont, en général, le panthéisme forme la base.

Dans ces deux doctrines le but est le même : c'est la délivrance; les moyens d'y parvenir diffèrent seuls. Cette différence dans les moyens d'obtenir la délivrance entraîne la diversité des doctrines sur les rapports de l'âme et de l'organisme.

Dans la première, l'âme déchue cherche sa délivrance et sa réhabilitation par l'expiation, le monde et les corps ayant été créés pour lui offrir un théâtre et un instrument de cette expiation, qui ne sera complète qu'à la fin des choses créées. Jusque là, l'âme, ainsi que l'enseignait Pythagore, doit parcourir toute la série des existences dans les diverses sphères dont se compose l'univers. Pour cela elle doit avoir une double enveloppe, une enveloppe grossière, celle à l'aide de laquelle elle agit sur cette terre, et dont elle se dépouille à la mort, et une enveloppe dite subtile, formée de l'essence des cinq éléments, et à l'aide de laquelle elle agit sur les milieux qu'elle parcourt, dans ses transmigrations, avant de revêtir un nouveau corps terrestre.

Dans la seconde doctrine, l'expiation est regardée comme un préjugé vulgaire, et comme insuffisante pour la délivrance finale (1). L'âme est par conséquent

(1) Kapila et ses sectateurs définissent la vraie science ou la philosophie : « Cette connaissance qui peut seule procurer la délivrance entière et permanente du mal ; car, d'une part, les moyens temporels, soit qu'ils aient pour objet d'exciter ou d'adoucir les souffrances corporelles et mentales, sont insuffisants pour cette fin, et, de l'autre, les ressources spirituelles de la religion pratique sont imparfaites, puisque le sacrifice, la plus efficace des observances religieuses, est accompagné du meurtre des animaux, et par conséquent n'est point innocent et pur, et que la récompense céleste des actions pieuses est passagère. » Posséder la vraie connaissance, c'est s'identifier avec l'Être suprême en se détachant des apparences du monde, des illusions des sens, et même des œuvres de religion. Les philosophes grecs, Pythagore et Platon en particulier, dit Colebrooke, enseignaient de la même manière que « la fin de la philosophie était de *délivrer* l'âme des obstacles qui arrêtent son progrès vers la perfection, de l'élever à la contemplation de l'immuable vérité, et de *la dégager si bien des passions terrestres, qu'elle puisse s'élever de la contemplation des objets sensibles à celle du monde de l'intelligence.* » Les traces de la doctrine mystique s'effaçant dans Aristote, il se borne à définir ainsi le but de la philosophie ; « Le bien final de la sagesse est la satisfaction ou le contentement de soi-même dans le souverain bonheur. » *Eth. à Nic.* I, 5, 7, 11.

exempte des transmigrations; comme elle est une émanation de la divinité, elle n'a point été créée et elle n'a point péché. C'est un rayonnement de l'Être infini; c'est Dieu lui-même emprisonné dans un organisme dont les excitations troublent son immuable et primitive sérénité. Égarée par les sens trompeurs, elle subit les impressions mensongères d'un monde illusoire et sans existence réelle. La mort ne saurait arriver assez tôt pour la délivrance de cette âme, à laquelle il suffit d'avoir cru à sa nature divine pour obtenir sa délivrance finale en rentrant dans le sein de l'Être suprême. A la chute de son enveloppe grossière, elle n'aura donc besoin d'aucune enveloppe subtile, qui ne servirait qu'à prolonger son esclavage et à la retenir dans le monde matériel, réservé aux âmes qui se sont aveuglées au point de croire à leur individualité et à la réalité des choses visibles. Dans cette doctrine spéculative et mystique, la matière cosmique et la matière organisée sont mises en doute, ainsi qu'elles le furent par Pyrrhon le sceptique: Dieu seul existe, tout le reste est une illusion, ou, si l'on veut, une apparente et très passagère manifestation de l'essence universelle, ainsi que l'enseignèrent les philosophes d'Élée et du Portique. Il est aisé de concevoir la stérilité scientifique d'une pareille doctrine : aussi ne faut-il pas s'étonner si, tout en maintenant la négation de l'individualité des âmes humaines et celle de la réalité du monde physique, elle est obligée de reproduire, contradictoirement à ses propres enseignements, les données émises par les écoles dualistes sur les conditions relatives de l'âme et de l'organisme (1).

Nous exposerons ces données dans leur plus grande généralité, car tous les détails doivent être évités.

D'après ce que nous avons dit dans l'Introduction qui précède, nous ne croyons pas devoir apprécier les rapports qui existent, dans l'ancienne philosophie des Hindous comme dans l'ancienne philosophie des Grecs, entre le monde et l'homme, entre la cosmologie et l'anthropologie; nous devons même nous abstenir de mentionner les sectes ou écoles nombreuses qui ont animé par leurs controverses cette vie intellectuelle et recueillie des célèbres gymnosophistes de la contrée arrosée par le Gange, et qui ont eu leurs analogues dans les sectes ou écoles helléniques, avant et après Socrate. Nous devrons également nous abstenir de

(1) Nous renvoyons ceux de nos lecteurs qui désireraient avoir quelques notions sur la philosophie des Hindous, aux savants mémoires que Colebrooke, le plus célèbre des indianistes anglais, a publiés successivement, de 1824 à 1829, dans les deux premiers volumes des *Transactions* de la Société asiatique de Londres, et qui, réimprimés après sa mort, ont été réunis à d'autres mémoires sur les védas, sur l'algèbre, sur l'astronomie des Hindous, etc., en deux volumes in-8. Les *Essays on hindoo philosophy* ont été traduits en français par M.-G. Pauthier; Paris, 1833, Plusieurs autres documents, ayant surtout pour objet la théologie, la législation, les diverses sectes religieuses et les antiques épopées, ont été publiés, traduits ou analysés dans les recueils asiatiques de l'Inde ou de l'Angleterre et dans des ouvrages spéciaux anglais, français, allemands et italiens. La traduction du *Ramayana* vient d'être commencée par M. Gorésio, de Turin.

faire entre elles des rapprochements qui nous entraîneraient trop loin. Nous resterons dans notre sujet. Nous choisirons nos citations en suivant un ordre méthodique, sans avoir égard aux diverses sectes ou écoles auxquelles nous les empruntons d'après Colebrooke, à qui appartient l'honneur d'avoir débrouillé le chaos des textes les plus obscurs et les plus difficiles, non seulement dans les auteurs eux-mêmes; mais encore dans les scholiastes et les commentateurs.

La naissance est définie par les sectateurs du *Védanta* (1) : l'union de l'âme avec ses instruments, qui sont : 1° l'intelligence (*boudhi*) (2), la conscience (*ahankara*) (3), et le sens interne (*manas*) (4) ; 2° les cinq organes de sensation et les cinq organes d'action ; 3° les fonctions et facultés vitales. Ce n'est point une modification de l'âme, car elle est inaltérable. La mort est ainsi définie : l'abandon de ses instruments par l'âme. Ce n'est point son extinction, car elle est impérissable.

Voici comment se trouvent exprimés en divers passages les rapports de l'âme et de l'organisme.

(1) Védanta, de *Véda*, livres sacrés des Hindous, et de *anta*, fin, but, système qui prétend reposer sur les enseignements révélés.

(2) *Boudhi*, de *boudh*, savoir.

(3) *Ahankara*, composé de *aham*, moi, et de *kára* (racine, *kri*, qui fait), ce qui donne ou fait naître le sentiment du *moi*.

(4) *Manas*, μενος, mens, de *man*, penser. Colebrooke le traduit par *mind*, M. Pauthier le traduit par *sentiment*. Nous le traduirions par *entendement*, si quelques passages ne nous faisaient penser qu'il s'agit plutôt d'exprimer un sens interne, intermédiaire entre les sensations et les actions, le sixième sens d'Aristote. Voyez la note 2 de la page 135.

Les rapports de l'âme et de l'organisme sont exprimés en ces termes par les docteurs de l'école *Védanta:* « L'âme n'est pas de dimensions finies, comme ses transmigrations l'indiquent en apparence; elle n'est pas également d'une petitesse démesurée; *elle habite la cavité du cœur* (1).... L'âme est active, et non purement passive comme le soutiennent les *Sankhyas*. Son activité cependant n'est pas essentielle, mais éventuelle ou accessoire. Comme le charpentier ayant ses outils à la main, ses lignes et ses supports, et les mettant de côté, jouit de la tranquillité et du repos: ainsi l'âme, dans son union avec ses instruments corporels, est active; et en les quittant, elle jouit du repos et de la tranquillité...... Le nombre des organes corporels est différemment établi, depuis sept jusqu'à treize. Le nombre précis est cependant de onze: les cinq organes de sensation: la vue etc., les cinq organes d'action: les mains, les pieds, l'organe de la voix ou de la parole, les organes excréteurs et celui de la génération, et finalement la faculté interne, ou la faculté de perception (*manas*), ou le sens intime auquel se superposent l'intelligence (*boudhi*) et la conscience (*ahankara*) (2).... Ces organes ne sont pas des modifications de l'acte vital principal, ou de la

(1) C'est l'opinion d'Aristote. Voyez le mémoire de M. Lélut: *Du siège de l'âme selon les anciens*, etc., inséré dans le premier numéro des *Annales Méd.-Psychol.*

(2) On a prétendu rapprocher ces trois principes des trois âmes (ou facultés de l'âme) de Pythagore et de Platon; mais ce rapprochement nous paraît forcé. Il est beaucoup plus raisonnable que ces âmes se rapportent aux trois qualités (goun'a), qui sont: le

respiration *prân'a souffle* (1), mais des principes distincts.... Les états ou conditions de l'âme revêtue d'un corps sont au nombre de trois principaux : l'état de veille, celui de rêve et de profond sommeil. On peut y ajouter un quatrième, celui de l'extase, de l'évanouissement et de la stupeur, qui est intermédiaire entre le profond sommeil et la mort (comme si le corps était moitié mort), de même que le rêve est entre la veille et le profond sommeil. Dans cet état moyen de rêve, il s'opère un cours fantastique d'événements, une création illusoire, etc....

satwa, le *radjas* et le *tamas*, dont nous parlerons plus loin. Voyez la note de la page 145

Les trois principes dont il est question ici, et qui semblent présider aux dix organes corporels, c'est-à-dire aux cinq organes de sensation et aux cinq organes d'action, ont été assimilés, par un docteur de l'école sankhya, à trois sentinelles gardant dix portes. Un sens externe perçoit, ajoute-t-il, le sens interne (manas) examine ; la conscience (ahankara) fait l'application personnelle, et l'intelligence (bouddhi) résout ; un organe externe exécute. On lit dans le Code de Manou, lect. 2, sl 89, 90, 91, 92 :

« Les hommes des premiers âges ont dit qu'il y avait onze organes des sens. Je vais énumérer chacun en particulier, dans l'ordre qui leur est assigné :

» Les oreilles, la peau, les yeux, la langue et le nez, qui est le cinquième ; les organes des excrétions et de la génération, les mains et les pieds, et celui de la parole, qui est énuméré le dixième.

» Ces cinq organes, les oreilles et les autres désignés par ordre, ont été nommés les organes de l'intelligence (*bouddhi*), et les cinq autres, l'organe des excrétions, etc., ont été nommés les organes d'action.

» Le manas *doit être regardé comme le onzième*, comprenant par sa propre nature la double propriété (de l'intelligence et de l'action). »

(1) Pran'a, de *an*, respiration, et du préfixe *pra* : c'est le πνευμα des Grecs.

L'âme est sujette à la transmigration. Elle passe d'un état à un autre, revêtue d'une forme subtile consistant en particules élémentaires qui sont la semence ou le rudiment d'un corps plus grossier... Voici comment le passage a lieu à la mort : « La parole d'une personne mourante, suivie des autres facultés extérieures d'action et de sensation (facultés et non organes), est absorbée dans le sens intérieur (*manas*), car l'action des organes extérieurs, cesse avant celle de ce sens, Celui-ci de la même manière se retire dans le souffle (*prân'a*), accompagné pareillement de toutes les fonctions vitales, car elles sont les compagnes de la vie que le souffle ou principe vital représente ; et la même retraite du sang intérieur est remarquable aussi dans le profond sommeil et dans l'évanouissement. Le souffle, accompagné de toutes les fonctions vitales, se retire dans l'âme vivante qui gouverne les organes corporels, comme les serviteurs d'un roi se réunissent autour de lui lorsqu'il est sur le point d'entreprendre un voyage ; car toutes les fonctions vitales se rassemblent autour de l'âme au dernier moment, lorsqu'elle est expirante. L'âme, accompagnée de toutes ses facultés, se retire dans un rudiment corporel composé de lumière ; avec le reste des cinq éléments, dans un état subtil. Dans cette condition elle transmigre. Si pour elle, grâce à la véritable connaissance de l'être, elle est parvenue à s'exempter de la transmigration, le rudiment corporel n'existe point, toutes les facultés vitales qui l'accompagnent sont absorbées complètement, et, dégagée de tout lien, elle s'évanouit dans la divinité..... Voici d'ailleurs comment l'âme abandonne le corps. L'âme, ainsi que les facultés vitales absorbées en elle, *s'étant retirée de son propre séjour (le cœur)* (1), le sommet de cette cavité étincelle et illumine le passage par lequel l'âme doit partir : la couronne de la tête si l'individu est sage, et une autre partie du corps s'il est ignorant. Cent et une artères sortent du cœur, dont une passe par la couronne de la tête ; elle est nommée *souchouma*. Un rayon solaire se charge de recevoir l'âme, revêtue de son enveloppe subtile, pour la conduire à sa destination. « Il y a discussion entre les philosophes sur les voyages ultérieurs de l'âme, mais ceci est étranger à notre sujet. » Cet forme subtile, réservoir des aptitudes organiques dont les âmes ne seront dépouillées qu'à la réhabilitation finale, c'est-à-dire à la destruction du monde, est imperceptible aux spectateurs lorsqu'elle abandonne le corps ; elle n'est pas non plus atteinte par la crémation ou d'autres traitements que le corps subit. Elle est sensible par la châleur aussi longtemps qu'elle habite dans cette forme plus grossière, qui devient froide dans la mort lorsqu'elle l'a abandonnée, et qui était échauffée par elle tandis qu'elle y faisait son séjour.

Dans d'autres passages nous lisons . L'âme est enfermée dans le corps comme dans un fourreau, ou

(1) Les passages qui indiquent le *cœur* comme le siège de l'âme sont nombreux dans les livres de philosophie et de théologie. L'âme est toujours représentée, dans ce cas, comme une lumière ou un rayon qui brille dans la cavité du cœur (gouha).

plutôt dans une succession de fourreaux. La première, ou la plus intime enveloppe, est l'enveloppe intellectuelle (*vidjnâna maya*) (1) ; elle est composée de la partie rudimentaire ou des simples éléments non combinés, et elle consiste dans l'intelligence (*boudhi*). La seconde enveloppe est l'enveloppe mentale (*manô-maya*) (2), dans laquelle le sens interne (*manas*) est joint avec les cinq organes de sensation et les cinq organes d'action de l'enveloppe précédente. Une troisième enveloppe comprend les fonctions organiques, les facultés vitales, et elle est nommée l'enveloppe organique ou vitale (3). Ces trois enveloppes ou fourreaux constituent la forme subtile (*soûkchma-s'arîra*

(1) *Vidjnana-maya*, de *vi*, particule intensitive, et de *djnâna*, science, connaissance ; *maya*, apparence, nom donné à la matière ou à l'organisme par les mystiques.

(2) *Mano-maya*, de *man*, penser ; *maya*, apparence, corps ; organe du sens interne et représentant l'âme sensitive et motrice des anciens.

(3) Confondant la personne subtile ou forme rudimentaire qui enveloppe l'âme dans la doctrine hindoue, plusieurs philosophes grecs ou quelques Pères de l'Église ont représenté l'âme comme un être corporel, subtil et ténu. Parmi les premiers, il faut mentionner Empédocle, d'après Aristote (*De animâ*, l. I, cap. 2). Anaximène, Diogène d'Apollonie, etc. Parmi les seconds, il faut mentionner saint Irénée, Tertullien, saint Hilaire et saint Ambroise. Saint Irénée a dit que les âmes ne sont incorporelles que relativement aux corps grossiers (liv. 2, c. 34). Tertullien prétend que la corporéité de l'âme brille dans l'Évangile lui-même (*De animâ*, c. 7), Il prétendait en outre qu'elle était comme la forme typique du corps de l'homme, comme nous venons de voir la personne subtile des philosophes hindous être la forme typique de l'homme terrestre. Selon ces derniers philosophes, l'âme ne participe de la matière élémentaire que pendant la durée de ses transmigrations, comme condition de son union avec le corps dans la vie terrestre,

ou *linga s'arîra*), qui accompagne l'âme dans ses transmigrations. Le rudiment intérieur, confiné dans l'enveloppe la plus intime, est la forme causale (*karana s'arîra*) (1).

Toutes ces facultés et fonctions ont pour *substratum* un organisme matériel, sans doute, mais réduit à l'état rudimentaire d'éléments simples et non combinés, c'est-à-dire aux principes les plus simples et les plus purs. Cette personne substile, qui suffit pour accompagner l'âme dans ses transmigrations, ne saurait lui suffire dans son existence sur la terre, qui exige un corps plus grossier, un corps propre à l'alimentation. Ce corps, dont la personne subtile contient en germe toutes les fonctions ou toutes les propriétés, est représenté par les docteurs de l'école *vedenta* comme « grossier » (*shoula-s'arîra*), composé des éléments les plus épais, et formé par la combinaison des cinq éléments simples, *dans les proportions des quatre huitièmes de l'élément caractéristique prédominant,* avec un huitième de chacun des quatre autres ; c'est-à-dire, les particules de cinq éléments étant divisibles, sont, dans le premier cas, partagées en moitiés d'une et divisés en quarts, et la moitié restante se combine avec une partie (le quart d'une moitié) de chacune des quatre autres, constituant ainsi les éléments mêlés ou épais.

L'enveloppe extérieure, composée d'éléments ainsi

(1) *Karana*, de *kri*, faire, cause ; *s'arira*, incarnation. Cette forme causale représente le germe, le *nisus formativus*, la force de formation des écoles modernes.

combinés, est l'enveloppe alimentaire (anna-maya) (1), laquelle étant le séjour des jouissances grossières, est par conséquent nommée le corps épais.

Ainsi se trouve établie, dans les anciens monuments de la science hindoue, la théorie des éléments appliquée à la physiologie, théorie introduite par Empédocle dans la science grecque (2), et dont les traces existent encore

(1) *Anna-maya,* de *anna,* aliment; *maya,* apparence, forme. Cette enveloppe alimentaire s'assimile les éléments combinés dans la nourriture; elle retient les parties les plus fines et en rejette les parties les plus épaisses; la terre devient la chair, l'eau le sang, et les substances inflammables (l'huile ou la graisse), la moëlle. Les particules les plus épaisses des deux premiers (la terre et l'eau) sont excrétées, comme les déjections solides et l'urine; celles de la troisième espèce sont déposées dans les os. Les parties les plus déliées de l'un (la terre) nourrissent le sens intérieur; celles de l'autre (l'eau) alimentent la respiration; celles des substances inflammables entretiennent la parole. Une doctrine analogue est attribuée à Empédocle. Sprengel, *Histoire de la médecine,* t. I, p. 253.

Entre ces deux formes, la personne subtile et le corps grossier que nous venons de décrire, il y a, selon Kapila, le chef d'une des deux écoles dites *sankyas,* une forme corporelle intermédiaire composée de cinq éléments, mais tenue et raffinée. Elle est nommée *Anoacht'ana s'arîra,* et elle est le véhicule de la personne subtile ou atome animé. C'est cette forme intermédiaire qui, dans l'Yoga sastra de Patandjali, est conçue s'étendant, comme la flamme d'une lampe sur sa mèche, à une petite distance au-dessus du crâne.

(2) On attribue à Empédocle la théorie du concours des quatre éléments à la composition des corps, théorie à laquelle se rapportaient 1° celle des quatre qualités, αρχάς, ou le chaud (feu), le sec (air), le froid (terre), l'humide (eau); 2° celle des quatre humeurs fondamentales : le sang (dans lequel circule le feu de la vie, âme vivante dont le siège est au cœur), la bile, l'atrabile et le phlegme, ou la pituite; 3° celle des quatre tempéraments : le sanguin ou chaud, le bilieux ou sec, le mélancolique ou terreux, le phlegmatique ou l'aqueux.

de nos jours dans les doctrines des tempéraments. Nous avons ici à considérer une donnée scientifique très remarquable qui distingue les éléments *simples*, servant à la composition de la personne subtile, accompagnant l'âme dans ses transmigrations, des éléments *épais* résultant de combinaisons à des proportions différentes, des éléments primitifs composant le corps terrestre : on dirait les molécules constituantes et les molécules intégrantes de la chimie moderne. Nous devons remarquer surtout comment de la question psychologique, posée par le dogme des transmigrations, est sortie la doctrine des combinaisons élémentaires, donnant naissance aux diversités physiologiques désignées sous le nom de tempéraments, et comment les manifestations qui les caractérisent dépendent de la prédominance d'un des cinq éléments représentés par quatre huitièmes ou par quatre atomes, sur chacun des quatre autres représentés par un huitième ou par un atome. Les cinq éléments sont la terre, l'eau, l'air, le feu et l'éther. Ce dernier élément que les philosophes grecs n'ont pas adopté, à l'exception d'Aristote, qui l'a introduit dans sa cosmologie comme élément sidéral, est loin d'avoir été admis par toutes les écoles de l'Hindoustan. Il est inutile de rappeler ici les discussions nombreuses que cette question a suscitées parmi elles. Nous dirons toutefois, pour ne plus y revenir, que, dans leurs enseignements, la doctrine des cinq éléments correspond à la théorie des cinq ordres de sensations externes. La terre correspond à l'odorat, l'eau correspond au goût, l'air au toucher, le feu ou la lumière à la vue, et l'éther à l'ouïe (1). C'est à cause de cette appropriation de l'éther à l'ouïe que ce dernier élément, représentant, selon quelques écoles, l'âme universelle, et servant, selon quelques autres, de véhicule à la révélation divine

(1) Quant à l'éther, il n'est que fort vaguement mentionné dans les écoles grecques jusqu'à Aristote, qui l'a introduit dans sa cosmologie. Empédocle, qui professait, comme les philosophes hindous, la doctrine de l'appropriation des cinq sensations aux éléments, pour obtenir le nombre cinq, substitua à l'éther un élément vaporeux. « Sa théorie des sensations, dit Sprengel, s'accorde parfaitement avec celle des quatre éléments. Admettant une affinité entre les éléments des objets extérieurs et ceux des organes des sens, il pensait que les sensations résultent de l'attraction qu'exercent l'un envers l'autre les éléments similaires des corps et des organes. L'œil est de nature resplendissante, l'oreille de nature aérienne, le nez de nature *vaporeuse*, la langue de nature humide, et l'organe du tact de nature terreuse. « *Histoire de la médecine*, t. I, p. 253.

Voici, selon la doctrine de Sankya, l'énumération des propriétés *sensoriales* des cinq éléments : 1° un fluide éthéré, diffus, occupant l'espace : il a la propriété de l'*audibilité*, étant le véhicule du feu, dérivé du rudiment sonore ou atome éthéré ; 2° l'air qui est doué des propriétés de l'audibilité et de la *tangibilité*, étant sensible à l'ouïe et au toucher, dérivé du rudiment tangible ou atome aérien (dans la théorie d'Empédocle, la tangibilité appartient à la terre) ; 3° le feu, qui possède les propriétés de l'audibilité, de la tangibilité et de la *couleur*, étant sensible à l'ouïe, au toucher et à la vue, et dérivé de l'élément colorant ou atome igné ; 4° l'eau, qui possède les propriétés de l'audibilité, de la tangibilité, de la couleur et de la *saveur*, étant sensible à l'ouïe, au toucher, à la vue et au goût, dérivée du rudiment sapide ou atome aqueux ; 5° la terre, qui réunit les propriétés de l'audibilité, de la tangibilité, de la couleur, de la saveur et de l'*odeur*, étant sensible à l'ouïe, au toucher, à la vue, au goût et à l'odorat, dérivée du rudiment odorifique ou atome terreux. Ces rudiments ou atomes dont il est ici question, se rapportent à la personne subtile.

(*srouti*, de *srou*, entendre), a été l'objet de vives et longues disputes entre les disciples de ces diverses écoles.

Quoi qu'il en soit, la doctrine des tempéraments qui se trouve, chez les Grecs, rattachée sans aucune raison appréciable à la théorie des quatre éléments, s'y trouve rattachée, chez les Hindous, en vertu d'un principe aisé à apprécier, à savoir, la proportion des éléments dans la composition de la personne subtile. C'est sans doute cette proportion qui influe sur les qualités (*goun'a*) (1) qui se manifestent plus ou moins énergiquement dans les diverses créatures. Ces qualités sont au nombre de trois : la qualité de lumière (satwa), la qualité d'obscurité (tamas) et la qualité mixte (radjas). A la première correspondent la bonté et la sagesse ; à la seconde correspond l'abrutissement et l'ignorance ; à la troisième correspondent les passions, les agitations morales, l'amour et la haine, etc. Dans la détermination de ces qualités, c'est surtout la prédominance de l'élément lumineux qui semble être particulièrement indiquée. « La première, *satwa*, la plus éminente de ces qualités, est la bonté ou l'essence de l'être (2) ; elle soulage, éclaire ; elle est accompagnée de plaisir et de bonheur, et la vertu prédomine en elle. *Elle prévaut dans le feu ;* c'est pourquoi la flamme s'élève et les étincelles volent en haut. Dans l'homme, quand elle

(1) *Goun'a*, corde, lien, c'est-à-dire force en vertu de laquelle on est porté invinciblement à manifester certaines qualités ou certains défauts.

(2) *Satwa*, de *sat*, ce qui est.

y abonde, comme dans les êtres d'un ordre supérieur, elle est la cause de la vertu. La seconde et moyenne est la passion ou impétuosité (1); elle est active, tyrannique, variable, accompagnée d'agitation et de bonheur. *Elle prédomine dans l'air;* elle est dans les êtres vivants la cause du vice. La troisième (2) et la plus basse est l'obscurité; elle est pesante et obstructive, accompagnée de chagrin, d'imbécillité et d'illusion. *Dans l'eau et la terre son influence prédomine;* c'est pourquoi l'eau et la terre tombent vers le bas. Dans les êtres vivants, elle est la cause de la stupidité (3). » C'est ainsi que les qualités et tempéra-

(1) *Radjas,* de la racine *radj,* briller, *radius* des Latins.

(2) *Tamas,* de *tam,* gémir.

(3) Ces trois *goun'a* représentent bien plus exactement les trois âmes ou facultés de l'âme de Pythagore et de Platon. On peut comparer le *satwa* au νοῦς, le *radjas* au φρήν, et le *tamas* au θυμός. Ce rapprochement est le plus rationnel. Nous avons parlé, dans une note précédente, de l'analogie qu'on a prétendu établir entre ces trois principes : l'intelligence, la conscience et le sens interne, et les trois âmes de Pythagore. On a également cru entrevoir une semblable analogie entre elles et les trois enveloppes ou fourreaux dont il a été question plus haut; mais toutes ces analogies sont loin d'être nettement saisissables. Quant aux trois qualités dont il s'agit ici, l'analogie ressort de plusieurs preuves. Les philosophes hindous prétendent que le *tamas* règne exclusivement chez les animaux inférieurs; il en était de même de θυμός; ils prétendent que le *radjas* est le propre des animaux supérieurs, et que le *satwa* est le propre de la divinité. Il en était de même du φρήν et du νοῦς.

L'âme vivante était placée dans le cœur; mais si nous examinons à quel siége se rapportent ces qualités, nous voyons que le satwa occupe le cerveau, le radjas la poitrine, et le tamas l'abdomen. Ainsi le monde, assimilé à l'homme, est représenté comme ayant le satwa dans les lieux hauts, le radjas dans les régions interm-

ments manifestent leurs rapports avec les éléments prédominants dans la personne subtile.

Telles sont les données générales de la doctrine psycho-physiologique des anciens philosophes animistes de l'Hindoustan.

Il résulte de ces données :

1° Que la naissance est l'union de l'âme avec son organisme ; que la vie est un ensemble de phénomènes, de jouissances et de peines qui sont la conséquence de cette union ; que la mort est l'abandon par l'âme de son enveloppe ou de son instrument terrestre ;

2° Que l'union de l'âme avec l'organisme a lieu sur la terre au moyen d'une *personne subtile*, intermédiaire entre le corps grossier ou alimentaire et l'âme incorporelle ;

3° Que cette personne subtile est douée de conscience, de perception et de raison ;

4° Qu'elle possède le principe vital, la force cau-

diaires, et le tamas dans les lieux bas. Les brahmanes, ou la caste des prêtres, chez lesquels prédomine le satwa, sont représentés comme sortis du cerveau de Brahma Les tchactrias, ou la caste guerrière, chez lesquels le radjas domine, sont représentés comme étant sortis de la poitrine de Brahma. Les vaissas, ou artisans, chez lesquels prédomine le *tamas*, sont représentés comme étant sortis du ventre de Brahma.

Le siége probable assigné, dans la philosophie hindoue, à chacune des qualités, contribue à démontrer l'analogie que nous établissons entre ces qualités et les trois âmes de Pythagore. On sait que la première siégeait dans la tête, la seconde dans la poitrine, la troisième dans le ventre. D'ailleurs ces qualités ne sont-elles pas exactement celles qui ont été assignées à ces âmes, la raison, la passion et la sensualité ?

sale et les facultés organiques qui doivent coopérer à la formation ou à l'accomplissement des fonctions de l'organisme terrestre destiné à l'envelopper à la naissance et à l'abandonner à la mort ;

5° Que cette même personne subtile est composée de l'essence ou de la *quintessence* (quinque essentiæ) des cinq éléments non combinés, et que la diversité des proportions entre ces éléments, dans l'enveloppe terrestre, se manifeste par la diversité des tempéraments, des qualités ou dispositions morales (1) ;

6° Que ces dispositions innées sont au nombre de trois fondamentales : la bonté sage et éclairée, source de l'équaminité, ayant son siége dans le cerveau ; la passion impétueuse, source du plaisir ou de la peine, siégant dans la poitrine ; et la grossièreté aveugle et ignorante, source des instincts bestiaux, siégeant dans l'abdomen ;

7° Que le cœur est le siége de l'âme vivante, parce que les opérations de l'intelligence et de la sensibilité, cessant les premières au moment de la mort, les battements du cœur, la respiration, la circulation, la calorification restent les derniers.

Ce qu'il importe surtout de faire ressortir de ce très rapide exposé, c'est que l'énergie vitale, l'ενορμον d'Hippocrate, est rattachée à la personne subtile ou à sa troisième enveloppe, comme pour maintenir intacte

(1) Nous avons omis de dire que ces prédispositions sont, selon les docteurs primitifs, le résultat des œuvres ou des habitudes d'une vie antérieure ; idée sublime qui rappelle aux disciples l'influence du moral sur les conditions héréditaires de l'organisme.

la distinction de l'âme humaine de la force qui constitue la vie végéto-animale ; c'est encore qu'à l'aide de cette personne subtile destinée à accompagner l'âme dans ses transmigrations, elle rapporte sur la terre les notions acquises dans une existence antérieure, notions analogues aux idées archétypes de Platon ou aux réminiscences, source, selon ce philosophe, de nos idées prétendues innées.

Quant aux sectes peu nombreuses qui ont professé le matérialisme, leur langage ne diffère point de celui que tiennent les matérialistes modernes. Elles restreignent, comme eux, aux sensations les sources de connaissance et les moyens de démonstration (1) ; elles déclarent, comme eux, qu'il n'y a de vrai que ce qui est accessible à nos sens, que l'âme n'existe point, et que l'organisme produit la pensée par l'effet seul de la disposition et du mélange de ses éléments. « Ne voyant pas l'âme, mais seulement le corps, les Lokâyalitikas soutiennent la non-existence de l'âme en temps que différente du corps, et prétendent que l'intelligence ou la sensibilité, quoique non aperçue dans la terre, l'eau, le feu et l'air (soit que ces éléments soient simples ou agrégés), peut néanmoins subsister dans les mêmes éléments modifiés en une forme corporelle ; ils affirment qu'un corps organique (kâya) revêtu des qualités de la sensibilité et de la pensée, bien que formé de ces éléments, est la personne humaine (*pouroucha*). La

(1) Parmi les écoles animistes, on admettait la révélation, la tradition, divers raisonnements, comme source de nos connaissances et comme moyen de preuves.

faculté de penser résulte d'une modification des éléments agrégés, de la même manière que le sucre mêlé avec un ferment et d'autres ingrédients devient une liqueur enivrante ; et aussi comme le bétel, l'arèque, la chaux et l'extrait de cachou, mâchés ensemble, acquièrent une propriété qui excite des sentiments agréables que l'on ne retrouve pas dans plusieurs de ces substances réunies ensemble, et dans aucune d'elles séparément; de même il y a aussi une grande différence entre le corps animé et la substance inanimée. La pensée, la connaissance, le souvenir, etc., perceptibles seulement là où existe un corps organique, sont les propriétés d'une forme ou d'un être organisé, n'appartenant pas aux substances extérieures, qui sont la terre et les autres éléments simples ou agrégés, à moins que ces éléments ou substances extérieures ne soient formés en un pareil être organisé. Aussi longtemps qu'il y a un corps, la pensée existe, ainsi que le sentiment du plaisir et de la peine. Ceux-ci n'existent plus dès l'instant qu'il n'y a plus de corps ; et de là, aussi bien que de la conscience de soi-même, il est conclu que le *soi* (1) et le corps sont identiques. »

Colebrooke fait remarquer que Dicæarque de Messine professe la même doctrine que les Lokâtayalikas et les autres disciples de Tcharvaka le matérialiste, savoir qu'*il n'y a aucune chose comme l'âme dans l'homme; que le principe par lequel il paraît agir*

(1) *Soi-même*, ou le *moi* de nos écoles psychologiques, et l'âme, s'expriment en sanskrit par le même mot *atman* ou *atma*.

est répandu à travers le corps, est inséparable de lui, et se termine avec lui (1).

Les extravagances de l'école mystique, qui se subdivise en plusieurs sectes très nombreuses, ont sans doute contribué à faire surgir les prétentions de l'école matérialiste, qui sont beaucoup moins répandues et dont le soin principal consiste à nier les dogmes opposés. Ces extravagances n'ont été nulle part portées si loin. Nous voudrions qu'il nous fût permis, dans cette courte notice, d'offrir à nos lecteurs le tableau des procédés à l'aide desquels les théoriciens mystiques de l'Hindoustan cherchent à s'exempter de longues et interminables transmigrations qui asservissent l'âme aux apparences trompeuses de la nature, et, voulant atteindre dans cette vie même l'impérissable et souverain bien, se livrent systématiquement aux plus étranges aberrations et recherchent le plus extravagant délire. Nous mentionnerons les sujets spéciaux de méditation imposés aux adeptes, les exercices étranges qui leur sont prescrits, tels que la suppression du souffle, la gêne des sens, la rigidité des postures, exercices par lesquels le yoguî obtient la connaissance de toutes choses passées et futures, éloignées ou

(1) Cicéron, *Tuscul. quæst.* 1, s'exprime ainsi : « Dicæarchus... nihil esse omnio animam et hoc esse nomen totum inane, frustraque animalia et animantes appellari ; neque in homine inesse animum vel animam, nec in bestia ; vimque omnem eam qua vel agamus quid, vel sensiamus, in omnibus corporibus vivis æquabiliter esse fusam nec separabilem a corpore esse, quippe quæ nulla sit, nec sit quidquam nisi corpus unum, et simplex, ita figuratione ut temperatione naturæ vigeat et sentiat. »

cachées, devine la pensée des autres, acquiert la force d'un éléphant, le courage d'un lion et la vitesse des vents, vole dans l'air, flotte dans l'eau, plonge dans la terre, contemple tous les mondes d'un regard et accomplit d'autres actions étranges (1). Nous reviendrons peut-être un jour sur ce sujet. En aucun pays, l'art de provoquer le délire permanent n'a été plus savamment conçu et plus héroïquement pratiqué que dans l'Inde, dominée en grande partie par les théologiens de l'école mystique.

(1) M. G. Pauthier, le traducteur des Essais de Colebrooke, compare ces facultés extraordinaires à celles du somnambule. Il paraît croire que le *somnambule voit à travers les corps opaques et devine la pensée d'autrui*, comme le font les yoguis dans les merveilleuses légendes des poëtes hindous. Nous qui avons vu de près les *yoguis* parisiens, nous croyons devoir laisser au savant traducteur la responsabilité de cette comparaison.

IV.

DU ROLE DES ÉMOTIONS DANS LA VIE DE LA FEMME (1).

On a beaucoup écrit sur la femme. Il serait difficile de donner une idée de tous les genres de publications dont elle a été le sujet. Les poëtes ont exalté ses qualités; les moralistes ont mis à nu ses défauts; les publicistes ont discuté ses droits; les médecins ont décrit ses maladies; les physiologistes ont révélé les plus intimes secrets de son organisation. Ce nombre prodigieux d'écrits témoigne de la préoccupation générale dont la femme est l'objet, même parmi les plus austères penseurs. Cette préoccupation s'explique aisément! car, indépendamment des facultés qui lui sont communes avec l'homme et que le philosophe doit connaitre, sans avoir égard à la différence des sexes, la femme est en possession d'une vie propre, d'une vie qui en fait un être à part dans l'humanité. Un rôle immense lui a

(1) Introduction au *Système physique et moral de la Femme*, par ROUSSEL.

été assigné dans l'œuvre providentielle de la conservation de l'espèce et dans l'exercice de ce rôle elle accomplit des prodiges d'amour et de dévouement. L'empire qu'elle exerce et le joug qu'elle subit rendent d'ailleurs sa position, au premier aspect, assez étrange et appellent sur chacune de ses actions un puissant intérêt. Il y a trop de contradictions, au moins apparentes, dans la destinée des femmes et dans les lois qui régissent cette destinée, pour que le besoin de les expliquer ne se fasse pas une grande place dans nos méditations. Peut-être sommes-nous excités dans ce genre de curieuse investigation, par *un penchant plus agréable*, comme le dit Roussel. Toutefois, ce penchant, quelque vif qu'on le suppose, n'a point suffi pour provoquer ces travaux ardus, longs, hérissés de faits et de raisonnements, qui ont été entrepris sur cette moitié de l'espèce humaine. Qu'un doux sentiment inspire le poëte toujours prêt à brûler sur l'autel de la beauté un encens enivrant, cela se conçoit. Mais le moraliste qui pérore, le publiciste qui disserte, le médecin qui dissèque, le physiologiste qui analyse, me semblent avoir d'autres mobiles que le poëte. La vérité est que chacun obéit aux instincts secrets de sa vocation. Ainsi le naturaliste consacre sa vie à étudier un végétal vulgaire ou un animal imperceptible, le philologue à interpréter un texte effacé ou une inscription mutilée, l'archéologue à rechercher l'origine d'un monument équivoque ou l'usage d'un fer que couvre une rouille vénérable, etc. Quelle variété dans les penchants et quelle naïveté dans la manière dont on les subit! Il y a d'ailleurs, pour expliquer cette activité déployée, au sujet de la femme, par tant d'écrivains distingués, un mobile plus noble, plus honorable que le désir de s'émouvoir, de connaître ou d'écrire: il y a la conscience d'un devoir à remplir, l'amour du bien, du beau et du vrai à réaliser, la volonté de payer son tribut au bonheur de la société.

Un livre complet sur la femme est une œuvre impossible. Elle se présente sous tant d'aspects différents, les éléments dont ces divers aspects se composent sont si nombreux, que chacun a dû se faire une part dans l'œuvre commune. Roussel, trouvant que ses prédécesseurs avaient, dans leurs écrits, isolé ces éléments divers, s'était proposé de les réunir et de les grouper dans une même synthèse. Heureusement il a été, dans l'exécution de son œuvre, moins hardi qu'il ne l'avait été dans la conception de son plan. Il s'est contenté de rapprocher les éléments qui, susceptibles d'être mis en contact et ayant été trop souvent séparés, servent le mieux, par leur concours, à montrer les rapports du physique et du moral de la femme, à rendre raison de son caractère et à faire ressortir les moyens à l'aide desquels ce caractère se conserve, se fortifie ou s'altère. C'est là, sans doute, un des aspects les plus compliqués et les plus intéressants de la question; mais ce n'est pas toute la question. Les qualités dont le concours est nécessaire pour produire un traité complet sur la femme sont, à mon avis, incompatibles. Un seul homme ne peut les réunir toutes. Le poëte, qui a besoin de tout son enthousiasme pour accomplir son œuvre de louange et d'amour, ne saurait chanter en assez beau langage les sermons du maître de morale, la statistique du publiciste, l'autopsie du médecin, ni l'inexorable analyse du physiologiste. De leur côté, ces penseurs intrépides manquent, en général, de cette pénétrante intuition de l'artiste, sans laquelle bien des mystères restent impénétrables. Leur rôle les condamne à se montrer, avant tout, austères, calmes, exacts, comme il convient à des instituteurs et à des savants. Or, l'austérité, le calme, l'exactitude, je dirai même l'impartialité, excluent le sentiment, ce regard rapide et sûr de l'âme, qui seul a le pouvoir de saisir, dans la vie des femmes, le secret mobile de leurs pensées et de leurs actions, de leurs joies et de leurs douleurs, de leurs besoins et même de leurs maladies.

Telle est la faiblesse de l'esprit humain, qu'il lui est impossible d'embrasser sous tous ses aspects, sous toutes ses faces, un seul sujet, grand ou petit, celui-là même qu'il peut le plus aisément étudier à toute heure du jour, tous les jours de l'année, toutes les années de la vie. La femme est, sous ce rapport, comme la fleur des champs, comme l'insecte de l'air, comme le soleil du firmament, comme le monde des mondes! Dieu seul peut la connaître, d'une manière parfaite, dans tous ses éléments, dans tous ses rapports.

Entre tant de différents aspects sous lesquels la femme peut et doit être envisagée, il faut donc savoir se résigner à faire un choix. Le rôle de physiologiste de la femme est assez beau et assez difficile pour qu'on se décide à l'accepter. C'est, en définitive, le rôle principal. Roussel l'a adopté, et après lui, son savant successeur, M. Virey. Mais alliant l'un et l'autre une brillante imagination à une grande faculté d'analyse, ils ont fait, à leur insu peut-être, de fréquentes invasions dans le domaine de la poésie.

Aussi les fils austères d'Esculape leur ont reproché, à M. Virey surtout, les fleurs de rhétorique au milieu desquelles il se sont quelquefois égarés, et les amis galants des Muses leur ont fait un crime de leur affreuse anatomie ; tant il est vrai qu'il faut être un Apollon, c'est-à-dire un Dieu, pour être à la fois artiste et médecin, sans démériter devant les faibles et vulgaires mortels. Reconnaissons toutefois que le physiologiste est autorisé, plus qu'aucun autre, à faire intervenir le sentiment qui lui ouvre des routes inaccessibles et inconnues à la froide raison. « Qui sondera ces abimes impénétrables, s'écrie M. Virey, qui suivra les détours de cet inextricable labyrinthe de caprices, de dissimulations, de volontés inconstantes, où se joue une sensibilité vive, exaltée, plus mobile que l'air, laquelle n'est pas toujours assurée de ses propres déterminations ! « Comme il s'agit d'arracher à l'organisme de la femme le feu caché qui l'anime et qui en électrise les éléments divers, comme il s'agit d'aller au delà de ce qui apparait aux sens et à l'entendement, comme il s'agit, en un mot, de pénétrer dans un foyer invisible d'où s'irradient tous les mouvements visibles, le physiologiste a souvent besoin, dans son travail de délicate analyse, d'un réactif subtil, immatériel comme l'élément sur lequel il veut opérer. Pour cela, il doit donner issue à toutes les émanations de son âme. C'est par les rayonnements de sa sympathie qu'il pourra dissiper les épaisses ténèbres dans lesquelles se meuvent les instincts et les désirs qu'il aspire à démêler. L'âme seule peut voir et connaître l'âme; c'est entre les âmes que le contact doit avoir lieu pour que la lumière brille. Il faut donc que le physiologiste de la femme soit doué d'un sentiment exquis. Dépouillez-le de tout sentiment: il décrira les phénomènes variés de la vie de la femme, comme un physicien décrirait les phénomènes du globe, oubliant le soleil qui les produit et les éclaire. Il aura des yeux, et il ne verra point.

C'est précisément la nécessité du sentiment, nécessité impérieuse et incontestable, qui rend si difficile la tâche du physiologiste de la femme. Le sentiment est dans ses mains un flambeau qui doit servir à l'éclairer et à le diriger dans d'impénétrables issues, et il est sans cesse exposé à s'y brûler. Tandis que le poëte, dans sa libre et impétueuse allure, peut s'égarer jusqu'au plus sublime délire, lui, le physiologiste, contenu même dans son inspiration, devra conserver, dans toute sa force, la raison maîtresse de son sentiment. Il ne doit point posséder l'idéal pour s'y complaire, mais pour mieux saisir le réel. Tel est le sacrifice qui lui est imposé. C'est un historien dont le cœur s'émeut au spectacle de toutes les scènes qu'il raconte, et dont le récit doit rester vrai, sobre, impartial. Son style, image fidèle de sa pensée, et réservé comme elle, sera pur, harmonieux, élégant même, mais simple et dépouillé de tous ces artifices du langage, de ces pittoresques descriptions, de ces tendres invocations que le bon goût réprouve autant que la science dont il doit adopter le langage chaste et sévère. C'est surtout quand il aura à parler des fonctions propres à la femme qu'il devra écarter à la fois les détails inutiles et les images superflues.

L'écueil que nous venons de signaler n'est point facile à éviter. Les romanesques excitations du sentiment sont pour le physiologiste de la femme un danger qu'accroît encore la périlleuse tentation d'ajouter les charmes du style à l'intérêt des subtiles analyses. C'est d'ailleurs moins de la femme en général, que des femmes élégantes de la société, que le physiologiste, comme le poëte, se préoccupe le plus. Le moraliste lui-même semble n'écrire que pour les grandes dames, laissant au catéchisme et aux enseignements des pasteurs le soin de diriger le grand nombre. Le publiciste et le médecin sont moins exclusifs. Pour eux il n'existe d'autre aristocratie que celle de la faiblesse et de la douleur. Ils écrivent pour les hommes qui, législateurs, magistrats, économistes ou médecins, ont mission de veiller sur les besoins, sur les droits et sur la santé des femmes. Il n'en est pas de même des écrits du physiologiste : la femme élégante les recherche, et l'auteur est souvent assez vain pour ambitionner son suffrage. De là toutes les intempérances de pensée et de style auxquelles il s'abandonne trop souvent.

Il y a néanmoins, pour justifier cette aristocratique

prédilection du physiologiste de la femme, un motif réel, je dirai même un motif honorable.

Pour mieux connaître les ressorts cachés qui font mouvoir la femme, il ne suffit point de l'étudier d'une manière générale, et, en quelque sorte, abstraite; il faut choisir des types, des types irrécusables et qui soient l'expression la plus vraie, la plus complète de son naturel. Or, ces types précieux, où les rencontre-t-on en plus grand nombre que dans les classes aisées de la société? C'est là surtout que la femme porte au plus haut degré les qualités et les défauts qui la distinguent de l'homme. Descendez dans les rangs inférieurs : la plupart des femmes vous y apparaîtront avec quelques-uns des caractères qui ne leur appartiennent point en propre; vous remarquerez en elles quelque chose de viril, au physique comme au moral; vous y apercevrez au moins les nuances intermédiaires par lesquelles la nature semble combler la distance qui sépare les deux sexes. En un mot, la femme n'est réellement femme que dans les classes élevées de la société. Celles qui, dans les classes inférieures, ont marqué leur passage par les actes de sainte et sublime charité, par de romanesques et douloureuses agitations, formaient, par leur exquise sensibilité, une remarquable exception; elles appartenaient, par les priviléges de leur organisation, à une classe supérieure. De même qu'il serait peu sage de choisir pour types de la femme celles qui, nées dans un rang élevé, s'y font remarquer par une constitution virile, par une voix forte, par une roideur et par un stoïcisme impitoyables; de même on serait malavisé de porter son choix sur celles auxquelles leur condition impose un rude labeur et interdit toute activité de l'âme. On rappelle vainement aux femmes élégantes la santé, la fraîcheur et la naïve gaieté des villageoises qui, comme elles le savent bien, vieillissent sitôt et si vite. Il faut se garder de ces lieux communs sur les innocentes filles des champs que l'on ne voit plus aujourd'hui danser, comme autrefois, à l'ombre d'un ormeau, au son du chalumeau, au bord de l'onde claire, et sur l'herbe légère. Le temps des transports bucoliques est passé, et celui des pipeaux rustiques aussi. Il faut se garder surtout de ces maximes paradoxales, mises à la mode par le mélancolique Rousseau, sur les funestes et déplorables effets de la civilisation. La femme des classes élevées n'est point une bergère dégénérée. C'est, au contraire entre toutes les compagnes de l'homme, celle qui possède au plus haut degré toutes les qualités de son sexe. Or, ces qualités, ainsi exaltées, impliquent des défauts correspondants et ces défauts impliquent à leur tour des maladies exceptionnelles. De là, pour les femmes du beau monde, la nécessité d'une éducation spéciale et d'une médecine appropriée ; de là surtout la nécessité d'une physiologie privilégiée et aristocratique.

Quelles sont ces qualités, quels sont ces défauts, et quelles sont ces maladies, dont nous venons de signaler l'enchaînement et l'étroite solidarité?..... Telles sont les questions auxquelles il nous faut maintenant répondre. Nous le ferons rapidement, et d'une manière très générale; car un aussi vaste sujet, pour être traité dans tous ses détails, exigerait des volumes, et nous ne pouvons y consacrer que quelques pages.

Les qualités dont le développement est si remarquable chez les femmes dont nous parlons, se résument toutes dans une seule : une exquise sensibilité. Les défauts inséparables de cette qualité fondamentale se résument tous dans celui-ci : une excessive mobilité. Les maladies, cortége obligé de ce défaut, se résument toutes dans celle-ci : une extrême surexcitabilité nerveuse.

Ainsi, exquise sensibilité, excessive mobilité, extrême surexcitabilité nerveuse, tels sont les trois aspects physiologiques de la femme considérée dans ses types les plus complets et les plus irrécusables.

A son exquise sensibilité, la femme doit ses principaux charmes et ses principales vertus, c'est ce que Rousseau, dans son *Émile*; a éloquemment démontré, et après lui un grand nombre d'écrivains, parmi lesquels nous devons compter l'élégant auteur du *Système physique et moral de la femme*. Nous n'avons rien à dire à la suite de tels maîtres. Nous résumerons leurs paroles en disant que de l'exquise sensibilité de la femme naissent la grâce de ses mouvements, sont goût délicat, son aptitude merveilleuse pour les arts d'expression, son tact parfait, sa sagacité, sa prévoyance affectueuse, sa tendre et mystique piété, son inépuisable charité, et jusqu'à cette intelligence si prompte et si active que le cœur, foyer toujours ardent, électrise et alimente. C'est en vertu de cette angélique qualité que la femme fait rayonner autour d'elle, dans la famille et dans la société, d'irrésistibles et prestigieuses influences. Telles furent les saintes femmes dont l'Église honore la poétique mémoire, et qui, sorties en grand nombre des rangs du peuple, sont représentées par les biographes sacrés comme ayant possédé, au plus haut degré, les grâces et les vertus de leur sexe. Telles sont, parmi nous, les femmes qui, nées au sein de l'opulence, accomplissent, non-seulement à l'égard de leurs propres enfants, mais encore à l'égard des enfants des pauvres, tous les saints devoirs d'une maternité prévoyante et infatigable. Telles sont aussi ces jeunes filles qui renoncent à toutes les joies de la famille pour s'associer aux plus grandes infortunes, dans les prisons, dans les hôpitaux, dans les asiles d'aliénés.

Le talent de la femme, aussi bien que ses vertus, reçoit de cette exquise sensibilité un reflet facile à reconnaître dans ses œuvres littéraires. La femme est naturellement artiste, parce qu'elle est organisée pour sentir ce que l'homme est obligé d'apprendre. Aussi excelle-t-elle dans l'observation du cœur humain et de la société. « Vainement, dit Cabanis, l'art du monde couvre-t-il les individus et leurs passions de son voile uniforme ; la sagacité de la femme y dévoile facilement chaque trait et chaque nuance... L'intérêt continuel d'observer les hommes et ses rivales donne à cette espèce d'instinct une promptitude et une sûreté que le jugement du plus sage philosophe ne saurait jamais acquérir. S'il est permis de parler ainsi, son œil entend toutes les paroles, son oreille voit tous les mouvements, et par le comble de l'art, elle sait presque toujours faire disparaître cette continuelle observation sous l'apparence de l'étourderie ou d'un timide embarras. » Cette sagacité imprime à ses paroles et à ses écrits un cachet particulier. La rare facilité avec laquelle elle sent, explique la rare habileté avec laquelle elle raconte. Elle a le talent de tout dire, mêmes les pensées les plus abstraites, avec grâce et légèreté. Guidée par son instinct dans le choix des expressions, d'un seul mot elle fait jaillir des idées ; les effets de son style sont d'autant plus puissants, que la réflexion semble y prendre une moindre part. Son éloquence est rapide, délicate, vivement nuancée ; c'est le jeu de sa physionomie traduit en paroles.

Mais à quel caractère reconnaît-on cette exquise sensibilité d'où découlent à la fois les grâces, les vertus et les talents de la femme ? On a tant abusé, dans le langage des physiologistes et des philosophes, de ce mot *sensibilité*, qu'il importe peut-être de dire ce qu'il signifie réellement relativement à la femme.

On a donné le nom de sensibilité à des aptitudes ou à des facultés diverses, ou qui n'ont entre elles que des analogies artificielles. On a distingué d'abord une sensibilité animale et une sensibilité organique, c'est-à-dire une sensibiité par laquelle on sent, et une sensibilité par laquelle on ne sent point, ce qui est une énormité dont la logique a eu beaucoup à souffrir. On a ainsi confondu, sous une seule et même dénomination, deux ordres de phénomènes complétement différents, ceux qui sont perçus par la conscience et ceux qui y restent tout à fait étrangers. L'excitabilité des tissus et des viscères à laquelle on rapporte les faits obscurs de nutrition et de développement, a été assimilée à la faculté de sentir, comme si nous sentions le sang qui circule, la bile qui se forme, l'absorption qui s'opère, l'accroissement qui se manifeste, etc. Ainsi que cela est souvent arrivé, la science, par ses conceptions ontologiques, a proclamé et imposé des erreurs que jamais le bon sens du vulgaire n'eût commises.

On a distingué, dans la sensibilité animale, une sensibilité *sensoriale,* celle qui s'exerce par les cinq organes des sens, par les yeux, les oreilles, etc.; une sensibilité *instinctive,* celle qui s'exprime par des besoins déterminés, par l'anxiété respiratoire, la faim, la soif, etc., et une sensibilité *générale* qui, se confondant en partie avec la sensibilité de la peau, comprend les impressions qui nous sont transmises par l'ensemble de l'organisme, soit dans l'état de santé, soit dans l'état de maladie.

Une école célèbre, celle de Condillac, a rattaché à la sensibilité animale tous les phénomènes de l'intelligence et de la volonté humaines. Toute idée, tout raisonnement, toute détermination volontaire sont, d'après les données de cette école, des transformations, ou, si l'on veut, des conséquences naturelles et nécessaires de la sensibilité sensoriale, instinctive et générale. Cabanis compléta cette doctrine en faisant plus particulièrement intervenir les faits de sensibilité organique dans la production des sentiments et des passions qui, dans l'école dite sensualiste, avaient été confondus avec l'entendement, assimilés à des raisonnements, et rattachés aux sensations.

C'est encore à la sensibilité, soit animale, soit organique, qu'on a rapporté les réactious dites sympathiques. Ces réactions se produisent entre les diverses parties de l'organisme, lorsque, par exemple, le chatouillement excite le rire et des mouvements convulsifs, lorsque la présence d'un ver dans l'intestin engendre la tristesse, l'abattement, les troubles de la vue, du goût, etc.

Or, ce n'est point de tout cela qu'il s'agit ici. En signalant l'exquise sensibilité de la femme, nous ne prétendons point faire allusion à la manière dont elle sent par ses yeux, par ses oreilles, par son palais, etc., pas plus qu'à ses besoins de manger et de boire. Nous adoptons le sens vulgaire attaché à ce mot, ne nous inquiétant point de l'usage et de l'abus que les savants en ont fait. Dans le sujet qui nous occupe, la sensibilité n'est autre chose que l'aptitude à s'émouvoir. Elle prendrait le nom d'*émotivité* si l'Académie française, à défaut d'une académie plus compétente, nous y avait autorisé.

Émotivité, soit. Malgré notre éloignement pour le néologisme, le mot nous paraît nécessaire; nous l'adoptons. Celui d'*impressionnabilité*, qu'on entend souvent prononcer, nous paraît plus barbare, sans être plus académique. Libre, au reste, à chacun de conserver, pour exprimer l'aptitude à s'émouvoir, celui qu'il jugera convenable, celui-là même dont nous venons d'énumérer fort incomplétement les significations diverses et contradictoires.

Nous dirons donc : c'est à son aptitude prodigieuse à s'émouvoir, c'est à son exquise émotivité que la femme doit ses plus précieuses qualités, ses grâces, ses vertus et ses talents.

Et nous ajouterons : c'est à sa prodigieuse aptitude à s'émouvoir, c'est à son exquise émotivité que la femme doit et son excessive mobilité et son extrême surexcitabilité nerveuse.

L'excessive mobilité de la femme a été souvent signalée. Elle forme le fond de tous les tableaux que la plupart des moralistes et des médecins ont tracés de son caractère, afin de mettre en évidence la source principale de ses défauts, la cause la plus générale de ses maladies.

Nous ne disputerons plus sur les mots. C'est bien assez d'avoir dû épiloguer sur celui de sensibilité. Toutefois, il nous est impossible de ne pas reconnaître que la mobilité serait plutôt l'aptitude à se mouvoir que l'aptitude à s'émouvoir. Il y a entre la mobilité et l'émotivité la même différence que celle qui existe entre le mouvement et l'émotion. N'importe, la mobilité représente assez bien la rapidité des changements qui s'opèrent dans le moral de la femme. Poursuivons.

L'aptitude à s'émouvoir, par cela même qu'elle est très développée, devient aisément excessive. Or, une émotivité excessive comprend trois ordres de faits qui occupent une grande place dans le caractère de la femme. Ces trois ordres de faits sont : 1° la succession rapide des émotions les plus diverses ; 2° le besoin d'en rechercher sans cesse de nouvelles et de plus vives ; 3° l'empire exercé par ces émotions diverses sur les idées, sur les raisonnements et sur le jugement. La succession rapide des émotions les plus contraires entraîne la succession rapide des idées les plus contradictoires ; et celles-ci, en représentant les objets et les événements sous un aspect conforme au trouble qui les fait naître, et souvent avec des couleurs imaginaires, deviennent à leur tour une source inépuisable d'émotions correspondantes. Tel est le cercle fatal dans lequel se débat l'exquise sensibilité de la femme. Cette succession rapide d'émotions, qui est à la fois un tourment affreux et un impérieux besoin, est l'écueil contre lequel viennent se briser trop souvent son repos, sa santé, sa raison. Comme les émotions ont leur retentissement dans les profondeurs de l'organisme, de tels chocs, si fréquemment réitérés et si diversement produits, en dérangent l'harmonie et en altèrent les fonctions.

C'est d'abord dans leurs rapports avec les idées que nous devons considérer les émotions. L'appréciation de ces rapports peut seule nous donner la raison physiologique de cette mobilité excessive, de cette prodigieuse versatilité que nous reprochons à la femme.

Pour bien comprendre les relations étroites qui existent entre les émotions et les idées, il faut les étudier dans le fait le plus général de notre vie morale, dans le sentiment.

Le sentiment n'est point un fait aussi simple qu'on le suppose généralement. C'est, au contraire, un fait complexe dont le physiologiste de la femme doit savoir discerner les éléments. Or, ces éléments sont au nombre de deux. Le premier, l'élément radical, celui auquel le sentiment doit le caractère affectif qui le distingue, c'est l'émotion. Le second, l'élément complémentaire, celui sans lequel l'objet et le but de l'émotion resteraient ignorés, c'est l'idée, l'idée, par exemple, d'une satisfaction à rechercher. L'émotion et l'idée, l'élément affectif et l'élément intellectuel sont intimement associés, et c'est par cette association que les sentiments humains subissent à la fois l'empire des causes matérielles et celui des causes spirituelles. Par l'idée, qui procède de l'intelligence, nos sentiments, nos désirs, nos passions, nos mœurs enfin, sont en relation avec le monde moral, avec l'atmosphère sociale, avec les enseignements, la tradition, les institutions et les lois. Par l'émotion qui a ses racines dans les profondeurs de l'organisme, nos sentiments, nos désirs, nos passions, nos mœurs sont en relation avec le monde physique, avec le climat, les races, les tempéraments, les conditions héréditaires, les maladies, etc. La nécessité de cette étroite association dans le sentiment est aisée à démontrer. Écartez l'idée d'une satisfaction à obtenir ou la notion d'un objet propre à la donner, et l'émotion sera un trouble vague, aveugle, sans but et sans nom ; écartez l'émotion, l'idée d'une satisfaction déterminée sera une froide conception, un acte impartial et paisible de l'esprit. La jeune fille qui, s'ignorant elle-même, est troublée, agitée, qui recherche la solitude, gémit, pleure, soupire, dont l'humeur est devenue tout à coup, et sans cause extérieure, inégale, capricieuse, maussade, nous offre l'exemple de l'aveugle et obscure émotion à laquelle l'idée des satisfactions réclamées par la puberté est restée étrangère. La femme coquette, qui connaît toutes les agitations de l'amour et qui, incapable de les sentir encore, s'efforce néanmoins, dans l'intérêt de sa vanité, de les exprimer et de les porter dans les cœurs, nous offre l'exemple de l'idée dépouillée de toute émotion correspondante. Elle a son cœur dans sa cervelle, comme on l'a dit d'un écrivain célèbre. Mais ce divorce entre les deux éléments de la vie morale est extrêmement rare. Il faut qu'un sentiment soit encore à naître ou qu'il soit près de succomber, pour que l'idée et l'émotion subsistent isolées. Il y a entre les deux éléments une solidarité physiologique créée à la fois par la nature et par l'éducation, et que l'habitude fortifie. La présence de l'un entraîne inévitablement celle de l'autre. L'émotion de la vanité fait surgir l'idée d'un triomphe désiré, et cette idée fait naître à son tour l'émotion qui accompagne les satisfactions de l'amour-propre. Bien plus, lorsque l'émotion exerce son empire, l'idée s'enrichit de toutes les images séduisantes qui s'y rapportent, toutes les variétés du triomphe désiré se présentent à l'esprit : l'éclat de la parure, les prestiges de l'attitude, de la physionomie, l'effet qu'ils peuvent produire, l'envie qu'ils excitent, les hommages qu'ils attirent, se pressent en foule dans l'imagination et y portent une activité, une fécondité qui créent de nouveaux artifices et de nouvelles conceptions. Ainsi se déploient, sous l'influence d'une émotion sentimentale, toutes les ressources d'un esprit inventif et tous les moyens propres à satisfaire la passion dominante. Que ces ressources viennent à manquer leur but, que ces moyens restent sans effet, de nouvelles émotions prendront naissance, et cette fois elles seront pénibles, douloureuses, elles s'appelleront ennui, jalousie, dégoût, désespoir. Les égarements de l'imagination ne sont autre chose que le flot des idées soulevé par la tempête des émotions tumultueuses, et les désordres de la sensibilité ne sont souvent que le tumulte des émotions enfantées par la fantaisie et le caprice. Telle est la solidarité qui existe entre les idées et les émotions, solidarité sans laquelle le génie de l'artiste serait impuissant, sans laquelle le génie de la femme, qui a tant d'analogie avec celui du poëte, ne se manifesterait point.

Les relations qui existent entre les deux éléments du sentiment étendent leur influence sur toutes les circonstances de notre vie morale et intellectuelle. Le charme des souvenirs, celui des douces habitudes en dépendent. L'idée d'une fleur, qui a joué un rôle dans les émotions heureuses de notre enfance ou de notre jeunesse, les ramène immédiatement en y associant celles d'une douce mélancolie ou d'un triste regret, et ces émotions diverses réagissent sur la mémoire qui, anéantissant les années, ramène avec toutes leurs couleurs les plus variées les images d'un passé souvent oublié. Les plus soudaines et les plus vives sympathies sont dues fréquemment à la même cause. Combien de fois l'affection que nous inspire une personne tient uniquement à ce qu'elle nous entretient de sujets se rapportant à des émotions anciennes, ou à ce qu'elle s'y est trouvée associée sans le savoir! Cette merveilleuse association renferme le secret de ces mystères du cœur qui jouent, à notre insu, un si grand rôle dans les vicissitudes de notre existence. Comme on le pense bien, l'homme en subit l'empire comme la femme, avec cette différence que chez l'un, c'est l'idée qui tend à dominer et avec elle toute la fixité dont une idée est susceptible, tandis que, chez l'autre, c'est l'émotion qui l'emporte, avec toute l'instabilité à laquelle l'émotion est exposée.

On dit que l'amour est le sentiment dominant de la femme. Or l'amour implique le désir d'être aimé, et le désir d'être aimé se confond aisément avec le désir de plaire. De là cette facile irruption des tendres sentiments dans le domaine de la coquetterie. Subjuguée par le désir de plaire, la femme ne voit souvent dans l'amour quelle inspire que le plus brillant et le moins douteux des hommages. Elle compromet quelquefois son repos, elle risque son honneur, pour avoir le cruel plaisir d'allumer une passion et de porter le trouble dans un cœur. Qu'on y prenne donc garde : il s'opère entre l'amour et la coquetterie un mélange tellement inextricable que les plus habiles s'y méprennent. Le martyre d'un cœur épris a tant de charme pour celle qui voit dans ce martyre un témoignage irrécusable de sa puissance! Qu'on ne se hâte pas de l'accuser: car elle se fait souvent illusion à elle-même. Peut-être s'imagine-t-elle aimer sincèrement celui dont elle apprend avec une délicieuse émotion les tourments, le désespoir, et peut-être le suicide. Certes, la nature a beaucoup fait pour que le désir de plaire animât la jeunesse des femmes; mais si ce désir devient une passion générale, s'il devient violent, déréglé, impérieux, c'est bien à l'éducation qu'il faut en faire l'honneur. L'éducation, oublieuse de l'âge mûr et de la vieillesse, semble n'avoir en vue que la jeunesse de la femme comme si, n'étant plus jeune, elle devait mourir. Les émotions de l'amour sont vives sans doute, mais elles ont une durée limitée; celles de la coquetterie sont vives aussi, et elles durent souvent autant que la vie.

Quoi qu'il en soit, le fait qu'il est bon de répéter ici, c'est que l'émotion, en agissant sur l'intelligence, imprime à ses décisions le cachet de ses variations. Or, on connaît l'influence exercée par notre état affectif, qui change si souvent avec les vents et les nuages, avec les impressions de chaque instant, sur la direction de nos idées, de nos raisonnements et de nos déterminations. Tout le monde sait que l'art de convertir les autres à nos opinions consiste surtout à faire naître en eux d'agréables émotions. Les meilleurs diplomates sont les hommes les plus aimables; les meilleurs prédicateurs sont ceux qui ont l'éloquence du sentiment. La logique, par elle-même, n'a point de ces effets qui entraînent les masses et qui décident du sort des nations. Consultons d'ailleurs notre conscience. Les personnes et les choses que nous avons jugées avec le plus de sévérité, sous l'influence d'une émotion désagréable, prennent souvent, sous l'influence d'une émotion opposée, un caractère d'opportunité et d'aménité, qui nous les fait juger favorablement. Il y a dans cette étrange variation quelque chose d'analogue à ce qui a lieu dans les besoins instinctifs, lorsqu'un énergique et impérieux appel nous fait trouver les meilleures raisons en faveur de l'objet destiné à les satisfaire. Cet objet, dédaigné et honni un instant auparavant, acquiert à nos yeux des qualités merveilleuses, lesquelles ne tarderont pas, la satisfaction étant obtenue, à se convertir en pitoyables défauts.

C'est surtout chez la femme que cet empire des émotions, sur le jugement s'exerce d'une manière vraiment extraordinaire. Ainsi que nous l'avons dit ailleurs, nous avons vu des femmes de beaucoup d'esprit professer sérieusement, dogmatiquement, des doctrines réligieuses et philosophiques ou embrasser chaudement une cause politique, par cela seul qu'un théoricien ou un chef de parti, élégant diseur et aimable convive, avait admiré dans un accès de galanterie leurs jolies mains ou leurs petits pieds. Que l'admiration fasse place à un indifférent oubli, que le théoricien ou le chef de parti interrompe ses aimables causeries, la secte sera exposée à perdre son plus ardent apôtre et la cause politique son plus séduisant avocat. Les convictions pénètrent dans l'intelligence de la femme par la voie du cœur, disons mieux, par la voie des émotions. C'est ainsi que les rondes du sabbat, les miracles du diacre Pâris, les épreuves du baquet de Mesmer, les oracles du somnambulisme, les prodiges de l'homœopathie, etc., ont successivement pris possession de sa raison, toujours prête à se soumettre aux influences contestées, aux émotions fortes et exceptionnelles. Le dialecticien le plus habile est sans succès auprès d'elle, si la fibre sensible n'a point été préalablement émue. Quand la corde a vibré, le tour est fait, la conviction est acquise et la dialectique est superflue. Si vous voulez savoir combien cette conviction durera, vous n'avez qu'à calculer la durée des vibrations. Il ne faut pas se le dissimuler, les opinions de la femme sont, en général, l'écho plus ou moins fidèle de ses émotions.

Pourquoi s'en plaindre ? que les cœurs froissés par cette versatilité naïve et inoffensive se consolent et ne se brisent point. Ici comme partout le bien est à côté du mal, le soulagement tout près de la douleur. Doit-on, peut-on s'affliger d'une contradiction, d'un dissentiment, d'une disgrâce qui tiennent à un agacement nerveux ? Comme le dit Roussel, en traitant gravement cette délicate question, on se soumet aisément à un mal que l'on prévoit, que l'on ne peut prévenir et qui est dans l'ordre des choses. L'essentiel, c'est de ne pas attribuer à une opinion réfléchie ou à une hostilité réelle, ce qui n'est que l'effet d'une modification organique dont personne n'est responsable. Ce changement, qui est l'affaire d'un instant, passera ; il fera place à un autre, le tour de la faveur reviendra. Ce sont des nuages que le vent amène et dissipe ; ils ne cachent un instant le soleil que pour le faire briller davantage. Ces variations ont d'ailleurs cet heureux résultat d'entretenir à la fois la crainte et l'espérance, qui sont, chez l'homme, les plus solides fondements de la constance et les plus puissants mobiles de la courtoisie. De telles oscillations sont ordinairement promptes ; on n'a point le temps de languir ; s'il en est autrement, si les nuages tardent à faire place au soleil, c'est que l'aiguille a dévié. Il faut alors savoir prendre héroïquement son parti ; la nacelle vogue sous d'autres vents, la corde sensible vibre sous de plus heureuses influences. Quand ce moment de crise est arrivé, nous ne savons jusqu'à quel point il est prudent d'espérer encore et d'attendre.

On a souvent contesté aux femmes le droit de prendre part aux travaux intellectuels dont les hommes s'arrogent le privilége. De vives discussions ont eu lieu à ce sujet entre de graves écrivains. Helvétius et Condorcet leur reconnaissent ce droit ; Saint Lambert le leur refuse. Roussel les engage à ne point en user. Ce conseil est sage en ce sens qu'il décide en leur faveur la question du droit, tout en les avertissant des inconvénients auxquels elles s'exposeraient en l'exerçant. D'après ce que nous venons de dire de l'excessive émotivité de la femme, et surtout de l'empire que cette émotivité exerce sur les actes de son entendement, la logique ne serait pas la qualité dominante de l'aimable compagne de l'homme. Or, la logique est de rigueur, quand on entreprend une œuvre sérieuse, soit qu'il s'agisse de déduire d'un principe toutes ses conséquences, soit qu'il s'agisse de s'élever de l'examen des faits à la découverte et à la démonstration d'un principe. La fixité d'un principe est en lutte ouverte avec l'instabilité des émotions; on redoute, et avec raison, le triomphe de l'élément variable sur l'élément qui ne doit point changer. Mais, dira-t-on, les principes sont des données abstraites qui n'ont aucune relation avec le sentiment; la région qu'ils occupent est en dehors de la sphère des émotions; on ne doit donc point craindre que l'ordre logique des idées soit troublé par elles. A cela nous répondons que pour se maintenir ainsi, sans secousse et sans trouble, dans la haute région des abstractions, il faut une force, une énergie que la nature donne rarement à la femme, et dont elle est même fort peu prodigue pour l'homme. Il ne faut point prétendre à des faveurs qui s'excluent : l'homme doit laisser aux femmes les prévoyantes et rapides déterminations que le sentiment improvise; la femme doit abandonner aux hommes les savantes et laborieuses décisions que la logique consacre. Mais n'exagérons rien. Il existe dans les deux rangs des exceptions, rares sans doute, mais incontestables. On a vu des femmes conduire des armées et commander à la victoire; on voit des hommes qui excellent à roucouler une romance plaintive. La mythologie nous montre des héros qui filaient et des héroïnes qui coupaient des têtes. Jupiter, le dieu de la foudre, avait des faiblesses que n'avait point Minerve, la déesse de la science. L'histoire nomme des rois qui ont préféré l'amour à la gloire, les tendres ébats aux rudes combats, et des reines qui ont tenu d'une main ferme le sceptre et l'épée. Il est des pères qui bercent leurs petits enfants avec une grâce parfaite, et des mères qui dirigent avec succès les opérations d'une banque. On voit aujourd'hui des hommes très graves, aux martiales allures, écrire des riens-feuilletons, et des dames élégantes, aux nerfs délicats, écrire des livres de théologie. On doit donc s'attendre à rencontrer des hommes qui sentent et s'émeuvent comme des femmes, et des femmes qui pensent et raisonnent comme des hommes. Ceux-là font des œuvres d'art empreintes d'une tendre et gracieuse inspiration : celles-ci font des œuvres de science empreintes d'une sévère et rigoureuse logique (1).

Mais les exceptions ne font point la règle, quelque nombreuses qu'elles soient. L'excessive émotivité de

(1) Sans adopter l'opinion paradoxale d'Helvétius sur l'égalité absolue des esprits, nous croyons que l'on a été trop loin quand on a interdit aux femmes les pensées graves et sérieuses, et jusqu'aux œuvres littéraires. Le nombre des femmes qui ont franchi avec éclat les limites imposées à leur facultés par l'éducation autant que par la nature, est assez grand pour justifier de vives réclamations. Dans son *Épître aux femmes* (Œuvres complètes, t. Ier), madame la princesse Constance de Salm a été l'éloquent organe de ces réclamations légitimes. Il n'appartenait à personne de défendre cette cause avec plus d'autorité. Quand on a donné, pendant une longue carrière, l'exemple des amitiés les plus éprouvées et des pensées les plus graves s'alliant sans peine aux plus gracieuses et

la femme impose à ses facultés une limite qu'elle ne franchit, quand elle peut le faire, qu'au prix de son

aux plus poétiques inspirations, on a le droit de rappeler aux femmes les biens qu'elles dispensent, l'empire qu'elles exercent, les moyens dont elles disposent, et d'ajouter :

. . . .
C'est par des traits plus sûrs qu'il faut montrer aux hommes
Tout ce que nous pouvons et tout ce que nous sommes :
C'est à les admirer qu'on veut nous obliger ;
C'est en les imitant qu'il faut nous en venger.
Science, poésie, arts, qu'ils nous interdisent,
Sources de voluptés qui les immortalisent,
Venez et faites voir à la postérité
Qu'il est aussi pour nous une immortalité !
Déjà plus d'une femme, osant braver l'envie,
Aux dangers de la gloire a consacré sa vie ;
Déjà plus d'une femme, en sa fière vertu,
Pour l'honneur de son sexe, ardente, a combattu.
Eh ! d'où naîtrait en nous une crainte servile ?
Ce feu qui nous dévore est-il donc inutile ?
Le Dieu qui dans nos cœurs a daigné l'allumer,
Dit-il que, sans paraître, il doit nous consumer ?
. . . .
Ne vaut-il donc pas mieux d'une ardente jeunesse
Charmer par ses talents la dangereuse ivresse,
Que de la condamner au plaisir dégradant
D'inventer ou proscrire un vain ajustement ?
. . . .

Il faudrait citer l'épître entière. — Il est inutile de rappeler ici des noms qui sont présents à tous les souvenirs. — Les travaux philologiques de madame Dacier, les recherches sur l'ancienne histoire de France de mademoiselle de la Lézardière, les ouvrages sur l'histoire naturelle de mademoiselle de Mayrand, les écrits politiques et littéraires de madame de Staël, les ouvrages sur l'éducation de mesdames Campan, de Genlis, de Résumat, Guizot, Necker de Saussure ; les publications anonymes faites récemment : *Du mariage au point de vue chrétien*, par madame de G. ; *De la formation du dogme catholique*, par madame de B. ; *Études sur les idées et sur leur union au sein du catholicisme*, par madame de L. ; et tant d'autres qu'il faut bien omettre, feraient certainement honneur aux plus célèbres d'entre nos hommes de lettres. Tandis que ceux-ci s'épuisent en cupides frivolités dans la dévorante officine des feuilletons, des femmes appelées par leur naissance et par leur éducation à d'autres préoccupations, s'élèvent à toutes les hauteurs de la pensée et abordent résolument les questions

repos et de ses plus heureuses inclinations. La nature a voulu que la femme régnât par les émotions, parce qu'elle est destinée à agir promptement, comme par instinct, sans subir les lenteurs de la réflexion. Son rôle est de tous les instants : fille, épouse, mère, elle doit sans cesse répondre à de pressants appels ; au foyer domestique, elle est sans cesse aux prises avec de petits orages qu'elle seule prévient ou dissipe ; dans son salon, son attention est sans cesse éveillée par le désir de laisser à chacun un souvenir de son gracieux accueil. Quant à sa bienfaisance, elle ne doit ressembler en rien à la théorie d'un philanthrope ou d'un socialiste ; il faut qu'elle vienne en aide, personnellement, directement, par le cœur et non par l'esprit, aux affligés qui pleurent, aux pauvres qui ont faim, aux enfants qui ont froid, aux malades qui souffrent, etc. Enlevez à la femme son excessive émotivité, et vous la dépouillerez de cette active et prodigieuse sympathie qui apaise les douleurs les plus diverses et dissipe tous les ennuis. Oublions donc les défauts que dans notre aveugle partialité nous lui reprochons avec trop d'amertume. Ne soyons point ingrats. Les moralistes l'ont dit : le mal est la condition du bien. Si vous ne voulez point l'ombre, supprimez la lumière. Si vous voulez que la femme règne

sociales et philosophiques. Nous n'entendons point ici donner notre assentiment à toutes les doctrines ; nous tenons seulement à constater la vigueur d'intelligence avec laquelle elles ont été conçues et le talent avec lequel elles sont exposées. Quelle plume, tenue par un homme de notre temps, surpassera jamais, sous ce rapport, celle de G. Sand ?

par la logique, supprimez le sentiment, et résignez-vous, dans vos besoins de tendre affection, à subir, depuis la naissance jusqu'à la mort, le souffle glacé du syllogisme.

L'ingratitude est un vice odieux. Non-seulement les défauts, mais encore les maladies qui ont leur source dans l'excessive émotivité de la femme, sont souvent de la part des hommes un sujet inépuisable d'accusations injustes et de railleries impitoyables. Quand la femme souffre par l'effet de ses émotions multipliées, ils la regardent d'un œil sec, ils croient pouvoir se dispenser de compâtir à des maux qu'ils ne comprennent point. C'est ajouter une peine cruelle à des souffrances déjà si vives et qui ont droit à un prompt soulagement. Nous sommes ainsi faits : nous assistons froidement, le sourire sur les lèvres, quelquefois avec colère, au spectacle d'une convulsion qui nous importune ; les douleurs que la femme supporte en expiation des consolations qu'elle prodigue à l'humanité déchue, nous semblent un vol fait à nos jouissances. Encore une fois l'ingratitude est un vice odieux, et nous devrions nous en montrer moins souvent coupables.

Oui, cette extrême surexcitabilité nerveuse dont tant de femmes sont affligées, prend sa source dans ce qu'ont fait pour elles la nature et l'éducation, dans cette excessive émotivité qui rend leur influence si douce et si bienfaisante. Cela dit, écartons pour un moment toute préoccupation relative à cette source d'où s'écoulent tant de biens, pour ne voir que les souffrances auxquelles elle donne en même temps une trop facile issue.

La surexcitabilité nerveuse se présente sous plusieurs formes. Nous nous garderons bien de les décrire toutes ; ce serait entreprendre une tâche longue, difficile et dont nos lectrices ne nous sauraient aucun gré. Il nous suffira d'en décrire rapidement les principales.

Le besoin d'émotions toujours nouvelles et toujours plus vives est une des formes les plus générales de la surexcitabilité nerveuse. Ce besoin, qui conduisait les matrones romaines aux amphithéâtres où l'homme était dévoré par des bêtes féroces, et qui conduit encore de nos jours tant de femmes soit aux combats de taureaux chers à l'Espagne, soit aux exécutions sanglantes de nos places publiques, ce besoin s'exprime par les agitations les plus douloureuses ; c'est la satiété avec ses terribles ennuis, c'est l'insatiabilité avec ses incroyables tourments, c'est dans tous les cas, le plus caractéristique des symptômes qui accusent l'absence d'un but d'activité honorable et sérieux. Nous avons tâché de décrire ce vide affreux d'une âme qui appelle sans cesse des émotions pour la remplir et à laquelle les émotions invoquées font impitoyablement défaut. Voyez, disons-nous, cette personne à laquelle tout autour d'elle semble sourire, et que dévorent les ennuis de l'oisiveté ; voyez comme elle s'agite, comme elle s'inquiète ! voyez les allées et les venues, les déterminations soudaines, contradictoires et sans résultat qui se succèdent sans relâche. Elle cherche à se fuir et elle se trouve toujours en présence d'elle-même. Elle est en proie à des inquiétudes graves à propos d'un malaise léger ; elle recourt, pour dissiper ses inquiétudes, à mille moyens qu'elle abandonne bientôt pour y recourir encore. De là l'impatience, la colère dont les explosions répandent le trouble et l'effroi dans les familles. Tout cela est extérieur : ajoutez maintenant le délire secret d'une imagination pour laquelle les événements de la vie ne sont que déception, désenchantement et misère. Aux prises avec un monde qui la brise par ses impitoyables et prosaïques réalités, cette personne qui avait convoité dans ses rêves l'empire de la beauté et l'éclat d'une brillante jeunesse, se livre à toutes les angoisses d'un violent désespoir. En vain veut-elle cacher ses souffrances, tout, dans ses paroles, dans son silence, dans sa mise, dans ses actes, les trahit et les proclame. Qui pourra jamais suivre dans toutes ses péripéties douloureuses une existence ainsi livrée au hasard des influences que la civilisation multiplie chaque jour et entre lesquelles la raison subjuguée est impuissante à faire un choix ! Ce sont tantôt des préoccupations de vanité ou des atteintes d'hypocondrie, tantôt des inspirations mystiques, ou des agitations mondaines se montrant isolément ou se succédant les unes aux autres pour produire tour à tour des accès de colère, d'envie, de jalousie, de terreur, de remords, d'anxiété, de désespoir, etc. Cet impérieux besoin d'émotions est quelquefois tel que l'on a vu des femmes entourées des plus tendres affections, s'administrer en secret et sans nécessité des médicaments dangereux, s'imposer un régime nuisible, se livrer à des exercices funestes, courir même les chances d'une grave maladie, afin d'appeler sur elles une attention plus inquiète et une sympathie plus affectueuse, afin de concentrer sur elles les hommages d'une plus vive sollicitude. On en voit qui, déployant, pour se soustraire au calme des plus douces relations, toutes les ressources que d'autres consacrent à le conquérir, recherchent avec une frénétique ardeur les prétextes d'une rupture imprévue et les agitations d'une explication impossible. Les larmes amères de la déception ont pour plusieurs un charme que n'ont point toujours les naïfs épanchements de l'amitié ; on les désire, on s'y complaît ; c'est l'émotion d'une victime imaginaire qui s'enorgueillit de son magnanime supplice. L'amour du sacrifice chez la femme peut aller jusque-là.

Voilà pour le moral. On conçoit que le mal ne s'arrête pas là. Voici pour le physique. La surexcitabilité nerveuse, s'y montre sous une autre forme. « Les femmes nerveuses, dit M. le docteur Édouard Auber, sont pâles, défaites et languissantes ; leur peau est sèche, froide ou brûlante, elles ont l'œil abattu ou hagard, timide ou caressant, le teint couvert, la physionomie langoureusement expressive et très mobile. Il est rare qu'elles n'aient pas quelques traits particuliers ; leur démarche est tantôt nonchalante, tantôt vive, heurtée, précipitée ; elles parlent de tout avec chaleur, avec enthousiasme et même avec une sorte d'exaltation, qui tient chez elles à l'exagération du sentiment, ce qui leur donne par moment un air vraiment inspiré (1). Ce n'est pas tout. Des troubles particuliers se font sentir dans les diverses parties de l'organisme ; chez les unes, vagues et extrêmement fugaces ; chez d'autres, fixes et affectant tous les caractères d'une lésion organique. De là les deux aspects différents que présente la surexcitation nerveuse, l'aspect variable ou protéiforme, et l'aspect fixe ou habituel. Nous avons appelé névropathie protéiforme celle qui se montre sous le premier de ces aspects.

La névropathie protéiforme est, ainsi que son nom l'indique, une maladie aux symptômes inconstants et voyageurs. Je dirai avec l'illustre Sydenham, que le jour n'a pas assez d'heures pour permettre l'énumération de tant de symptômes divers, si nombreux et si opposés, auprès desquels les couleurs changeantes du caméléon et les jeux variables de Protée sont empreints d'une immuable uniformité. Douleurs de tête, vertiges, hallucinations, étouffements, météorisme, vomissements, palpitations, abattement, agitation, graves hémorrhagies, brusques suppressions, somnolence invincible, insomnie opiniâtre, rêves, cauchemars, inappétence, dégoût, chaleur, frisson, spasmes, convulsions, etc., tout cela alterne, se succède, se mêle, se combine pour torturer l'infortunée victime des maux de nerfs.

(1) *Hygiène des femmes nerveuses*, etc., par M. le docteur Édouard Auber. Paris, 1840.

La névropathie fixe est celle qui a adopté pour siége principal une partie d'où mille douleurs émanent comme d'un foyer sans cesse rayonnant, jusqu'à produire des mouvements convulsifs, des accès de délire, des suffocations, des syncopes, et l'immobilité de l'extase ou de la catalepsie. Le siége de prédilection est pour les unes la tête, pour les autres la poitrine; pour celles-ci c'est l'estomac, pour celles-là c'est le bas-ventre ou la matrice. Alors surtout la maladie simule de graves altérations organiques, celles que les femmes redoutent le plus et qui souvent n'existent point. Les douleurs s'exaspèrent sous l'influence des émotions qui se succèdent, et l'exaspération des douleurs accroît les troubles survenus dans les fonctions des parties ainsi surexcitées. Nous n'insisterons pas sur ce point. Un grand nombre de troubles fonctionnels et quelques affections organiques ne se produisent point à l'insu des femmes qui en sont atteintes; elles en connaissent souvent la véritable cause.

Les émotions, nous l'avons dit, ont leur retentissement dans les profondeurs de l'organisme. Il n'est pas de désordres qui ne puissent se produire sous leur influence. Nous avons vu une dame, très âgée, tomber, à la plus légère contrariété, dans des accès de catalepsie tétanique, rester à la fois insensible et immobile pendant des heures et des journées entières. Pour les personnes dont le système nerveux est aussi surexcitable, tout devient une cause de douleur: un rien les effraye, le bruit le plus léger, ou un spectacle inattendu les fait évanouir. Nous avons vu une jeune malade tomber en somnambulisme à la plus légère impression. Il en est qui ne peuvent être témoins d'un accès spasmodique sans éprouver elles-mêmes des accès semblables. La faculté d'imitation prend chez elles un caractère tout à fait morbide. On connaît l'histoire des religieuses de Harlem. Emues à l'aspect d'une de leur sœurs qui était en proie aux convulsions, elle ne cessèrent d'avoir des accès semblables qu'en présence d'un fer rougi au feu dont les avait menacées l'illustre Boerhaave, appelé à leur secours.

Il est une forme de la surexcitabilité nerveuse dans laquelle l'imagination joue un rôle vraiment extraordinaire. Pour bien comprendre les effets étranges qui se manifestent et le rapport que ces effets ont avec les émotions vivement désirées, nous devons peut-être dire ici ce qu'il faut entendre par ce mot *imagination*.

L'imagination est cette faculté que manifeste l'homme, lorsque, sous l'empire d'un sentiment ou d'un désir, il fait surgir de sa mémoire un grand nombre d'éléments divers qu'il combine et qu'il coordonne de manière à les transformer en une création idéale, forme plus ou moins riante de la satisfaction désirée, forme plus ou moins sombre de la déception redoutée.

Or, dans le cas dont il s'agit ici, ce sont les émotions qui sont l'objet d'un vif et ardent désir. En l'absence des impressions réelles qui les font naître, l'imagination intervient avec toute son énergie créatrice pour faire surgir des impressions idéales. Ainsi jaillit, au gré d'une volonté subjuguée et pour ainsi dire sous les coups d'une baguette magique, une source inépuisable d'émotions.

Les impressions idéales que fait surgir l'imagination vivement sollicitée, et les désordres qui naissent de ces impressions imaginaires varient avec les préoccupations particulières de chacun, avec les croyances et les passions dominantes d'une époque. Nous ne peindrons point l'attitude des Sibylles, des Pythonisses, etc., qui, se livrant aux agitations d'un délire convulsif, rendaient des oracles respectés ; nous ne rappellerons point l'histoire des filles de Milet, qui s'étranglèrent les unes après les autres sans qu'il fût possible de les arrêter dans leurs transports suicides ; nous ne parlerons point des danses frénétiques auxquelles se livraient les Bacchantes, appelées Ménades et Thyades, lorsqu'elles se croyaient remplies du dieu qu'elles avaient invoqué ; nous ne mentionnerons point les danses extatiques et convulsives, connues d'abord sous le nom de danse de Saint-Jean et, plus tard, sous celui de danse de Saint-Guy, et dont les diverses contrées de l'Allemagne furent successivement le théâtre, au XIIIe et au XIVe siècle ; nous ne mentionnerons pas davantage la danse connue sous le nom de Tarentelle et qui régna épidémiquement dans la Pouille, au XVe et au XVIe siècle ; nous ne dirons rien de celle qui, sous le nom d'*Astaragaza*, sévit en Éthiopie, ni de celle qui, appelée *Tigretier*, a été observée chez les Abyssins, et décrite avec tous ses symptômes par le voyageur Pearce ; nous passerons également sous silence les délirantes conceptions et les hallucinations de ces femmes qui, dans les trois derniers siècles, déclarèrent par milliers et en présence des bûchers préparés pour elles, avoir assisté au sabat et y avoir vu de leurs yeux, entendu de leurs oreilles, les choses étranges qu'elles racontaient. Nous nous abstiendrons aussi de rappeler les visions et les ravissements extatiques par lesquels l'imagination, vivement sollicitée, a produit chez un grand nombre de femmes les émotions désignées, en langage mystique, par les mots: *insensibilité, union déifique, élévation, transformation, liquéfaction de l'âme, jubilation spirituelle, ivresse spirituelle, plaisir délicieux, écoulement spirituel, blessure ou plaie d'amour,* émotions que Bossuet qualifia dans son orthodoxe sévérité, d'*amoureuses extravagances*. Il nous suffira de rapporter avec quelques détails deux ordres de faits qui résument tous ceux dont nous nous abstenons de parler. Ce sont, d'une part les affections nerveuses, qui se multiplièrent, dans le siècle dernier, au cimetière de Saint-Médard, sur le tombeau du diacre Pâris, et de l'autre, les maladies extraordinaires dont son atteintes, depuis plusieurs années, deux filles du Tyrol. Ces deux ordres de faits ont un intérêt que n'ont point les autres: les premiers se sont produits à Paris même, à une époque rapprochée de la nôtre, qui s'est appelée le siècle des lumières, et dans une classe de la société qui, conduite par Voltaire, proclamait avec tant d'éclat la souveraineté de la raison. Les seconds, encore peu connus, se produisent de nos jours, dans une contrée peu éloignée et sous les yeux d'un grand nombre de témoins, parmi lesquels se trouvent des voyageurs dignes de foi. Entre ces deux ordres de faits, il existe, sans doute, de grandes analogies, mais ces analogies se renferment dans de certaines limites qu'il faut se garder de franchir. Il sera donc bien entendu que nous respectons, chez les stigmatisées du Tyrol, l'auréole de sainteté qui resplendit sur leur front virginal, tandis que les convulsionnaires du cimetière de Saint-Médard n'ont droit comme tous ceux qui souffrent qu'à notre commisération.

Voici l'histoire abrégée des convulsionnaires du dernier siècle. En 1727, mourut à Paris le diacre Pâris, antagoniste de la bulle *Unigenitus* et adversaire déclaré des ultramontains, qui défendaient cette bulle contre les attaques des gallicans. Son tombeau, situé dans le cimetière de Saint-Médard, était l'objet de nombreuses et fréquentes visites. Quatre ans après, en septembre 1731, le bruit se répandit qu'il s'y faisait des miracles. On parlait de malades qui y étaient saisis de convulsions, se roulaient par terre comme des possédés, agitaient violemment la tête et les membres, et éprouvaient une grande oppression, accompagnée d'un pouls fréquent et irrégulier. La foule des curieux ne tarda pas à se porter au cimetière pour jouir de cet étrange spectacle. Chez quelques femmes, atteintes déjà de surexcitation nerveuse, la maladie alla, dit-on, jusqu'au somnambulisme lucide, phénomène encore inconnu à cette époque. La terre qui recouvrait les dépouilles du diacre fut recherchée comme un talisman précieux, et les convulsions se propagèrent avec elle, à Paris et hors de Paris. On compta jusqu'à huit cents convulsionnaires. Plusieurs éprouvaient, pendant leurs convulsions, des douleurs violentes, qui exigeaient les secours d'autres sectaires appelés à cause de cela *secouristes*. Ceux-ci mettaient en usage des moyens qui nous paraissent incroyables. Ils frappaient les différentes parties du corps avec des marteaux, des sabres, des bûches de bois dont ils se servaient comme les paveurs se servent de leurs demoiselles. On raconte que quelques convulsionnaires reçurent impunément de six à huit mille coups. Une jeune fille fut guérie de violentes crampes d'estomac en recevant de grands coups de poing sur l'épigastre. Des femmes et des jeunes filles, pour ménager leur pudeur, prévoyant les sauts et les culbutes qu'elles pourraient faire dans les accès, avaient la précaution de se couvrir de longues robes qui se terminaient en forme de sac. Il y en avait qui tombaient sur leurs pieds avec une rapidité extrême, d'autres qui pliaient leur corps en arrière de manière que les talons touchassent la tête, etc. D'autres se faisaient placer sur le ventre une planche sur laquelle plusieurs hommes montaient pour occasionner de violentes pressions: quelques-unes d'entre elle se faisaient pincer le sein avec des tenailles, ou restaient longtemps la tête sur le sol et les pieds en l'air, etc. Cette maladie, devenue épidémique par imitation, domina surtout chez les femmes, mais elle n'épargna pas les hommes. Elle persista jusqu'en 1790, et dura ainsi cinquante-neuf ans. D'étranges turpitudes, s'accomplissaient, dit-on, dans de secrètes assemblées. Les *grands secours* furent défendus par un arrêt du Parlement de Paris, rendu en 1762; mais les sectaires ne cessèrent pas pour cela de se réunir secrètement. Des médecins éclairés, Hecquet et Lorry, combattirent les préjugés qui attribuaient ces désordres à des causes surnaturelles; mais des hommes distingués et d'un rang élevé, des ecclésiastiques mêmes, défendirent la secte. Des discussions nombreuses surgirent. La révolution les interrompit sans les terminer, car au milieu de nos orages politiques, et longtemps après, la secte existait encore, mais sans les *convulsions* et les *grands secours* dont elle avait offert au monde le triste et humiliant spectacle.

L'histoire des stigmatisées du Tyrol a été racontée par plusieurs écrivains [1]. Il s'agit de deux jeunes filles qui, par la seule puissance de leur imagination, sont parvenues à se transformer en images vivantes de Jésus-Christ, accomplissant, dans la Passion, son divin sacrifice : transfiguration merveilleuse, qui prend chez l'une la forme de l'extase et qui revêt chez l'autre l'aspect des plus affreuses souffrances. La première, Marie de Mœrl, est appelée l'Extatique de Kaldern; la seconde, Domenica Lazzari, est appelée la Patiente de Capriana.

Marie de Mœrl est née le 16 octobre 1812, d'une famille noble, mais peu aisée. Elle fut dans son enfance

(1) *Les Stigmatisées du Tyrol, ou l'Extatique de Kaldern, et la Patiente de Capriana;* relations traduites de l'italien, de l'allemand et de l'anglais, par M. Léon Boré. Paris, 1843.

sujette à plusieurs affections graves. A quinze ans elle perdit sa mère, femme pieuse et distinguée par son intelligence. Cette perte l'affecta vivement et la fit beaucoup souffrir. A dix-huit ans elle eut une violente maladie, des crampes, des convulsions, des hémorrhagies, dont elle guérit imparfaitement. A dix-neuf ans son médecin n'ayant pu lui promettre une guérison complète, elle résolut de s'abandonner à la divine Providence et renonça à tous les secours de l'art. Elle communiait souvent. A vingt ans, en 1832, son confesseur s'aperçut que quelquefois elle ne repondait pas à ses questions et qu'elle paraissait hors d'elle Les personnes qui assistaient la jeune fille lui apprirent qu'il en était ainsi chaque fois qu'elle recevait la communion. Il se promit de mieux l'observer. Le jour de la Fête-Dieu, désirant avoir sa journée libre, il lui porta la sainte hostie de grand matin. Elle fut ravie en extase à l'instant même. Le lendemain, à trois heures, de l'après-midi, il alla la voir et la trouva agenouillée dans la position où il l'avait laissée trente-six heures auparavant. Les personnes présentes, habituées d'ailleurs à ce spectacle, attestèrent qu'elle était restée dans cette position. Il entreprit de remédier à cet état qui pouvait devenir habituel. Il fit intervenir, dans ce but, la vertu d'obéissance à laquelle la jeune malade s'était engagée en entrant dans le tiers ordre de Saint-François. Ses extases se répétèrent, accompagnées de phénomènes plus ou moins extraordinaires, jusque vers la moitié de l'année 1833. A cette époque, la foule de curieux, appelée par la renommée aux cent voix, vint visiter l'Extatique. On porte à quarante mille le nombre des personnes qui vinrent à Kaldern, depuis le mois de juillet jusqu'au mois de septembre. Marie resta pendant tout ce temps en extase. Les visites furent interdites par l'autorité. Le prince évêque de Trente voulut savoir la vérité pour en informer le gouvernement, et il vint sur les lieux. Il déclara que la maladie de Marie ne constituait point par elle-même un état de sainteté, mais aussi que la piété bien reconnue n'était point une maladie. La police, après cette déclaration prudente, suspendit son intervention. Dès l'automne de la même année, son confesseur s'aperçut que le milieu des mains, où devaient plus tard se montrer les stigmates du crucifiement, se creusaient comme sous la pression d'un corps en demi-relief. En même temps, cette partie devenait douloureuse, et des crampes s'y manifestaient fréquemment. Le 2 février 1834, à la fête de la Purification, il la vit s'essuyer le milieu des mains avec un linge, effrayée comme un enfant du sang qu'elle y apercevait. Ces stigmates se montrèrent bientôt aux pieds et au cœur. Ils étaient à peu près ronds, s'étendant un peu en longueur, présentant trois ou quatre lignes de diamètre, et fixés de part en part aux deux mains et aux deux pieds. Le jeudi soir et le vendredi, toutes ces plaies laissaient couler par gouttes un sang ordinairement clair. Les autres soirs, elles étaient recouvertes d'une croûte de sang desséché. Marie garda le plus profond silence sur ces faits merveilleux ; mais, en 1834, le jour de la Visitation, l'extase, s'étant déclarée chez elle pendant une procession, la surprit en présence de plusieurs témoins : elle fut vue plongée deux fois dans la joie la plus vive, semblable à un ange glorieux, touchant à peine son lit de la pointe des pieds, éclatante comme une rose, les bras étendus en croix ; et tous les assistants remarquèrent les stigmates de ses mains. Dès lors cette merveilleuse particularité ne pouvait plus demeurer secrète.

« La première fois que j'allai la visiter, dit le célèbre professeur Gœrres, je la trouvai dans la position, où elle est la plus grande partie du jour, à genoux à l'extrémité de son lit, et en extase. Ses mains, croisées sur sa poitrine, laissaient voir les stigmates ; son visage était tourné un peu en haut du côté de l'église, et ses yeux levés au ciel exprimaient l'absorption la plus profonde, que rien du dehors ne pouvait troubler. Je ne remarquai en elle, pendant des heures entières, aucun mouvement, excepté celui produit par une respiration presque insensible ou par une légère oscillation, et je ne puis comparer son attitude qu'à celles des anges si nous les voyions devant le trône de Dieu, plongés dans la contemplation de sa splendeur. Aussi ne faut-il pas s'étonner que ce spectacle fasse l'impression la plus saisissante sur tous ceux qui en sont témoins. Les cœurs les plus durs ne peuvent résister à cette vue, et l'étonnement, l'émotion et la joie ont fait couler autour d'elle bien des larmes. D'après le rapport du curé et de ceux qui dirigent sa conscience, elle est continuellement occupée depuis quatre ans, dans ses extases, à contempler la vie et la passion de Notre-Seigneur et le saint sacrement de l'autel... L'ensemble de l'image fixée devant son esprit se réfléchit clairement dans la pose et le maintien de son corps, qui prend toujours une part plus ou moins grande au sujet qu'elle médite. Ainsi on la voit, à Noël, bercer avec une grande joie dans ses bras l'Enfant nouveau-né ; le jour de l'Épiphanie, elle adore à genoux de même que les mages ; le jeudi saint, elle assiste aux noces de Cana, à table, appuyée sur le côté, — circonstance qu'elle n'a pu apprendre par les moyens extérieurs, puisque les tableaux d'églises ne reproduisent point cette ancienne attitude ; — en un mot, les autres jours, toute sa personne exprime, d'une manière aussi caractérisée, la forme du sujet qui l'occupe.

« Mais l'objet le plus habituel des méditations de l'Extatique de Kaldern, c'est la passion de Notre-Seigneur, qui produit en elle l'impression la plus profonde et s'exprime le plus vivement au dehors. C'est surtout dans la semaine sainte, comme on doit le penser, que cette impression pénètre plus avant dans son être et que l'image extérieure en est plus complète. Néanmoins la contemplation de ce mystère revient tous les vendredis de l'année et offre ainsi une occasion fréquente d'en observer les merveilleux effets... L'action commence dans la matinée du vendredi. Si l'on en suit la marche, on voit que, de même que certaines personnes pensent en parlant, ou plutôt parlent en pensant, sans avoir la conscience des paroles qu'elles prononcent, de même Marie de Mœrl médite la Passion en la reproduisant, ou plutôt la reproduit en la méditant, sans savoir ce qu'elle fait. D'abord le mouvement, qui la soulève est doux et régulier ; mais à mesure que l'action devient plus douloureuse et plus saisissante, l'image dans laquelle elle se réfléchit prend un caractère à la fois plus profond et plus distinct. Enfin, lorsque l'heure de la mort approche, et que la douleur a pénétré jusqu'au fond de l'être, la mort même ressort de tous les traits de cette femme. Elle est là à genoux sur son lit, les mains croisées contre la poitrine. Autour d'elle règne un morne silence, qu'interrompt à peine la respiration des assistants. Vous diriez que le soleil de la vie, désormais voilé pour Marie de Mœrl, descend lentement au-dessous de l'horizon, et qu'à mesure que la lumière s'affaiblit, les ombres de la mort sortant de leurs abîmes montent peu à peu vers elle, enveloppent tous ses membres l'un après l'autre et s'amassent autour de son âme, jusqu'à ce que celle-ci, quand la dernière lueur s'éteint, tombe tout entière dans les ténèbres. Quelque pâle qu'elle soit pendant tout ce lugubre drame, vous la voyez pâlir encore successivement ; le frisson de la mort parcourt plus fréquemment son corps, et la vie qui se retire s'obscurcit à chaque instant davantage. Les soupirs, s'échappant avec peine, annoncent que l'oppression augmente ; de ses yeux, de plus en plus fixes et immobiles, coulent de grosses larmes qui descendent lentement sur ses joues. Des contractions nerveuses entr'ouvrent insensiblement sa bouche : comme les éclairs qui préparent l'orage elles forment des cercles de plus en plus larges, jusqu'à ce qu'elles creusent son visage sur toute sa surface; enfin, elles deviennent si violentes, que, de temps à autre, elles ébranlent le corps entier. La respiration, déjà difficile, se change en gémissements pénibles et plaintifs ; une rougeur sombre couvre les joues ; la langue épaissie semble être collée au palais desséché, les convulsions redoublent sans cesse plus profondes et plus fortes. Les mains, toujours croisées, qui d'abord s'affaissaient insensiblement, glissent plus vite, les ongles prennent une teinte bleue, et les doigts s'entrelacent convulsivement. Bientôt le râle se fait entendre dans le gosier. L'haleine, plus pressée, se détache avec des efforts infinis de la poitrine, qui semble liée par des cercles de fer ; les traits se déforment au point de devenir méconnaissables. La bouche est désormais ouverte dans toute sa largeur, le nez s'amincit et s'effile, les yeux, constamment immobiles, sont près de briser leurs orbites. Il passe encore à de longs intervalles, à travers les organes roidis, quelques soupirs, et l'on dirait que le dernier de tous va s'échapper. Alors le visage s'incline, et la tête, portant tous les signes de la mort, s'affaisse dans un complet épuisement : c'est une autre figure, pendante, abattue sur la poitrine, et que l'on peut à peine reconnaître. Tout demeure ainsi l'espace d'une minute et demie à peu près. Puis, la tête se relève, les mains remontent vers la poitrine, le visage reprend sa forme et son calme : elle est à genoux, les yeux levés au ciel, tout occupée à offrir à Dieu son action de grâces. Et cette scène se renouvelle chaque semaine, toujours la même dans ses phases essentielles, mais offrant chaque fois des traits particuliers qui correspondent aux dispositions intérieures de la patiente. C'est ce dont je me suis convaincu plusieurs fois par un examen attentif. Car il n'y a rien de faux, rien d'exagéré dans toute cette représentation merveilleuse, qui coule comme la source du rocher ; et si Marie de Mœrl mourait en réalité dans de pareilles circonstances, elle ne mourrait pas autrement.

« Quelque absorbée que soit l'Extatique dans ses contemplations, un seul mot de son confesseur ou de toute autre personne en rapport spirituel avec elle suffit pour la rappeler aussitôt à la vie réelle, sans qu'elle passe par un état intermédiaire. Il ne lui faut qu'un instant pour se reconnaître et ouvrir les yeux, et alors elle est comme si elle n'avait jamais eu d'extase. L'expression de sa figure devient tout autre ; on dirait un enfant naïf qui a conservé sa candeur et sa simplicité. La première chose qu'elle fait en reprenant ses sens, lorsqu'elle aperçoit des témoins, c'est de cacher sous la couverture ses mains stigmatisées, comme une petite fille qui a taché ses manchettes avec de l'encre et qui voit venir sa mère. Ensuite, accoutumée qu'elle est à ce concours d'étrangers, elle regarde autour d'elle et donne à chacun un salut amical. Elle n'est pas à l'aise, quand l'émotion des scènes qui viennent de se passer est encore trop visible sur la figure des assistants, ou quand on s'approche d'elle avec une sorte de vénération et de solennité, et elle s'applique, par un enjouement plein d'abandon, à effacer ces émotions profondes. Comme elle garde le silence depuis longtemps, elle cherche à se faire comprendre par des signes ; et quand cela ne suffit pas, semblable à un enfant qui ne saurait pas encore parler, elle regarde son confesseur et le prie avec les yeux de répondre pour elle.

« Ses yeux noirs expriment la joie et l'ingénuité du premier âge. Son regard est si limpide, qu'on peut par lui pénétrer jusqu'aux dernières profondeurs de son âme ; et l'on est bientôt convaincu qu'il n'y a pas, dans tout son être, un seul coin obscur où pût se cacher la moindre fraude. Il n'y a en elle aucune trace d'humeur sombre ou d'exaltation, point de molle ni fade sentimentalité, et encore moins d'hypocrisie ou d'orgueil ; on ne voit dans toute sa personne que l'impression sereine et joyeuse d'une jeunesse conservée dans l'innocence, et qui s'abandonne même volontiers au badinage, parce que le tact sûr et délicat qu'elle possède sait écarter tout ce qui pourrait paraître inconvenant. Quand elle est avec des amis, elle peut, une fois revenue à elle-même, rester plus longtemps dans cet état ; mais on sent qu'il lui faut faire de grands efforts de volonté ; car l'extase est devenue sa seconde nature, et la vie des autres hommes est pour elle quelque chose d'artificiel et d'inaccoutumé. Au milieu d'un entretien, lors même qu'elle semble y prendre plaisir, on voit tout à coup ses yeux se voiler, et dans un instant, sans aucune transition, elle retourne à l'extase. Pendant mon séjour à Kaldern, on l'avait priée d'être la marraine d'un enfant nouveau-né que l'on baptisa dans sa chambre. Elle le prit dans ses bras et manifesta le plus vif intérêt à toute la cérémonie ; mais dans cet espace de temps, elle retomba plusieurs fois en extase, et il fallut, à diverses reprises, la rappeler au sentiment de la réalité qui s'accomplissait devant elle.

« C'est un merveilleux spectacle, chez Marie de Mœrl, que celui du passage de la vie commune à la vie extatique. Couchée sur le dos, elle semble nager dans les flots d'une onde lumineuse, et jette encore sur tout ce qui l'environne un regard joyeux. Tout à coup on la voit plonger doucement dans l'abîme : les vagues jouent un instant autour d'elle, puis elles lui couvrent le visage, et on la suit des yeux descendant dans les profondeurs de l'eau diaphane. Dès lors l'enfant naïf a disparu ; et lorsqu'on voit briller, au milieu de ses traits transfigurés, ses yeux noirs ouverts dans toute leur largeur en lançant tous leurs rayons dans l'infini, sans saisir un objet particulier, on dirait une sibylle, mais pleine de noblesse et de dignité pathétique.

« Cependant il ne faut pas croire que ses contemplations et ses exercices de piété l'enlèvent à tous les soins de la famille. De son lit, elle dirige le ménage dont elle partageait précédemment la conduite avec une sœur que la mort lui a enlevée. Comme elle jouit, depuis plusieurs années, d'une pension qui lui a été obtenue par des personnes charitables, et qu'elle n'a besoin de rien pour elle-même, elle consacre cet argent à l'éducation de ses frères et sœurs. Tous les jours, vers deux heures de l'après-midi, son confesseur la rappelle à la vie ordinaire pour qu'elle s'occupe des affaires de la maison. Alors ils confèrent ensemble sur les difficultés qui se présentent ; elle pense à tout, prévient les besoins de ceux à qui elle s'intéresse, et le grand sens pratique qu'elle possède fait que toutes choses autour d'elle sont parfaitement ordonnées. »

Telle est l'Extatique de Kaldern (1). Ce que l'on rapporte de la Patiente de Capriana est plus extraordinaire encore. Nous reproduirons le récit de M. Edmond Cazalès. Dans ce récit se trouvent cités les passages d'une notice insérée dans les *Annales universelles de médecine*, journal fort estimé de Milan, par M. le docteur Dei Cloche, qui a assisté la malade et qui a cru devoir rendre un compte exact de ce qu'il avait vu :

« Capriana est un pauvre village situé sur une des montagnes qui dominent la vallée de Fiemme, à trois lieues environ du bourg de Cavalese, et à dix ou douze lieues de Trente. L'accès en est assez difficile, et on ne peut s'y rendre qu'à pied ou à cheval. Le vendredi 25 septembre, étant partis de Cavalese avant le jour, nous arrivâmes vers sept heures et demie à Capriana, et nous nous fîmes conduire aussitôt à la maison de Domenica Lazzari. On nous fit entrer dans une petite chambre où le jour pénétrait à peine par une fenêtre qu'on tient ouverte jour et nuit, même à l'époque des plus grands froids, et nous vîmes le spectacle le plus saisissant et le plus extraordinaire qu'on puisse imagi-

(1) La France, à ce qu'il paraît, possède aussi une stigmatisée, madame Miollis, qui habite dans les environs de Draguignan. M. le docteur Reverdit en a parlé dans le *Mercure artésien*.

ner. Domenica était couchée sur le lit de douleurs, qu'elle ne quitte jamais, et où elle offrait comme une image vivante de Jésus crucifié. On pouvait à peine distinguer son visage, parce qu'à l'exception de la bouche et du menton, il était couvert de sang à moitié séché comme d'un masque : le sang continuait à couler du front par une foule de petites blessures représentant celles de la couronne d'épines ; il se répandait sur son cou et sur des linges placés au-dessous de sa tête. Ses mains, fortement entrelacées, étaient appuyées sur sa poitrine; à la partie extérieure, la seule qu'on pût voir, se trouvait une plaie large et profonde, d'où le sang se répandait sur ses bras. Ses pieds, qu'on nous permit de regarder, et qui étaient posés l'un sur l'autre, présentaient une plaie semblable, plus large et plus profonde encore, avec cette circonstance bien singulière que le sang se dirigeait vers les doigts, contrairement aux lois ordinaires de la gravité. Ces blessures semblaient n'avoir pu être faites qu'avec de gros clous, et elles paraissaient traverser les extrémités de part en part. A ces phénomènes se joignaient des souffrances horribles, comme on pouvait en juger par les tremblements convulsifs qui agitaient le corps de Domenica, et surtout son épaule gauche dont elle paraissait souffrir plus particulièrement. Ses lèvres remuaient comme pour une prière continuelle. Quand la douleur était trop violente, elle poussait des gémissements plaintifs : quelquefois même ses dents, s'entre-choquant, faisaient entendre un bruit singulier et prolongé qu'on pourrait comparer à celui d'un rouet.

Il est impossible de voir une agonie plus douloureuse et mieux caractérisée, et il y a des moments où l'on croirait que la malade va expirer.

« Cependant ce faible corps, qui depuis huit ans n'a pris aucune nourriture ni aucun sommeil, supporte toutes les semaines sans y succomber, ces terribles assauts : à une certaine heure, le sang s'arrête et se sèche; les plaies se ferment toutes seules sans aucune des circonstances qui accompagnent ordinairement la guérison d'une blessure : les paroxysmes convulsifs diminuent de violence et d'intensité, et la pauvre stigmatisée rentre jusqu'au vendredi suivant dans son état ordinaire, état d'immobilité absolue et de souffrances continuelles, mais qui peuvent paraître supportables par comparaison. Nous lui fîmes deux visites dans la matinée que nous passâmes à Capriana. La première fois, elle n'était pas encore dans toute l'horreur de son agonie, et nous pûmes lui adresser quelques paroles. Je lui demandai de prier pour la France, et elle me fit signe qu'elle le ferait. On nous donna de petites images qu'on lui fit baiser et qu'on fit toucher à ses mains : je dois ajouter que, malgré la pauvreté de ses parents, il est impossible de leur faire accepter aucune aumône. Je viens de raconter ce que j'ai vu de mes yeux, ce que des milliers d'autres ont vu comme moi, et ce qu'il est facile à chacun d'aller vérifier. Est-il besoin de dire que je n'ai jamais ressenti d'émotion plus vive et plus profonde qu'en face de cette représentation si fidèle de quelques traits du drame sanglant accompli sur le Calvaire? A la description de ce que j'ai vu, j'ajouterai quelques détails sur Domenica Lazzari, puisés à différentes sources. Les plus importants sont extraits d'un journal de médecine de Milan, où le docteur Léonard Dei Cloche a décrit très au long les différents états dans lesquels il a vu cette fille extraordinaire (1).

« Marie-Dominique, dernière fille du meunier Lazzari, est née à Capriana, le 16 mars 1815. Élevée suivant sa modeste condition, elle se fit remarquer de bonne heure par son intelligence et sa piété. Dans les intervalles de ses travaux, elle aimait à lire des livres de dévotion, notamment ceux de saint Alphonse de Liguori : ses prières et ses méditations étaient fréquentes ; toutefois sa réserve et sa modestie ne laissaient voir en elle aucune marque de ferveur extraordinaire, ni rien qui l'élevât au-dessus de ce que doit être une fille sage et pieuse. Sa santé fut bonne jusqu'à la mort de son père, qui eut lieu en 1828 : la douleur qu'elle ressentit de cette perte fut excessive et amena une maladie assez longue, qui finit pourtant par céder soit aux remèdes, soit à la force médicatrice de la nature. « Le 12 juin 1833, dit le docteur Dei « Cloche, pendant qu'elle était occupée aux travaux « des champs, elle fut prise tout à coup d'un certain « malaise qui la retint immobile à peu de distance de « sa maison. Les personnes qui se trouvaient près de

(1) Remarques sur la maladie de Marie-Dominique Lazzari recueillies par le docteur Léonard Dei Cloche, aujourd'hui premier médecin et directeur de l'hôpital civil et militaire de Trente. (Extrait des *Annales de médecine universelle* de Milan, numéro de novembre 1837.)

« là, par hasard, la virent debout, comme absorbée « dans la contemplation ou dans l'extase. Elle eut une « attaque de nerfs d'environ une heure, pendant « laquelle, ainsi qu'elle le dit plus tard elle-même, « elle souffrait d'une soif ardente, d'une extrême « difficulté de respirer, et voyait à une certaine dis- « tance un homme d'un aspect vénérable qui lui « ordonnait de s'arrêter, afin de lui faire connaître « une chose de la plus haute importance. Étant « revenue à elle, la vision disparut, et on la ramena « à grand'peine au domicile maternel. »

« Le lendemain de ce jour commença une maladie caractérisée d'abord par une toux continuelle, des suffocations et de cruelles douleurs dans le bas-ventre, puis plus tard par d'autres symptômes, laquelle ne lui permit plus de quitter le lit. Dans les premiers jours d'avril 1834, éprouvant une aversion invincible pour tout aliment et toute boisson, elle commença à refuser le peu de nourriture qu'elle avait coutume de prendre: à la fin de ce mois, sur les instantes prières qu'on lui fit, elle prit pour la dernière fois un peu de pain trempé dans de l'eau. Le 30 avril, ses parents, effrayés de l'opiniâtreté et de la violence de la maladie, allèrent chercher à Cavalese le docteur Dei Cloche, qui décrivit avec détails l'état dans lequel il la trouva et les violentes convulsions dont elle fut assaillie en sa présence. Il fit plusieurs tentatives pour lui faire prendre quelques médicaments; mais ces essais ayant constaté chez elle l'impossibilité d'avaler quoi que ce fût, il fut obligé de renoncer à tout traitement. Il revint la voir le 29 août 1834 : « Ses convulsions, au lieu « d'être devenues périodiques, étaient continuelles « et moins violentes. Sa sensibilité maladive était « augmentée et affectait à tel point tous les sens, qu'elle « ne pouvait supporter ni lumière, ni odeur, ni bruit, « sans éclater en sanglots, en gémissements, en mou- « vements convulsifs. Elle ne pouvait articuler la « moindre parole qu'avec peine et d'une voix enrouée. « Si quelqu'un s'approchait de son lit sans précaution « et par curiosité, ses tremblements augmentaient « et ses douleurs devenaient plus vives. Elle n'avait « pris aucune nourriture, et toutes ses sécrétions « étaient suspendues. »

« La relation des *Annales de médecine universelle* ne nous fait pas connaître de quelle nature fut la transition de cette maladie à l'état où Domenica se trouve aujourd'hui. Ce fut seulement trois ans plus tard que le docteur Dei Cloche, qui avait quitté Cavalese pour aller demeurer à Trente, ayant entendu parler des étranges phénomènes qui commençaient à rendre célèbre le nom de la paysanne de Capriana, voulut voir par lui-même ce qui en était, et se transporta auprès d'elle le jeudi 4 mai 1837, à quatre heures du soir.

« Elle reposait dans le même lit, dit-il, était « enveloppée dans les mêmes linges et placée dans la « même position où je l'avais trouvée en août 1834. « Elle avait les mains jointes ou plutôt entrelacées ; « elles étaient appuyées sur sa poitrine, dans la posi- « tion où on les met ordinairement pour prier Dieu.

« Sur son front, deux doigts au-dessous de la racine « des cheveux, on voyait courir d'une tempe à l'autre « une ligne droite passant par des points assez rappro- « chés sur lesquels brillait du sang frais. Ces points « étaient au nombre d'à peu près dix ou douze. Le « reste de la face jusqu'à la lèvre supérieure était « couvert de sang noirâtre et desséché. A l'extérieur « des mains et vers le centre, c'est-à-dire entre le « métacarpe du doigt du milieu et de l'annulaire, « s'élevait un point noir semblable à la tête d'un « gros clou, dont le diamètre était de neuf lignes « et la figure parfaitement ronde. Il était plus élevé « au centre et aplati sur les bords : observé à la « lumière, il avait l'apparence de sang caillé et des- « séché. Autour de ces points se trouvaient des alté- « rations pareilles à de petites cicatrices linéaires, « toutes aboutissant au centre. Elles étaient d'un brun « pâle et d'environ deux lignes de long. Une marque « semblable à celle des mains existait au-dessus du « pied droit et à peu près au milieu : elle était entou- « rée aussi de plusieurs lignes en forme de rayons « partant du centre. Je ne pus pas voir le dessus du « pied gauche, parce qu'il était fortement comprimé, « pour ne pas dire entièrement couvert par la plante « du pied droit. Domenica parlait lentement, le son de « sa voix était plaintif, ses paroles étaient vives et « énergiques. Son esprit paraissait calme et tranquille ; « son corps, principalement aux extrémités inférieures, « était agité par un tremblement convulsif, incessant, « comme l'est une feuille par le souffle du vent.

« Quand je fus près de son lit, elle me témoigna, « par des paroles affectueuses et par son sourire, que « ma visite lui était agréable. Je lui dis combien son « état m'inspirait de compassion : elle ne répondit pas, « leva les yeux au ciel et inclina la tête. Je lui fis « différentes questions, pour mieux connaître ses souf- « frances intérieures ; elle y répondit de bonne grâce. « Lui ayant demandé à voir la paume de ses mains « et la plante de ses pieds, qui avaient pris une posi- « tion presque horizontale à ses jambes, elle me « répondit : Je ne puis pas me remuer. Il m'est impos- « sible à présent de séparer une main de l'autre, ni le « pied droit du gauche. Le seul effort que je ferais « pour vous satisfaire me causerait des douleurs hor- « ribles et d'affreuses convulsions. — Ma curiosité « ne se contenta pas de cette excuse ; je renouvelai « mes instances et m'efforçai de trouver de bonnes « raisons pour la persuader. Elle garda le silence pen- « dant quelques moments et dit enfin : Demain matin, « j'essayerai de satisfaire votre désir, et j'espère y « réussir. — A présent, dis-je à mon tour, si vous « n'avez pas la force de séparer les mains ou les pieds, « essayez au moins de remuer vos doigts. — Elle « répondit qu'elle ne pouvait remuer que l'index de « la main droite. Je lui demandai ensuite si le lende- « main, qui était un vendredi, le sang coulerait de « son corps, comme les vendredis passés. — Elle me « répondit : Jusqu'à présent mon martyre n'a jamais « manqué. Ce jour-là, mes plaies ont toujours saigné. « Demain matin, quand j'aurai médité la sainte

« messe, venez me voir, et vous serez convaincu de « la vérité. Si vous veniez auparavant, vous me « distrairiez de mes prières, et votre visite me serait « pénible. — Je la priai de me permettre d'examiner « son pouls. Elle y consentit : Mais, dit-elle, ne pres- « sez pas trop fort mon bras, de peur qu'il ne me « vienne de longues et violentes convulsions, comme « il est arrivé récemment, quand un médecin, qui ne « croyait pas à mes souffrances voulut me tâter le « pouls malgré moi. — Je fis comme elle désirait, mais « je ne sentis aucune pulsation, parce que tout son « corps était dans un tremblement continuel qui ne « permettait pas de sentir le battement des artères. A « mon plus léger attouchement, tout son corps trem- « blait davantage et ses gémissements redoublaient.

« Je lui demandai pourquoi sa fenêtre était tou- « jours ouverte. Elle répondit : Depuis que je suis « malade dans ce lit, je n'ai pu supporter qu'elle fût « fermée ni le jour ni la nuit, même pendant les temps « les plus froids de l'hiver. Quand quelqu'un a voulu la « fermer, il a fallu promptement la rouvrir pour « m'empêcher de mourir suffoquée. Ce qu'elle disait « me fut attesté par des témoignages irréfragables. Il « est notoire que sa fenêtre resta ouverte pendant « l'hiver de 1836, quand le thermomètre de Réaumur « était descendu à plus de treize degrés au-dessous « de zéro. Elle assure que quand il y a de grands « vents, elle se trouve mieux et que ses douleurs sont « soulagées. Pour y suppléer, elle prie les personnes « qui la visitent ou celles de la maison de l'éventer

« fortement avec un grand éventail qui se trouve là « pour cet usage. Pour vérifier son assertion, je le « pris moi-même, et pendant une demi-heure je l'agi- « tai de toutes mes forces, au point de faire voler ses « cheveux sur son visage. Cela lui était agréable: la « bouche entr'ouverte, elle recevait avec plaisir cette « ventilation, qui pour toute autre personne, eût été « fort incommode.

« Elle m'assura qu'elle avait au côté une grande « plaie qu'elle tenait soigneusement cachée, et le long « de l'échine beaucoup d'autres petites qui rendent « aussi du sang tous les vendredis. Elle ajouta que, « depuis le 2 mai 1834, elle n'avait ni dormi, ni bu « une goutte d'eau, ni avalé une miette de pain. Elle « disait, en outre, qu'elle était martyrisée sans relâche « par de cruelles douleurs dans toutes les parties de « son corps, et particulièrement à l'endroit de ces « plaies, douleurs qui, tous les vendredis, se joignaient « à de fortes palpitations de cœur, et devenaient telle- « ment intolérables, que quelquefois la mort lui aurait « paru préférable.

« Le lendemain 5 mai, à sept heures du matin, j'allai « revoir Domenica. A plus de cent pas de sa demeure, « on entendait des cris perçants venant de la fenêtre de « sa chambre, qui correspondait à la rue. En appro- « chant, on distinguait ces mots : Mon Dieu, secourez- « moi ! A peine eus-je mis le pied sur le seuil de sa « chambre, que le spectacle le plus douloureux et le « plus déchirant s'offrit à moi. Les points saillants que « j'avais vus au milieu des mains s'étaient changés en

« trous d'où coulait le sang. Il coulait aussi de la plaie « qui paraissait au-dessus du pied droit, ainsi que de « celle qu'on ne voyait pas au-dessus du pied gauche. « Autour de chacune de ces plaies était une auréole « rougeâtre ; celles des trous du front étaient petites, « celles des pieds et des mains ressemblaient à celles du « vaccin variolique le septième jour de son développe- « ment. Ces ouvertures étaient des plaies, ou, si l'on « l'aime mieux, des ulcères vifs et profonds, sans puru- « lence, ni rien qui tendît à la corruption. Le sang qui « en sortait était vif, rutilant, tenace, et ressemblait « au sang artériel. Il coulait très lentement, mais « pourtant visiblement. Les plaies du front avaient à « peu près deux lignes de profondeur, une ligne de « largeur, et leur forme était ronde. Celles des mains « étaient profondes de trois lignes et creusées en forme « de cône, leur diamètre était d'un demi-pouce, et celle « qui existait au-dessus du pied droit était de même « figure que celles des mains.

« Après avoir contemplé la malade quelque temps, « je lui rappelai la promesse qu'elle m'avait faite de « me laisser voir les paumes de ses mains : aussitôt « elle souleva en soupirant ses mains jointes et les « détacha avec effort pendant une seconde : je n'y » vis qu'une plaie superficielle toute saignante. Elle « ne put détacher la plante du pied droit du dessus « du pied gauche. Comme je témoignais le désir de « voir la plaie du côté, elle répondit : — Je ne puis » la laisser voir. Quand le sang coule, la chemise y « est collée et ne pourrait en être détachée qu'au

« prix de douleurs insupportables; quand le sang « commence à sécher, il s'amasse sur la plaie et la « cache entièrement aux yeux. — Cette plaie n'a été « vue que furtivement par sa mère et ses sœurs, lors- « qu'elles assistaient la malade au plus fort de ses con- « vulsions. Personne n'a vu celles qu'elle dit avoir le « le long du dos.

« A dix heures du matin, l'infortunée criait encore « d'une voix retentissante : — O mon Dieu ! secourez « moi. — Par intervalles, elle répondait laconiquement « aux questions qui lui étaient adressées, puis revenait « à sa douloureuse exclamation. A quatre heures « après midi, quoique le sang eût cessé de couler, elle « continuait de crier avec la même énergie. Interrogée « à ce sujet, elle répondit : — J'éprouve des douleurs « affreuses dans toutes les parties de mon corps, et en « criant ainsi, je trouve du soulagement à mon inex- « plicable martyre. — Puis, quelques moments après : « O mon Dieu ! mes douleurs me prennent à la poi- « trine ; — et elle fit signe avec ses mains jointes que « le mal était arrivé au cœur. — C'est dit-elle, un « signe avant-coureur de la plus cruelle souffrance. « — En effet, au bout de dix minutes, elle fut en « proie aux convulsions les plus horribles et les plus « étranges. Ces spasmes, d'une violence extrême « et accompagnés des symptômes les plus graves, « l'attaquaient sans relâche, sans ordre et sans mesure, « passant alternativement d'une partie du corps à « l'autre. Les assauts se succédaient avec des varia- « tions, des changements, des vicissitudes, des trans-

« formations impossibles à décrire, et elle en était « tellement anéantie, qu'on aurait pu la prendre dans « ce moment pour la mort personnifiée. Elle paraissait « éprouver en même temps les sensations les plus « opposées et les plus contradictoires, mais toutes sans « rapport ni avec ses douleurs habituelles, ni avec « son jeûne constant, ni avec ses hémorrhagies heb- « domadaires, ni avec sa frêle constitution. Pour « décrire cet accès avec toutes les formes sous les- « quelles il se manifestait, il faudrait « dire qu'on y « voyait prévaloir tour à tour les convulsions toniques « et cloniques, la danse de Saint-Guy, le tétanos par- « tiel et général, la suffocation convulsive, le spasme « cynique, le trisme, une sorte de carphologie et d'au- « tres affections du même genre....

« Je note en dernier lieu que, dans ses convulsions, « Domenica se donnait quelquefois avec ses mains « jointes des coups si violents sur la poitrine, que le « bruit en était incroyable. Une fois, entre autres, elle « se frappa le menton avec tant de force, qu'elle se « blessa grièvement les gencives. Alors, au milieu de « ses convulsions, elle porta rapidement et à plusieurs « reprises ses mains jointes à sa bouche, et avec « le petit doigt de la main droite, elle enleva le « sang qui sortait et le rejeta sur les draps, témoi- « gnant ainsi que ce liquide était pour elle quelque « chose de très désagréable. Le grincement de ses « dents était tel, qu'on pouvait le comparer à celui « d'un chien furieux et affamé qui ronge des os, ou au « mouvement d'une grosse lime promenée par un bras

« vigoureux sur une masse de fer. Le 12 mai 1836, « elle eut une lipothymie qui dura jusqu'au 16 du « même mois. Le seul signe qui la fit regarder comme « vivant encore, était un mouvement à peine sensible, « persistant au bas-ventre. Les plus fortes convulsions « qu'elle ait eues eurent lieu le 24 juin 1836 ; elles « continuèrent sans relâche jusqu'au soir du 2 juillet. « Dans ces contorsions convulsives, elle frappait telle-« ment sa poitrine avec ses mains entrelacées, que les « coups s'entendaient distinctement de la rue, quoique « séparée de sa demeure par un espace d'environ « quatre perches. On compta qu'elle s'était ainsi « frappée quatre cent neuf fois dans une heure. »

« La description qu'on vient de lire donne autant de détails qu'on en peut désirer sur les phénomènes extérieurs qui caractérisent l'état de Domenica Lazzari. Sa vie intérieure est peu connue, de même que celle de Marie de Mœrl, parce que leurs directeurs observent à cet égard la sage réserve prescrite par l'Église en semblable circonstance. Marie de Mœrl est, à l'exception de courts intervalles, dans un état d'extase à peu près continuel. Domenica Lazarri a toujours l'usage de ses sens, sauf quelques périodes plus ou moins longues où elle est comme morte et où la vie ne se trahit plus chez elle que par des signes presque imperceptibles. Ce sont donc deux états tout à fait différents. Domenica, qui est dans l'impossibilité de prendre aucune nourriture, peut cependant recevoir la communion, et on dit qu'elle avertit d'avance son confesseur du jour et de l'heure où on pourra lui apporter le pain eucharistique,

que le plus ordinairement elle consomme sans difficulté. Cependant le 2 août 1838 après avoir reçu la sainte hostie, elle fut empêchée de l'avaler par des spasmes qui survinrent tout à coup. Cela s'étant prolongé quelques heures, on essaya de la retirer, mais sans pouvoir y parvenir, parce qu'à chaque tentative Domenica était prise de convulsions d'une violence extraordinaire. L'hostie resta ainsi sur sa langue pendant près de deux mois, sans pouvoir être ni consommée ni retirée : ce ne fut que le 24 septembre qu'elle put enfin l'avaler, après avoir été pendant ce long espace de temps comme un tabernacle vivant. »

A de pareils récits, nous n'avons rien à ajouter. Que les femmes du monde les méditent, afin de prévenir, par tous les moyens dont elles disposent, des troubles plus ou moins graves qui résultent de la surexcitabilité nerveuse. Si les sacrés stigmates qui ont été donnés pour la glorification de deux filles pauvres attirent sur elles les hommages pieux des fidèles, les maladies d'un autre genre qui, chez les femmes riches, naissent des égarements de leur imagination, attirent sur elles, de la part des personnes qui les entourent, une commisération quelquefois railleuse et souvent stérile

Tel est rapidement exposé le rôle des émotions dans la vie de la femme. Cet exposé soulève un grand nombre de problèmes que nous avons abordés ailleurs (1), et sur lesquels nous ne pouvons revenir dans

(1) *Des fonctions et des maladies nerveuses, dans leurs rapports avec l'éducation sociale et privée, morale et physique.*

cette introduction. Quelles sont les conditions physiologiques de cette excessive émotivité d'où découlent à la fois tant de qualités, tant de défauts et tant de maladies?... Comment s'explique cette étrange influence exercée par les émotions sur les idées, sur l'imagination, sur les fonctions et sur les troubles du système nerveux?... A l'aide de quels moyens d'éducation peut-elle intervenir dans les émotions pour faire prédominer les unes, pour modérer ou prévenir les autres?... Ces difficiles problèmes de physiologie psychologique et d'hygiène morale ont été agités par Roussel, dans son remarquable ouvrage. En a-t-il donné une solution satisfaisante? C'est ce que les lecteurs décideront.

Essai d'un nouveau système de recherches physiologiques et pathologiques sur les rapports du physique et du moral. Ouvrage couronné par l'Académie royale de médecine. Paris, 1842.

IV.

DE L'APHASIE (1).

Quel est le problème en discussion?

Cette question peut être étrange, mais elle n'est pas superflue. Il n'est pas toujours inutile, avant qu'une discussion soit close, de rappeler les termes du problème qui l'a provoquée.

S'agit-il de déterminer le siége anatomique de la lésion cérébrale dans l'aphasie?

Ou bien s'agit-il de déterminer, d'après le siége de la lésion cérébrale dans l'aphasie, le siége ou l'organe cérébral de la faculté de langage parlé? — Notez bien la différence.

Le premier est un problème simple, un problème

(1) Ce travail a été lu à l'Académie de médecine dans la séance du 13 Juin 1865, à l'occasion de la discussion sur l'*aphasie*. Nous n'en retranchons que les quelques mots d'introduction se rapportant aux discours déjà prononcés sur ce même sujet par d'autres membres de l'académie. (Voir *Union médicale*, 1865.)

anatomo-pathologique. Le second est un problème compliqué; il suppose le problème anatomo-pathologique résolu, et, fort de cette solution, il s'élève d'un bond, par une des inductions les plus aventureuses, assez fréquentes parmi les esprits dits positifs, à la hauteur d'un des plus graves problèmes psycho-physiologiques.

Il faut bien le reconnaître, et ceux qui croient en avoir trouvé la solution m'en sauront gré, c'est précisément le problème compliqué, plus compliqué qu'on n'a paru l'imaginer, qui a été posé et discuté dans cette enceinte.

Si le problème anatomo-pathologique avait été seul agité; s'il avait été résolu de manière à ne laisser aucun doute sur le siége de la lésion cérébrale dans l'aphasie; si la solution apportée avait pour elle tous les faits observés sans contradiction flagrante et authentique, il ne s'ensuivrait pas nécessairement que le siége de l'organe cérébral de la parole fût trouvé, et que le grave problème psycho-physiologique fût résolu. Il y a loin, à mon avis, selon moi, et je vous le prouverai bientôt, de la détermination du siége de la lésion cérébrale dans l'aphasie à la détermination du siége ou de l'organe cérébral de la faculté du langage parlé.

Mais nous n'avons pas à nous préoccuper de cette absence de solidarité entre les deux problèmes, puisque le problème anatomo-pathologique n'a pas reçu de solution précise et incontestée.

S'il était conforme aux traditions et à la prudence

académiques de formuler une conclusion après le débat anatomo-pathologique auquel nous venons d'assister, je proposerais celle-ci :

Oui, un grand nombre de faits semblent démontrer que la coïncidence d'une lésion cérébrale avec l'aphasie est plus fréquente dans l'hémisphère gauche que dans l'hémisphère droit, dans les lobes antérieurs que dans les lobes moyens et postérieurs.

Cette conclusion tiendrait compte du grand nombre de coïncidences observées, et exclurait l'expression d'un rapport constant et absolu qui n'existent point ; elle exclurait l'affirmation d'un rapport de causalité entre la lésion et le symptôme. Ainsi se trouverait faite, après examen contradictoire, une part équitable aux trois solutions anatomo-pathologiques rivales de MM. Dax, Broca et Bouillaud.

Quoi qu'il en soit, un problème auquel on apporte avec une égale conviction, et en l'appuyant sur un nombre plus ou moins considérable de faits, trois solutions diverses et qui s'excluent, n'est pas un problème résolu, surtout quand aucune des trois n'est généralement acceptée à l'exclusion des deux autres.

Je pourrais m'arrêter ici en déclarant que le problème psycho-physiologique, supposant la solution préalable du problème anatomo-pathologique, si ce dernier n'a pas été résolu, le premier reste sans solution.

Mais, je le répète, l'intention de MM. Dax, Broca et Bouillaud n'a point été de poser un simple problème anatomo-pathologique. Leur intention n'a point été d'établir une simple loi de coïncidence entre la lésion cérébrale et le symptôme aphasie; ils ont visé plus haut : ils ont voulu proclamer une doctrine absolue de localisation cérébrale; ils ont voulu affirmer, chacun de son côté, la découverte du siége, de l'organe cérébral ou de la parole.

Je viens de rappeler que la question préalable du siége de la lésion cérébrale dans l'aphasie est restée sans solution. Je vais maintenant plus loin : je crois que le problème tout entier est insoluble. Je viens vous donner les raisons de cette insolubilité.

La première de ces raisons, c'est l'abîme infranchissable qui sépare la faculté du langage parlé, c'est-à-dire la faculté même par laquelle l'intelligence humaine se forme, se développe, s'exerce, se manifeste et se propage, de ces quelques mots oubliés, altérés dans leur association, ou impossibles à produire, que l'on observe dans l'aphasie. Cet abîme est tel que je ne puis même concevoir comment l'étude des troubles de la parole externe ou articulée peut servir, non-seulement à la découverte de l'organe cérébral du langage parlé, mais même à la découverte d'une seule des lois en vertu desquelles fonctionne cet admirable instrument de la pensée.

Le mot aphasie n'a pas reçu de signification précise. M. Trousseau, qui a préféré décrire que définir l'aphasie, et qui s'est engagé avec complaisance dans cette description, l'a représentée d'abord comme une altération de la faculté générale de manifester sa pensée par des signes, ainsi que l'avait fait M. Dax père pour l'alalie. Il a mentionné l'altération ou l'abolition de la parole, de l'écriture, de la mimique, du dessin, et même de la lecture, qui n'est point un acte de manifestation de la pensée. Cette pittoresque énumération des signes de la pensée nous a séduits un instant; mais je n'y insiste pas, car cette séduction a cessé quand le charme de la parole, qui l'avait produite, a fait place au silence et à la réflexion.

Aphasie signifie impuissance de parler; et sous cette dénomination, qui implique une parole impossible, on a désigné un grand nombre de faits caractérisés par des mots incohérents, par des mots automatiques, par des mots oubliés, par des mots répétés, par des mots mutilés, par des mots inarticulés. Il n'est pas aisé de démêler le symptôme vrai, le symptôme spécial et distinct qui justifie l'hypothèse d'un siége toujours le même de la lésion cérébrale correspondante. Il me semble impossible d'imaginer une même expression anatomo-pathologique pour tous les troubles de la parole qui ne seraient pas mutités, délire, catalepsie, spasme ou paralysie des muscles de la phonation et de l'articulation. En supposant même que tous les faits cliniques appelés aphasie se réduisissent à trois ordres seulement : à l'amnésie, à l'ataxie et à la paralysie verbales, il n'en resterait pas moins deux qui seraient consécutifs à un trouble mental, c'est-à-dire à un trouble de la mémoire et de l'association des mots ou des idées, trouble qui peut avoir lieu avec conscience, et qui n'en est pas moins une atteinte aux éléments radicaux de l'intelligence. Cette confusion, sous la même dénomination de symptômes si différents, ne peut servir à la découverte de l'organe cérébral de la faculté du langage parlé.

Et cette faculté du langage, qui occupe une si grande place dans le problème posé, en a-t-on davantage précisé la signification ? D'abord, je le dirai en passant, il est des phénomènes nombreux et complexes que notre esprit réunit dans une conception abstraite et unifie en leur donnant un nom général, et qui ne constituent point pour cela une unité organique et concrète. Tels sont les groupes de phénomènes que nous appelons *vie, nutrition, développement, facultés*. La faculté de langage parlé est l'expression unifiée d'un ensemble très considérable de phénomènes psycho-physiologiques. Elle ne peut être assimilée à une opération simple et élémentaire dont l'organe serait aisé à trouver. Elle ne peut être assimilée qu'à l'intelligence, avec laquelle elle se confond.

Pour lever un des coins du voile épais qui couvre le rôle psycho-physiologique du langage, il faut l'apprécier dans ses rapports, d'une part avec la pensée, et, de l'autre, avec l'appareil psycho-cérébral ou le cerveau considéré comme l'appareil de l'intelligence. Si je parvenais à ébaucher ici cette appréciation difficile et délicate, vous seriez frappés de l'harmonie instrumentale et fonctionnelle qui existe entre ces trois éléments de la vie sociale de l'homme. Je vais tenter cette ébauche, qui n'aura quelque clarté que moyennant le concours de votre bienveillante attention.

Imaginez l'enfant dans le sein de sa mère. Déjà il

a des yeux, un appareil visuel tout prêt à fonctionner : cet appareil est disposé dans la prévision des rayons solaires qui éclairent le monde dans lequel il va entrer. Supposez le soleil absent de ce monde ; l'appareil visuel, n'ayant plus sa raison d'être, ne fonctionnera jamais ; au lieu de compléter son évolution organique sous l'influence de la lumière, il s'atrophiera. Il en est de même de tous les appareils de la sensation, de la nutrition et de la locomotion qui manquent, après la naissance, de l'élément spécial de leur opération fonctionnelle.

Le cerveau ou l'appareil psycho-cérébral est dans des conditions identiques. L'enfant, avant de naître, est en possession de cet appareil encore inachevé, comme il est en possession d'un appareil pulmonaire, non encore dilaté. Quel sera, pour cet appareil l'équivalent des rayons lumineux, des ondes sonores, de l'air vivifiant, etc., etc.? Quelle sera l'atmosphère dans laquelle il puisera son excitant normal et son aliment fonctionnel? Ce ne sera pas la pensée silencieuse de l'humanité dans laquelle l'enfant vient de faire son entrée, et que représentent d'abord la nourrice et la famille. La pensée ambiante, si elle est silencieuse, est sans action sur le cerveau du nouveau venu. Ce sera la pensée parlée autour de lui qui apportera à cet appareil son excitation normale. La parole, signe sensible et signe idéal, tenant à la fois de la matière et de l'esprit, sera l'intermédiaire entre la pensée et le cerveau. Aussi a-t-elle été célébrée dans presque toutes les civilisations, chez les Hindous, chez les Grecs, et même chez les anciens Mexicains, comme le souffle initial et sacré qui féconde l'intelligence. Par la parole, les impressions confuses et multiples du monde extérieur, étant nommées et distinguées, deviennent des sensations, des notions, des idées, des affirmations dans lesquelles se révèlent l'unité et l'activité personnelle de l'âme humaine. A mesure qu'un progrès s'accomplira dans l'éducation verbale, un progrès identique s'accomplira dans l'éducation morale et intellectuelle. La connaissance du bien et du mal se formera sous l'empire des préceptes qui formulent de mille manières toutes les langues parlées. Par la parole externe, qui n'est possible chez l'enfant qu'après la conquête de la parole interne, se manifeste au dehors une intelligence déjà en plein exercice. Dans cette évolution simultanée de la parole et de la pensée, qui précède et qui suit la conquête ardue de l'articulation des mots, l'appareil psycho-cérébral achève son développement anatomique ; il étend sa surface en creusant plus profondément le sillon des circonvolutions ; il réalise dans un ordre déterminé anatomiquement les associations des diverses idées, et des signes qui constituent le raisonnement et la mémoire ; il complète son adaptation originelle à l'ordre logique du langage et à l'ordre logique des idées. Il sera, aux yeux de l'observateur émerveillé, cet appareil appelé *logique* par M. Buchez, précisément à cause de cette double adaptation. Dans sa sagacité, cet éminent et trop modeste confrère a voulu caractériser le rôle du cerveau dans l'acte simultané de la parole et de la pensée. Cerveau, parole et pensée, tels sont les éléments inséparables de l'intelligence humaine, qui, seule, s'appelle raison, parce que, seule, elle se meut librement en vertu d'un enseignement parlé. On avait donné le nom de *logos* à deux de ces éléments; on avait créé le mot *logique* pour indiquer l'ordre régulier du raisonnement pensé et du raisonnement parlé. M. Buchez a compris que l'appareil dont les aptitudes fonctionnelles sont appropriées à réaliser cet ordre régulier, devait, par une qualification identique, rappeler la cause finale de ses opérations.

Si j'osais formuler ma pensée d'une manière inusitée, je dirais, pour mieux exprimer cette harmonie fonctionnelle des trois éléments de notre activité morale et intellectuelle, que la grammaire générale, la logique et la physiologie cérébrale sont les trois formes différentes d'une même science : de la science psycho-physiologique.

Dans cet appareil logique où sont si étroitement associées la pensée et la parole, l'hypothèse d'un organe spécial de la faculté du langage me paraît inadmissible. C'est comme si l'on prétendait découvrir l'organe cérébral des chiffres en les distinguant de la science du calcul, qui n'existe et ne peut exister que par eux. Les mots *nômon* en sanscrit, *nomen* en latin, *nama* en gothique, qui signifient *nom*, *nommer*, ont eu, dans l'ancienne langue des Brahmanes, une racine commune qui signifie connaître. J'aime à citer les témoignages conservés dans les diverses langues de cette antique sagesse qui n'a jamais séparé le signe de l'idée dans les actes de la pensée.

Voilà pour la faculté du langage parlé, considérée, d'une manière générale comme moyen de l'évolution et de l'activité intellectuelles, et comme moyen de l'évolution et de l'activité cérébrales. Il me reste à apprécier, au point de vue du problème en discussion, le rôle de la faculté du langage articulé, c'est-à-dire, pour être plus précis, le rôle de la parole externe volontaire. Je tiens beaucoup à mettre tout de suite en relief l'intervention de la volonté, puisqu'il s'agit dans l'aphasie, d'une véritable paralysie de la parole externe volontaire.

La parole externe ne se distingue de la parole interne ni par sa forme, ni par son accent, ni par son intonation. La parole parlée, qu'on me pardonne cette expression, est le calque de la parole pensée, de la parole apprise, de la parole ambiante, c'est-à-dire de la langue régnante dans le milieu où l'enfant est élevé. L'une reproduit extérieurement, sous forme de proposition, ce que l'autre dit intérieurement sous forme de jugement. La parole externe volontaire ne diffère de l'autre que parce qu'elle est acquise postérieurement à la suite d'un long et pénible exercice, et qu'elle s'exécute au moyen d'un appareil musculaire approprié. Il résulte de cette différence que la parole externe volontaire peut être troublée ou abolie sans que la parole interne soit pour cela troublée ou abolie.

La parole externe volontaire est, en un mot, un mouvement annexé, superposé à la parole interne, afin que la source de la parole humaine ne tarisse pas dans le monde. Cette différence formelle entre deux choses substantiellement identiques à sa raison unique dans la nécessité pour la parole interne de devenir parole externe, et de réclamer l'exécution musculaire de la volonté.

J'ai dit que l'aphasie, telle qu'elle résulte du plus grand nombre d'observations rapportées pourrait être limitée à trois ordres de faits. Elles consisteraient : 1° dans l'oubli du signe avec l'intégrité du souvenir de la chose signifiée ; 2° dans la lésion des liens d'association entre les mots et les idées, avec persistance de la conscience ; 3° dans l'abolition de la parole externe volontaire, avec possibilité de la parole externe involontaire ou automatique.

Dans les deux premiers ordres de faits, que nous pouvons appeler faits d'amnésie et d'ataxie verbales, la lésion de la parole externe volontaire est une conséquence indirecte, éloignée. La volonté ne peut commander ni l'articulation des mots oubliés, ni la production logique d'une phrase dont quelques mots sont effacés de la mémoire.

L'aphasie proprement dite est la paralysie de l'exécution volontaire de la parole externe, avec possibilité de la parole automatique. Cette paralysie seule constitue l'aphasie. La lésion qui la produit peut être limitée dans un point du cerveau, mais elle peut varier, et elle varie en effet ; car il ne s'agit plus de la lésion de l'organe cérébral de la faculté du langage parlé, mais de la lésion de la transmission de l'incitation verbale volontaire, comme l'a appelée M. Baillarger. Or, on ne saurait donner le nom d'organe régulateur, législateur, coordonnateur de la parole à une série de fibres de transmission, chargées d'irradier le commandement de la volonté, de faire converger le signe où l'idée signifiée jusqu'à l'appareil de l'exécution verbale externe. Autant vaudrait rechercher l'organe de la volonté et de la pensée. Nous préférons nous en tenir à celui qui est tout trouvé et qui s'appelle lobes cérébraux, et que nous avons appelé appareil psycho-cérébral pour exprimer le concours de toutes ses parties dans l'acte de la parole interne ou de la pensée.

Je ne sais si j'ai réussi à vous persuader que le problème posé dans les termes que j'ai rappelés en commençant ne peut recevoir aucune solution. Je regrette que M. Lélut n'ai pas cru devoir venir lui-même vous démontrer cette insolubilité. Il l'eût fait comme je n'ai pu le faire, c'est-à-dire avec science et autorité.

Je propose des remercîments à M. Dax, dont le travail a provoqué cette mémorable discussion.

VII.

CONSIDÉRATIONS PHYSIOLOGIQUES SUR LES ÉLÉMENTS ET SUR LES MOYENS DE L'ART (1).

L'art doit être regardé comme l'ensemble des moyens propres à exprimer et à propager sympathiquement les sentiments humains. Si la puissance sentimentale qu'une œuvre d'art est appelée à exprimer se manifeste en vertu d'une activité spirituelle dominant toutes les impulsions organiques, cette œuvre devient une création, elle devient une œuvre nouvelle, complète, inconnue aux temps qui la précèdent, et toute puissante dans les siècles qui la suivent. L'art est alors *à priori:* il groupe tous les instruments d'expression dont l'homme est doué dans une synthèse dont les nombreux éléments sont destinés à porter dans toutes les parties de notre organisme sympathique des ébranlements correspondants ; de telle sorte que notre être tout entier se trouve mis en harmonie avec le sentiment

(1) Extrait de *L'Européen, journal de morale et de philosophie.* Tome 1er, page 171. Paris, 1835-1837.

dont cette synthèse est l'expression. Si, au contraire, le sentiment qu'une œuvre d'art est appelée à exprimer se manifeste en vertu d'une excitation extérieure ou organique, cette œuvre devient une imitation ; elle devient une image calquée sur une figure empruntée au monument synthétique dont elle était un détail ; et cette figure perdant chaque jour l'expression qu'elle était appelée à produire, finira par n'être imitée que pour manifester la forme, elle cessera bientôt d'exprimer un sentiment humain. Quand l'art est ainsi *à posteriori*, le mal ne tarde pas à lui demander ses moyens d'expression ; tous les sentiments inférieurs, toutes les impressions organiques dont le but est un acte instinctif et fatal demanderont à être exprimées ; et l'art déchu ainsi de sa grandeur primitive ne servira plus qu'à reproduire des formes sans expression, ou des formes exprimant les instincts grossiers de notre organisme. Voilà ce que nous aurions à dire et à démontrer si nous écrivions l'histoire de l'art. Nous nous bornons aujourd'hui à établir cette distinction importante sur laquelle nous aurons à revenir dans notre journal, et sur laquelle nous insisterons toutes les fois que nous aurons à traiter des questions historiques sur l'art. Nous nous proposons, dans cet article, d'exposer les éléments physiologiques sur lesquels repose toute œuvre d'art : nous pensons que la connaissance de ces éléments est nécessaire, indispensable, à l'intelligence de la distinction fondamentale que nous venons de signaler entre l'art *à priori* et l'art *à posteriori*.

D'après ce que nous venons de dire. il sera facile de

comprendre que l'art est la manifestation la plus immédiate de la morale, comme l'attitude extérieure d'un homme est la manifestation la plus immédiate du sentiment qui est en lui. Quand la morale triomphe, l'art atteint son plus haut degré d'expression et de grandeur; quand la morale est en déchéance, l'art déchoit avec elle; il devient alors un instrument au service du mal dont il est l'expression, et qu'il engendre à son tour avec une effroyable puissance. Le matérialisme, qui subjugue la liberté humaine en l'asservissant aux choses qui meurent, envahit l'art et subjugue l'artiste, en l'asservissant aux caprices et aux impulsions versatiles de son organisme. Sous l'empire de cette fatalité, après avoir été appelé à exprimer et à produire le mal, l'art se proclame lui-même une puissance absolue, il s'écrie : *L'art est une liberté*. Alors la forme qui était destinée à exprimer et à faire aimer le bien, à exprimer et à faire haïr le mal, est détournée de son objet ; et tandis que par la plus inconcevable ignorance on la proclame une activité, ayant son principe dans la fantaisie de l'artiste et son but dans elle-même, elle n'est plus que l'expression des émotions personnelles d'un homme cherchant un écho dans les émotions individuelles de l'oisiveté, cherchant à réveiller et à accroître l'énergie des appétits les plus grossiers de notre nature. C'est ainsi que l'art cesse d'être un *instrument* puissant d'éducation sociale et religieuse pour devenir entre les mains d'un artiste *une activité* qui exploite le mal, en même temps qu'elle l'exprime et le produit. La théorie de *l'art pour l'art* repose tout entière sur ce principe.

Nous ne pousserons pas plus loin nos considérations générales sur les conditions que les doctrines mauvaises ont faites à l'art moderne, car nos lecteurs savent ces choses aussi bien que nous ; mais avant d'entrer en matière, nous réclamerons leur attention sérieuse, car le sujet demande que nous empruntions à la physiologie et à la psychologie une série de propositions avec lesquelles leurs études spéciales ont pu ne pas les familiariser.

Une œuvre d'art est l'expression d'un sentiment. Cette expression a pour principal caractère d'appeler dans les âmes humaines le sentiment même dont elle est la manifestation (1).

Il y a donc trois éléments sur lesquels repose ce que nous appelons une œuvre d'art.

Le sentiment est le premier de ces éléments : la faculté d'exprimer par la parole, par la musique, par le geste, le sentiment qui est en nous, constitue le second : le troisième consiste dans la faculté de sympathie et d'antipathie, ou autrement, dans la faculté d'imitation. Sentiment, expression, imitation, telles sont les bases fondamentales de l'art. En un mot : faire une œuvre d'art, c'est faire imiter par un autre le sentiment qui est en soi ; c'est communiquer à autrui le sentiment qui est notre, à l'aide de modifications particulières imprimées à un milieu qui est, ou notre corps ou la matière extérieure.

Il existe un quatrième élément, mais nous nous bornerons à le signaler, car par lui-même il est sans

(1) *Introduction à la science de l'histoire*, p. 273 et suiv.

importance et il n'a de valeur que par sa dépendance absolue des trois premiers ; c'est *le plastique* ou *le technique*, c'est-à-dire la manière de disposer de la matière pour en obtenir des formes, des accords, des couleurs, etc. Quand l'art est déchu au point de n'être plus que l'expression des fantaisies ou des émotions personnelles d'un homme, on fait grand cas de la manière dont cette disposition a lieu : c'est alors la forme ou l'arrangement qu'on recherche avant tout : la forme et l'arrangement décident seuls du mérite de l'artiste qui n'est plus qu'un ouvrier plus ou moins habile. Alors le beau, c'est l'imitation exacte et gracieuse des choses ; ou bien c'est une combinaison de couleurs et de sons qui charment l'œil et l'oreille sans laisser de traces dans l'âme. Le Poussin appelait cette manière de produire des œuvres d'art, une pure *délectation*, n'exprimant aucun sentiment humain digne d'être imité. Le technique est le résultat d'une foule d'opérations de la part de l'artiste, qui tiennent à sa science, à son adresse, à son agilité, et à une suite de procédés qui constituent ce que l'on appelle vulgairement *son talent*. Avant d'abandonner ce sujet qui est étranger à notre travail, nous remarquerons que, entre les sentiments et leurs moyens d'expression, il y a une dépendance telle, une connexion si immédiate, que l'aspect seul d'une œuvre d'art suffit pour nous permettre de décider si le sentiment que l'artiste a voulu exprimer était réellement en lui. Nous remarquerons encore que ces moyens d'expression sont des difficultés insurmontables pour l'artiste qui veut exprimer un sentiment dont il n'est pas profondément pénétré, et qu'ils naissent pour ainsi dire spontanément sous sa main lorsqu'une puissance intérieure l'anime : sous cette influence tout lui devient facile au point qu'il sera lui-même émerveillé des œuvres qu'il aura faites ; tandis que, en dehors de cette influence, il sera arrêté par des difficultés sans nombre ; il aura beau étudier longtemps d'avance l'effet de ses arrangements, ils seront toujours en défaut. L'histoire de l'art nous démontre en effet, que toutes les grandes inventions dans la science des moyens d'expressions sont dues à la puissance d'un sentiment social qui demandait impérieusement à être exprimé. Nous aurons occasion de revenir sur le rapport qui existe entre les besoins d'expression et les procédés techniques, car ce rapport doit nécessairement être démontré dans la théorie générale de l'art ; mais quand aux procédés techniques eux-mêmes, nous n'en parlerons pas ; ils constituent une science étrangère à notre sujet.

Nous allons d'abord jeter un coup d'œil très rapide sur les phénomènes de l'organisation humaine, afin de faire comprendre en quoi consistent les sentiments, les facultés d'expression et d'imitation, qui forment les trois éléments de l'art considéré en général.

Les physiologistes ont étudié les phénomènes de l'organisation humaine, et ils ont appelé *vie* l'ensemble de ces phénomènes. La vie, ont-ils dit, est l'organisation en action : mais il n'a pu leur échapper que la vie était à la fois une et complexe ; ils ont dû chercher à en classer les phénomènes pour simplifier l'étude de la science : ils ont dit qu'il y avait deux vies, la vie organique et végétative, et la vie animale, ou de relation. Les phénomènes de la vie de conservation organique se passent sans que nous en ayons conscience, et, sont soustraits à l'empire de la volonté ; les phénomènes de la vie animale sont perçus par l'âme, et les mouvements qui lui sont propres sont soumis à l'influence de la volonté. La vie animale se compose des phénomènes de relation et de conservation de l'espèce ; la vie organique consiste dans les phénomènes de conservation de l'individu (1).

Cette division est loin d'être complète : elle peut être bonne en histoire naturelle, mais en physiologie humaine elle est loin de comprendre tous les phénomènes de notre existence. Il y a dans l'homme un ordre de faits qui le séparent radicalement des animaux ; si la physiologie l'étudiait dans toute l'étendue de ses facultés, elle admettrait une troisième division qui comprendrait les phénoménes d'activité et de liberté, phénomènes qui constituent sa vie spirituelle.

Comme condition d'existence de l'individu, la vie organique est la première ; elle est d'une nécessité impérieuse : elle est commune à l'homme, aux animaux et aux plantes.

Comme condition de sensibilité et de mouvement, au sein des circonstances extérieures, et au milieu de nos

(1) Nous reproduisons le langage des physiologistes. Nous renvoyons nos lecteurs à la note de la page 238, pour qu'ils veuillent bien méditer sur les vices de ce langage, qui jette la plus étrange confusion dans la science de la vie.

semblables, la vie animale joue un rôle indispensable : elle est commune aux animaux et à l'homme.

Comme condition de liberté et d'activité pour l'homme, ayant une œuvre à accomplir dans l'humanité, il y a nécessité d'une vie spirituelle. L'homme seul en est doué. La vie organique et la vie animale sont subordonnées à celle-ci ; si elles fonctionnent autrement que comme instrumentalités de la vie spirituelle, elles cessent de manifester l'homme, elles montrent l'animal. Sans la vie spirituelle, les besoins organiques et animaux domineraient ; avec eux, l'égoïsme, et avec l'égoïsme, la guerre, la destruction, le désordre et l'immobilité.

Les phénomènes de la vie organique ont lieu sans que nous en ayons connaissance : ainsi la circulation, l'absorption, la digestion, la contraction musculaire, la production de la chaleur, la nutrition, les sécrétions, etc., sont des opérations dont nous ne sommes pas avertis. Mais lorsque ces phénomènes se trouvent languissants ou désordonnés, ils donnent naissance à des sensations et à des besoins qui marquent les premiers rapports qui existent entre la vie organique et la vie animale. C'est alors que les besoins généraux de l'économie, jusqu'alors inaperçus, viennent se faire sentir dans des organes particuliers. La déperdition des principes nutritifs vient s'annoncer à l'estomac ; on dit alors qu'on a faim : le besoin de réparation des principes séreux vient s'annoncer au pharynx ; on dit alors qu'on a soif : la déperdition de l'oxygène vient s'annoncer dans les poumons : on éprouve alors le besoin de respirer : l'excès ou le défaut de chaleur demande une modification dans les vêtements et dans la construction des habitations, etc.; il y a donc faim, soif, besoin de respirer, besoin de s'abriter, etc. Ainsi les phénomènes de la vie organique, pour avoir lieu et persister, donnent naissance à des sensations, et ces sensations sont des besoins qui appellent leur satisfaction dans l'intérêt le plus pressant de la conservation individuelle. Ces besoins marquent le passage des phénomènes de la vie organique à ceux de la vie animale.

Ces sensations sont perçues par un centre nerveux : converties en besoins impérieux, elles déterminent dans l'organisme qui les éprouve des mouvements propres à les satisfaire. Ces mouvements sont plus ou moins compliqués selon les circonstances, et selon l'organisation dont l'animal est doué.

Il est encore dans l'homme et dans les animaux d'autres besoins qui leurs sont communs, et qui jouent un très grand rôle dans leur vie. Ce sont les diverses impulsions intérieures qui les poussent à agir; ces impulsions prennent le nom d'appétits, de penchants, de sentiments, selon le but auquel ils tendent.

L'appétit sexuel se place en première ligne. L'amour de soi, l'amour-propre, l'amour de la domination, le penchant à la construction, aux combats, l'attachement au sol, le penchant à l'imitation, les besoins d'expression, les facultés de sympathie ou d'antipathie, etc., sont des forces instinctives dont l'activité est due à l'organisation intracranienne elle-même qui transmet à la circonférence des mouvements appropriés (1).

Envisagés du point de vue physiologique, ces appels instinctifs, et l'organisme qui les produit, sont destinés à atteindre un but qui est toujours la satisfaction d'un égoïsme, soit dans un intérêt de jouissance, soit dans un intérêt de conservation. Considérées sous le point de vue moral, dans l'homme qui est libre, ces impulsions organiques doivent être réglées dans un but extérieur à l'individu, dans un but humanitaire ou religieux. Ici devient manifeste la transition des phénomènes de la vie animale à ceux de la vie spirituelle (2).

(1) Nous prévenons nos lecteurs que nous sommes loin de nous entendre avec les phrénologistes sur la valeur des expressions dont nous nous servons pour signaler les impulsions de l'organisme nerveux. Nous sommes loin de reconnaître avec eux que les facultés affectives de notre être animal puissent jamais être connues par la méthode qu'ils enseignent : nous sommes loin de croire que celles qu'ils ont signalées comme fondamentales et primitives le soient en effet. Si nous nous servons de quelques expressions communes pour les désigner, c'est que nous ne leur attachons ici qu'une importance relative ; nous voulons seulement nommer quelques impulsions instinctives et organiques qui se manifestent incontestablement dans le cours de l'existence animale. Quant aux parties de l'organisme nerveux dont le réveil successif occasionne chacune de ces impulsions, nous avouons notre ignorance. Le voile qui couvre ces mystères physiologiques sera peut-être déchiré un jour, mais à coup sûr il ne le sera pas par les phrénologistes dont, au reste, nous exposerons la doctrine plus tard.

(2) Il importe de bien faire comprendre en quoi consiste la différence que nous établissons entre les phénomènes de la vie animale et ceux de la vie spirituelle. Pour cela, nous devons d'abord motiver notre répugnance à nous servir du mot *âme* pour exprimer l'ensemble des phénomènes de l'activité spirituelle, répugnance que nous devons à l'emploi qui en a été fait par les psychologistes anciens et modernes qui n'ont jamais pu sortir de l'ornière tracée par Aristote. Il est temps que la psychologie

Les impulsions de l'organisme nerveux, quelles qu'elles soient, peuvent se manifester en vertu d'une

chrétienne trouve une langue qui ne soit pas païenne; il est temps que le spiritualisme chrétien s'exprime autrement que le panthéisme et le matérialisme. Par le mot d'âme, on a toujours, dans la science, entendu exprimer un principe, possédant à la fois les conditions de l'activité subordonnés à celles de la passivité, si clairement et si simplement exprimé par St. Paul. Les traités de morale, conséquents avec ce langage, ont enseigné que le mobile des actes humains était ou le *plaisir* ou la *peine* dont la recherche ou la crainte déterminait la volonté. En présence d'une semblable méthode scientifique, le matérialisme avait beau jeu; aussi, au lieu de la changer, il s'en est servi comme d'une arme toute faite qui lui servait à merveille. L'âme étant ainsi présentée comme une réceptivité des enseignements et des impressions, comme ne manifestant une volonté que par l'appel des impulsions extérieures ou organiques, il était facile de la nier comme essence absolue en se réservant de ne la regarder que comme une formule destinée à exprimer l'ensemble des phénomènes de la vie animale. En effet, les physiologistes, suivant en cela la route tracée par les psychologistes, ont jeté dans le domaine de l'âme toutes les sensations; ils l'ont douée de tout *à posteriori* humain. Ils ont dit: l'œil est organisé pour refracter convenablement les rayons lumineux, pour recevoir l'image des objets extérieurs; l'impression de cette image est reçue par l'épanouissement du nerf optique qui porte à l'*âme* la sensation. D'autres, dédaignant la formule, lui substituent l'expression de cerveau, dans la pensée de matérialiser davantage le phénomène de la vision ou de toute autre sensation. N'est-il pas évident que l'âme, ainsi envisagée par les psychologistes, devient impuissante à manifester l'activité spirituelle qui est en nous, puisqu'on ne saurait la refuser aux animaux dont les phénomènes sensitifs et instinctifs, dont les manifestatious organiques sont les mêmes que chez l'homme? Nous ne pourrions exposer toute notre pensée, sur cette importante question, que dans un article consacré à la psychologie; nous nous contentons aujourd'hui de ce que nous venons d'exprimer; nous nous bornerons à ajouter que l'expression âme, *anima*, qui a donné naissance au mot *animal*, sert parfaitement à exprimer l'ensemble des phénomènes qui se rattachent à la vie *animale*, qui sont communs

imitation organique, ou en vertu d'une excitation extérieure : ainsi la faim se fait sentir à la suite d'une modification normale survenue dans le corps, ou bien elle se fait sentir à la vue d'un mets, sous l'influence d'une odeur, d'un souvenir ou d'une imitation, qui représente un aliment favori, etc. Ce que nous disons de la faim s'applique aux autres appétits, aux penchants et aux sentiments. Nous appelons l'attention de nos lecteurs sur ce fait; car il doit servir à faire comprendre la seule théorie de l'art qui soit conforme à la morale et à la science. Lorsqu'un besoin se fait sentir, lorsqu'un penchant se manifeste, l'animal court aveuglément à la satisfaction réclamée : l'opération qui a lieu dans son organisme, entre le moment de l'impulsion et celui de l'acte, s'exécute rapidement, automatiquement, en vertu de la correspondance logique de plusieurs organes nerveux. Rien ne vient nommer cette impulsion; aucune puissance n'intervient pour la contrôler; l'acte a lieu fatalement, sans qu'un jugement soit porté sur son mérite. L'homme, s'il subit cette fatalité, abdique son rang : sa place est alors marquée parmi les animaux, car il ne manifeste que les phénomènes de la vie organique et ceux de la vie animale, dont l'ensemble résulte de la matière organisée et vivante, et constitue la vie matérielle de l'homme.

à l'homme et aux animaux. Cette explication doit suffire pour le moment pour faire comprendre l'importance que nous attachons à l'emploi du mot *esprit*, par lequel nous désignons l'essence active et libre qui est en nous, en vertu de laquelle nous manifestons notre *humanité*.

Il y a donc nécessité de l'intervention de l'esprit. Par l'esprit, le besoin et l'impression qui nous agitaient prennent un nom, ils deviennent un désir, le but en est apprécié, la moralité en est déterminée et sentie, les mouvements de l'organisme propres à l'atteindre sont dirigés, arrêtés ou modérés. La volonté en un mot manifeste alors la liberté qui est l'attribut de l'esprit.

Le rôle de l'esprit dans l'homme ne consiste pas à subir la loi de variété et de successivité qui est propre à la matière ; il consiste au contraire à imprimer à celle-ci l'unité qui est en lui, en faisant concourir à un but spirituel les manifestations de cette variété et de cette successivité. L'esprit de l'homme n'a donc pas été créé pour subir les conditions de la matière, car alors il cesserait d'être, mais il a été créé pour en régir les mouvements en vertu d'un désir qui lui est inhérent, que lui seul peut nommer, et dont il possède seul le secret et la puissance. Ce désir est donné par Dieu à l'esprit de l'homme. Ce désir révélé est celui que Saint Jean appelle : « la parole venue au monde pleine de grâce et de vérité. »

Le désir de l'esprit est en contradiction avec les impulsions animales ; celles-ci ne demandent qu'à être satisfaites isolément et successivement, quoi qu'il arrive ; la fatalité est leur partage ; celui-là a un but auquel tous les buts individuels doivent être subordonnés auquel toutes les tendances organiques doivent être soumises. Ce désir demande aussi à être satisfait, mais pour que cette satisfaction ait lieu, il faut qu'il règne souverainement sur toutes les impulsions animales, qu'il lutte contre elles et qu'il les subjugue. La réalisation qu'il appelle est placée en dehors des conditions de l'existence individuelle ; elle appartient à la loi du progrès en vertu de laquelle sont réglées les destinées de la création ; elle appartient à l'avenir. C'est dans ce sens que ce désir devient la source des obligations et des devoirs, en opposition avec le droit qui est renfermé dans les conditions de l'existence individuelle. Toute manifestation volontaire contradictoire à ce désir est coupable, car elle nie virtuellement la puissance spirituelle qui constitue l'homme et qui en fait un agent libre et responsable des volontés de Dieu.

Le désir, en vertu duquel l'homme doit régler ses impulsions et ses actes, a été révélé par Jésus-Christ qui l'a manifesté en chair afin que le monde le connût et l'aimât. Pour que l'homme ne s'égarât pas dans les routes qui doivent conduire à la réalisation de ce désir, Jésus-Christ a manifesté en chair, par ses enseignements et par sa vie, le sacrifice et l'amour.

De ce point de vue élevé, si nous redescendons vers les impulsions de la vie animale, il nous est facile de voir que le mal règne là où le désir révélé n'a pas pénétré, car là ont leur empire les entraînements de l'organisme avec leurs fatalités, avec la versatilité qui les caractérise, avec le néant qui les suit. La grâce divine n'est autre chose que ce désir élevé à un haut degré de puissance dans — une âme chrétienne.

Comme les facultés d'expression dont l'homme est

doué servent à appeler dans ses semblables le sentiment qui est en lui, il est facile à l'artiste de concevoir, par ce que nous venons de dire, toute l'étendue de ses obligations et toute l'énormité de la responsabilité qui pèse sur ses œuvres. Il doit comprendre combien l'art doit grandir sous l'influence d'un sentiment qui domine toutes les impulsions inférieures ; car ce sentiment seul peut donner naissance à une œuvre qui réunisse toutes les expressions artistiques les plus diverses ; à une œuvre qui fasse servir à un grand enseignement les instruments les plus nombreux et les plus variés de la faculté expressive dont l'homme est doué. Il importe maintenant de nous expliquer sur ce que nous entendons par ces *facultés d'expression*. Nous ne devons pas oublier que ces facultés forment le second des éléments de toute œuvre d'art.

Les facultés d'expression sont celles qui permettent à l'homme de traduire extérieurement, dans le temps et dans l'espace, le sentiment qui est en lui et qui le captive. Nous avons dit qu'entre une impulsion et son acte, il y a une succession logique de mouvements organiques correspondants ; le même phénomène a lieu entre l'impression que nous éprouvons et son expression extérieure. L'expression par le geste et par la physionomie est la plus prompte, la moins réfléchie, la plus importante à étudier ; mais elle subit les conditions de celui qui la produit ; elle ne se transmet pas dans le temps et dans l'espace où l'individu n'existe pas. Le geste, l'attitude, la physionomie, les cris des animaux témoignent que cette faculté d'expression leur est commune avec l'homme; mais celles qui doivent s'adresser aux générations éloignées leur sont refusées, car le sentiment en vertu duquel les hommes doivent se dévouer à une œuvre commune leur est inconnu; car se sentiment, qui a été donné par Dieu à l'espèce humaine, n'a pu être transmis aux animaux qui n'existent qu'en vertu de la vie organique et animale. Il n'y a entre eux que des rapport physiologiques, tandis que entre les hommes il existe un rapport spirituel et religieux. De là la nécessité d'autres facultés d'expression destinées à agir sur les hommes de pays et de siècles divers.

Les facultés ou sens d'expression sont les divers instruments qui servent à reproduire extérieurement les impressions intérieures. Le sens de la mimique sera en jeu si l'expression du geste ou de la physionomie domine : l'expression par le coloris dépendra du sens de la peinture : le sens de la sculpture servira à exprimer plus particulièrement par les formes : celui de la musique donnera naissance à l'expression par les rapports du sens : celui de la poésie exprimera par le rythme et la mesure : celui de l'éloquence par l'accentuation et l'harmonie : celui de l'architecture par une grande variété de formes et de coloris. Ces besoins d'expression sont très actifs chez quelques hommes; lorsque l'un d'eux se manifeste avec énergie, il est difficile de lui résister. L'histoire des plus grands artistes nous montre la puissance de cet entraînement. Lorsque cette aptitude se convertit en besoin énergique, on dit que l'artiste a une *vocation* irrésistible, un *goût* prononcé pour tel mode d'expression. C'est dans un moment de réveil énergique de ce sens que consiste ce qu'on appelle la verve, *l'estro* ou l'inspiration.

Les appétits, les penchants, les sentiments qui appartiennent aux phénomènes de la vie animale, à leur réveil, demandent tous également à être exprimés. La faim, la soif, une douleur, l'appétit sexuel, l'attachement, la colère, lorsqu'ils sont éprouvés par un animal ou par un homme, sont immédiatement exprimés par un cri, par une exclamation, par un mouvement musculaire instinctif qui traduisent toujours d'une *manière identique* la même impression. Les animaux et l'homme sont soumis à cet égard aux mêmes lois. Mais l'homme se distingue des animaux en ce que, seul, il peut arrêter les mouvements expressifs par l'influence de sa volonté ; en ce que, seul, il peut recourir à des moyens d'expression plus durables et plus étendus qui survivent à son existence, et qui se répandent au loin dans le monde. Il peut, à l'aide de ces facultés, refuser à ses impulsions organiques les expressions qu'elles réclament pour vouer sa vie à l'expression d'un sentiment religieux qu'il a reçu de Dieu. L'homme possède cette prérogative en vertu de la vie spirituelle qui le place à la tête de la création. Cette faculté qui marque la supériorité de l'homme par la liberté qu'elle manifeste, rend l'artiste responsable de l'abus qu'il peut en faire en exprimant des sentiments inférieurs qu'il éprouve ou qu'il n'éprouve pas, dans le but d'exploiter les impulsions organiques des hommes, en réveillant ou en caressant leurs passions mauvaises; car cette faculté lui est donnée pour régler, pour arrêter, pour diriger les mouvements expressifs dont son organisme est doué: elle lui permet de disposer librement des instruments qui sont en son pouvoir pour manifester les appétits, les penchants et les sentiments dans ce qu'ils ont de conforme à la loi morale, et pour les faire haïr dans tout ce qu'ils peuvent avoir d'individuel, d'immoral, de criminel.

Le sentiment chrétien, le désir que Jésus-Christ est venu manifester à l'esprit de l'homme, doit donc être exprimé: son expression est la source du beau, en même temps qu'elle est commandée par la morale. Par cette expression, la figure humaine, qui est de tous les moyens expressifs le plus noble, le plus élevé, le plus puissant, est appelée à exprimer l'amour, à manifester cette charité dont saint Paul a donné une si belle description, à exciter dans les hommes le désir du sacrifice et du dévouement: par cette expression, l'artiste devient un apôtre de Jésus-Christ; il fait servir la puissance de ses instruments au progrès, à l'avancement du règne de Dieu; il fait revivre la personne humaine du révélateur au sein de l'humanité, en perpétuant au milieu des hommes l'expression du désir divin.

En prenant une forme humaine, Jésus-Christ a voulu exprimer l'amour que l'homme est appelé à imiter. Cette expression s'est manifestée par le drame douloureux et varié de sa vie terrestre, par la simplicité touchante de ses paroles, par ses souffrances et par sa mort. Jésus-Christ, en même temps qu'il a révélé par cette expression le désir divin qui était en lui, a donné aux artistes le plus beau, le plus sublime modèle qui ait jamais paru sur la terre : par cette expression Jésus-Christ a créé l'art chrétien. Pourquoi l'art renierait-il son origine divine en prenant ses modèles dans le monde que Jésus-Christ est venu condamner et changer ? Dans les sociétés où l'homme déchu avait cessé de manifester la vie spirituelle qui lui assigne son rang ; où l'empire des impulsions animales s'étendait sur toutes les œuvres d'art et les faisait servir à l'expression des penchants inférieurs ? Pourquoi chercherait-il ses inspirations dans les impulsions de l'organisme dont le mal est le résultat fatal, nécessaire ; dont le but est d'isoler l'homme et de l'asservir ? Tandis que son désir et sa gloire exigeraient qu'il les puisât dans le sentiment chrétien qui est venu affranchir l'homme de son ancienne servitude, qui l'a racheté du mal dont il était esclave, et en vertu duquel le dogme de l'inégalité régnait souverainement sur la terre.

L'amour et le sacrifice de Jésus-Christ, représentés par tous les moyens d'expression dont l'homme peut disposer, a donné naissance à la cathédrale : là, tous les instruments expressifs qui sont au pouvoir de l'homme ont été réunis pour exprimer le sentiment chrétien. La cathédrale figure le corps de Jésus-Christ, dont toutes les aptitudes humaines, les plus diverses, ont servi à manifester l'amour divin qu'il venait révéler au monde. Là, la peinture, la sculpture, le drame, l'éloquence, la poésie, la musique, l'architecture, tous les moyens d'expression en un mot, se réunissent pour remuer, jusque dans les profondeurs de notre organisme, toutes les aptitudes sympathiques de notre nature : le mode figuratif, qui s'adresse à nos facultés d'imitation, et le mode descriptif qui s'adresse à notre esprit, s'y prêtent sans cesse un mutuel appui pour porter dans tout notre être le retentissement du sentiment divin : là, enfin, se montre la pensée si souvent exprimée par saint Paul ; *il y a bien diversité de dons, mais il n'y a qu'un seul esprit.*

Que cet esprit soit le même pour les aptitudes d'expression les plus diverses dont notre organisme est doué, et que ces aptitudes, en exprimant les impressions animales de l'homme, *les fassent servir à l'utilité commune,* comme le dit encore saint Paul. Cet unité de l'esprit chrétien est le foyer d'où s'échappent toutes les grandes et fécondes inspirations ; en dehors de sa sainte et sublime sphère, il n'y a que le néant et le mal. Que le courage soit excité dans un but de lutte et de combats contre la fatalité, contre les funestes envahissements ; que l'amour de la famille soit exprimé dans un but social ; que la colère et la vengeance soient excitées en présence d'un danger qui menace la fonction d'un peuple ; que la faim et la soif elles-mêmes soient figurées avec leurs angoisses pour exciter les remords du mauvais riche et pour faire exécrer son égoïsme. Quant aux penchants inférieurs dont la satisfaction n'est pas nécessaire à l'existence et qui conduisent au mal, comme leur réveil est trop souvent excité par les circonstances qui nous entourent, qu'ils soient exprimés de manière à ce qu'ils soient en abomination ; comme ils l'ont été par les artistes du moyen-âge dans les peintures qu'ils ont faites des péchés mortels. En un mot, que l'expression soit admirative pour toutes les impulsions qui sont commandées par l'esprit aux organes, et qu'elle soit satirique pour celles qui répondent fatalement aux exigences de l'organisme animal ; car aux unes appartient la liberté qui distingue l'homme, et aux autres appartient la fatalité qui caractérise la matière, soit inorganique, soit organisée et vivante.

Nous avons dit au commencement que l'art devait être considéré comme l'ensemble des moyens propres à exprimer et à propager sympathiquement les sentiments humains : nous avons dit que l'ensemble de ces moyens reposait sur trois éléments physiologiques qui sont, le sentiment, l'expression et la sympathie ou l'imitation : nous avons exposé sommairement la théorie des deux premiers de ces éléments : il nous reste à parler du troisième, c'est-à-dire de la *faculté de sympathie ou d'imitation*.

Les aptitudes d'imitation sont celles qui nous portent à éprouver les émotions et les sentiments dont l'expression nous a frappés. Ces aptitudes d'imitation, qu'il faut bien se garder de confondre avec la *mimique*, se rapportent aux phénomènes que les physiologistes désignent par le nom de sympathie ou d'antipathie,

L'action des œuvres d'art sur l'homme et sur les sociétés repose sur ce fait général.

Pour que nos lecteurs comprennent toute la puissance de cet élement, qu'ils en apprécient la véritable nature organique, ils n'ont qu'à réfléchir un instant aux phénomènes d'imitation qui, ayant acquis leur summum d'intensité, constituent de véritables maladies : ils seront alors convaincus que la sympathie dont parlent les physiologistes, n'est autre chose qu'une imitation. Par cette imitation, toutes les parties les plus profondes d'un organisme, répètent dans leurs mouvements ceux qui ont lieu dans un autre organisme, de telle sorte que les souffrances et les jouissances de l'un sont répétées et imitées par l'autre. On a vu dans les salles des hôpitaux un accès isolé de convulsions entraîner tous les autres malades et provoquer des accès de même nature et de même durée : on a vu de véritables épidémies compter parmi les causes les plus puissantes de leur propagation cette disposition sympathique de notre organisme nerveux. Telle a été la danse de Saint-Guy au XVIe siècle en France, en Angleterre et en Allemagne ; ainsi, on a vu des sectes de *convulsionnaires* se former et s'exciter sympathiquement à ces mouvements désordonnés de l'organisme. On peut ranger parmi les effets les plus évidents de l'imitation sympathique les accès de rire, de pleurs, d'enthousiasme, de courage, qui passent d'un homme à ceux qui l'entourent ; il importe aussi de signaler parmi les phénomènes de cet ordre, les mouvements instinctifs, les habitudes d'expression qui se manifestent par les gestes, par l'intonation, par la physionomie, et qui, passant de générations en générations au sein de causes qui tendraient à les faire disparaître, finissent par devenir des caractères nationaux.

Mais ces phénomènes d'imitation sympathique qui sont communs aux hommes et aux animaux dont le système nerveux est très développé, considérés dans l'homme seul, présentent des conditions qui le distinguent, et qui, à l'égard de cet élément comme à l'égard des deux autres, montrent l'essence spirituelle qui détermine ses actes, en même temps que la supériorité de l'organisation en vertu de laquelle des actes si compliqués s'accomplissent.

En effet: avant qu'une expression animale quelconque puisse être imitée et reproduite par un autre organisme humain, il faut qu'elle traverse les sens et le cerveau, d'où s'irradie le mouvement sympathique qui se manifeste dans toutes les parties les plus profondes de l'organisme. Chez l'homme, lorsque l'expression n'est pas soudaine et imprévue, lorsque le mouvement n'est pas trop rapide, ou bien lorsqu'il en a éprouvé les premières atteintes, la sympathie peut être acceptée ou repoussée : c'est l'esprit qui intervient pour contrôler et apprécier la manifestation sympathique ; c'est l'esprit qui intervient pour l'arrêter ou lui donner libre carrière.

Ce qui a lieu dans les phénomènes de sympathie animale dont nous venons de parler a lieu également sous l'influence des expressions manifestées par l'art. Ceci n'a besoin que d'être signalé pour être compris et admis par tout le monde.

Il n'est personne qui ne se rappelle à ce sujet le mot d'Horace : *Si vis me flere, flendum est ipsi tibi*, et qui n'en fasse l'application à toutes les variétés d'expression dont l'art peut disposer. Sans cette faculté d'imitation, l'art serait une conception stérile et creuse ; alors même qu'elle ne serait pas impossible, elle serait comme la voix qui s'élève dans le désert. C'est aussi parce que l'art a la puissance de remuer ainsi l'homme jusque dans la profondeur de ses organes que nous plaçons si haut la mission de l'artiste, et que nous rappelons si souvent l'étendue de ses devoirs et l'énormité de sa responsabilité.

Mais la volonté peut empêcher le mouvement sympathique de se produire. C'est ce qui arrive aux personnes qui cherchent habituellement à éloigner toute occasion de chute : à peine ont-elles jeté par hasard un regard curieux sur une forme exprimant un sentiment que leur esprit réprouve ; à peine ont-elles été saisies par l'expression d'une émotion qu'elle condamnent, quelles se hâtent de porter leur attention ailleurs ; ou bien, leur volonté intervenant avec courage, elles continuent à prêter leur attention sans subir l'influence sympathique qu'elles redoutent : elles analysent leurs propres impressions et elles n'en subissent pas le joug. Cette lutte n'est pas sans péril ; si elle honore celui qui la tente, elle honore peu l'artiste qui l'a rendue nécessaire, et moins encore la puissance sociale qui l'a rendue possible. Il résulte de ce que nous venons de dire, que plus l'appareil sympathique est développé, plus la volonté doit être forte pour le dominer, plus le désir que cette volonté manifeste doit être puissant. Le désir le plus puissant est celui qui a été communiqué à l'esprit de l'homme par la parole et par la vie de Jésus-Christ. Par ce désir, toutes les parties de l'appareil sympathique se trouvent émues *à priori*, de manière à refouler toutes les manifestations contradictoires, soit de conservation, soit de jouissance ; manifestations inséparables de l'homme abandonné aux hasards des circonstances qui l'entourent : par ce désir tous nos mouvements organiques sont appelés à sentir et à exprimer amour et bienveillance ; par ce désir, nous faisons apparaître et persister les mouvements sympathiques que nos habitudes, que nos préjugés, que les lois mêmes de notre organisme, repousseraient.

L'œuvre d'art par excellence serait donc celle qui, en même temps qu'elle exprimerait à l'esprit toute la puissance du désir chrétien par le mode descriptif, adresserait ses mille variétés d'expression aux diverses parties de notre organisme sympathique. Ici se présente encore l'exemple de la cathédrale. Dans le saint temple chrétien la sympathie est excitée *à priori* par l'enseignement, qui s'adresse à l'esprit de manière à dominer toutes les conditions qu'elle pourrait rencontrer ; et elle est excitée *à posteriori* par les expressions innombrables du mode figuratif qui s'y montrent pour faire aimer le dévouement et haïr l'égoïsme. La sympathie qui résulte des excitations extérieures, quelque grande qu'en soit la puissance instantanée, est impuissante par elle-même à déterminer dans l'homme la persévérance dans les actes qu'elle réclame, car elle ne saurait durer ; elle est soumise aux lois de l'organisme qui font alterner le repos avec le réveil des impressions, en même temps qu'elles lui permettent de subir l'action des impressions contradictoires. Toute œuvre d'art isolée de la cathédrale et de l'enseignement perd sa puissance ; elle n'excite plus qu'une sympathie momentanée, qui s'émousse lorsque l'excitation persiste, et qui disparaît lorsque l'excitation cesse. Quand à la puissance sympathique d'une œuvre d'art qui s'adresse aux penchants inférieurs et aux appétits, elle est toujours très grande, elle double, triple leur énergie ; elle les réveille, les encourage, les maintient: sa puissance sur le mal est grande, immense ; car les lois de l'organisme lui présentent peu de contradictions, tandis qu'elles en maintiennent de nombreuses et de puissantes, lorsque la sympathie est excitée chrétiennement, *à priori*. Dans ce cas, l'organisation animale est semblable à Satan, *tamquam leo rugens quærens quem devoret*. En présence de ces vérités morales, chrétiennes et physiologiques, il est permis de rappeler à l'artiste la mission apostolique dont il est revêtu, et les terribles jugements qui pèsent sur lui s'il fait servir une si grande puissance au mal, à l'égoïsme, à l'immobilité, au lieu de la faire servir au bien, au dévouement, au progrès.

L'antipathie est une des manifestations de l'appareil sympathique ; elle suppose une contrariété organique profonde causée par une expression qui contraste avec le sentiment actuel ou habituel d'un homme. Cette aptitude se montre très forte chez ceux qui jouissent au plus haut degré de la faculté d'imitation sympathique : un homme dont les dispositions bienveillantes sont habituelles, mis en présence d'un autre homme dont la physionomie, les gestes, l'attitude expriment une individualité mesquine et égoïste, éprouvera une impression pénible, douloureuse, parce que son organisation sympathique se trouve attaquée par une expression dont l'imitation est une contradiction avec sa manière d'être habituelle. Cette manifestation douloureuse de l'imitation sympathique sert à peindre les penchants inférieurs et à les faire détester ; elle a donné naissance au genre satirique, comme la manifestation pleine de douceur et de grâce des sentiments moraux a donné naissance au genre admiratif. Ces deux variétés de la sympathie organique ont été mises en jeu dans le temple chrétien, dont les peintures des vertus et des vices décorent d'ordinaire l'entrée. Plus tard le genre admiratif a servi à faire aimer le mal en le révêtant de formes gracieuses et le genre satirique a contribué à faire haïr le bien en lui prêtant des expressions burlesques.

De tout ce que nous venons de dire de l'élément sympathique il résulte qu'une œuvre qui est impuissante à le manifester, qui n'a pas pour but d'agir sur lui, n'est plus une œuvre d'art, et que l'homme qui l'a faite ne mérite pas le nom d'artiste : il en résulte aussi que la figure humaine doit toujours être exprimée, puisque seule elle est en puissance de manifester un sentiment humain, et que seule elle est en puissance d'agir sur la faculté d'imitation sympathique dont l'homme est doué. Il résulte enfin de l'exposition que nous venons de faire, qu'une œuvre d'art, dont l'expression est en opposition avec le sentiment chrétien et avec le but dont il appelle la réalisation, est une œuvre mauvaise, une œuvre que la société doit détruire.

Concluons. Les hommes, par leurs penchants organiques, tendent fatalement à l'isolement et à l'égoïsme : les aptitudes de bienveillance elles-mêmes, c'est-à-dire celles qui ressortent des dispositions sympathiques, seraient impuissantes, si elles étaient livrées à elles-mêmes dans la lutte qu'elles doivent soutenir, puisqu'elles dépendent d'un mouvement nerveux qui ne peut durer toujours, qui est soumis à la loi du repos et de l'épuisement, comme tous les mouvements organiques de la vie animale. Dans ces intervalles de repos les penchants inférieurs tendent à se manifester. En effet, la pitié cesse presque toujours de nous émouvoir lorsque la souffrance qui l'a excitée n'est plus présente à nos regards ou à notre imagination. D'autres émotions viennent prendre la place. Telle est la loi de l'organisme. Le repos qui succède au mouvement sympathique est d'autant plus profond que les aptitudes de bienveillance n'ont pas besoin d'être réveillées, tandis que celles de conservation ont besoin de l'être pour que l'homme ne succombe pas.

Telle n'est pas la loi de l'esprit : il ne se repose pas : il est l'activité même. Il est donc nécessaire qu'un sentiment spirituel, reçu de Dieu et non du monde, vienne régner en souverain dans l'homme, afin que les diverses aptitudes charnelles soient sans cesse dirigées vers le but qui nous a été assigné. Car, « quoique « nous vivions dans la chair, a dit saint Paul, nous ne « combattons point selon la chair, et les armes avec « lesquelles nous combattons ne sont pas charnelles, « mais elles sont puissantes pour amener captives tou- « tes les pensées et les soumettre à l'obéissance de « Jésus-Christ. » Le désir de Jésus-Christ est donc le seul qui puisse donner naissance à une œuvre d'art complète, *pleine de grâce et de vérité*, exprimant le *bien* par le *beau* et s'adressant à la fois à notre esprit et à toutes nos aptitudes organiques d'imitation sympathique. La figure de Jésus-Christ, exprimant son amour par sa mort, est donc la plus haute expression de la forme humaine manifestant le sentiment le plus élevé, le plus grand. Cette figure a été indiquée par Jésus-Christ lui-même comme devant remplacer le temple ancien. « *Abattez le temple*, a dit Jésus-Christ aux « Juifs, *et je le relèverai dans trois jours*. » « Il « parlait du temple de son corps » ajoute saint Jean. Trois jours après, son corps était étendu sur la croix.

Nous terminerons ici notre article. Les questions historiques qui se rattachent aux considérations physiologiques que nous venons de présenter, seront abordées plusieurs fois dans notre journal. Nous espérons que cette exposition, quelque incomplète qu'elle soit, servira à en faciliter l'intelligence.

VIII.

RECHERCHES HISTORIQUES SUR LES ORIGINES ET SUR LES PREMIERS DÉVELOPPEMENTS DE LA SCIENCE (1).

PREMIER ARTICLE.

Quelques considérations préliminaires.

Nous avons le désir, en nous livrant à ces recherches historiques, de montrer, par l'exposé des faits et par l'appréciation des relations logiques que ces faits ont entre eux, la vérité des principes que nous affirmons comme devant servir de base à la science de l'histoire. Nous désirons, en même temps, jeter un nouveau jour, et répandre quelques lumières nouvelles sur l'histoire des développements de l'esprit humain. Nos lecteurs ne trouveront pas dans ces pages, nous devons les en avertir, une exposition méthodique : nous n'avons pas même la prétention de leur tracer une exquise des diverses métamorphoses de

(1) Cet article a paru premièrement dans l'*Européen*, t. II, p. 33, août 1837, et p. 105, février 1838.

la science : nous ne saurions, pour le moment surtout, leur promettre une œuvre aussi longue et aussi difficile ; mais nous leur offrirons, en échange, des éclaircissements positifs et importants, qui pourront les diriger dans la voie des appréciations historiques, et les porter à faire un jour ce que nous n'aurions pu faire nous-mêmes.

Une loi fondamentale dans l'histoire de la science, est formulée par ces mots : Le but engendre la méthode [1]. Car la science, ainsi qu'il a été dit déjà [2], n'est autre chose que le raisonnement par lequel on passe de la considération du but aux moyens de l'acte. En effet, il y aurait erreur à ne pas regarder la science comme une méthode, c'est-à-dire, comme un moyen rationnel d'atteindre le but final en vue duquel l'homme est appelé à agir. Cette loi, vraie comme devant servir de point de départ à la science chrétienne, est vraie aussi, comme rendant raison de tous les principaux systèmes scientifiques antérieurs au christianisme. Dogmatiquement affirmée, historiquement confirmée, cette loi trouve encore sa démonstration dans une saine physiologie [3]. Pour que cette loi obtienne tout le degré d'évidence auquel elle doit parvenir, une foule de travaux spéciaux se trouvent nécessairement provoqués ; et chacun de ces travaux, embrassant une des divisions

(1) *L'Européen*, deuxième série, tome Ier, page 5.

(2) *L'Européen, loc. cit.* p. 4.

(3) Buchez : *Introduction à la science de l'Histoire*, p. 298, 336.

de la philosophie et de l'histoire, doit donner lieu à une série indéterminée de développements, qui amèneront, tôt ou tard, dans la science, des faits nouveaux et de nouvelles découvertes.

C'est ainsi que nous avons saisi avec empressement, dans une des spécialités historiques auxquelles se livrent les rédacteurs de *l'Européen*, certains faits qui doivent concourir à la démonstration et à l'élucidation de la loi que nous avons énoncée, afin de les mettre en saillie et de leur communiquer, à l'aide de cette loi elle-même une lumière inconnue jusqu'ici. Les faits que nous exposerons sont destinés à montrer aux plus exigeants que c'est le but qui engendre réellement la science, et que la science n'est autre chose qu'un méthode propre à conduire à la réalisation d'un but d'activité, et à en développer l'enseignement.

Ces faits démontreront encore que les diverses écoles philosophiques ne sont autre chose que la transformation de diverses sectes religieuses ; et que les unes et les autres émanent de la tradition dogmatique, dans laquelle toute la science est primitivement renfermée.

Avant d'entrer dans l'exposé historique, nous devons rappeler en peu de mots ce que nous entendons par cette formule : Le but engendre la méthode. Nous entendons par là exprimer cette loi, en vertu de laquelle l'intelligence humaine n'est provoquée à une conception scientifique générale qu'en vue du but qui est assigné à l'activité morale de l'homme ; en d'autres termes : une doctrine générale, une philosophie, n'est autre chose qu'une série de solutions apportées à une série de problèmes soulevés par la croyance de l'homme sur sa destinée et sur ses devoirs. L'homme étant une activité en rapport avec un passé et un avenir, avec Dieu, le monde et l'humanité, pour se déterminer à agir, pour agir d'une manière plutôt que d'une autre, doit avoir devant lui un but auquel il ait foi, et auquel il aspire sans cesse : il doit, de plus, reconnaître au-dessus de lui une activité éternelle qui l'a précédé, qui règle tous les rapports existants, et qui lui a révélé le but auquel il croit. Mais pour qu'il transmette à ceux qui lui succèdent l'enseignement de ce but, pour qu'il puisse lui-même acquérir une connaissance approfondie de ses devoirs, il faut qu'il se rende compte de son origine, du rang qu'il occupe dans la création, du rôle qu'il y joue, des forces qui dominent la sienne, des rapports qui existent entre ces forces, des relations qui ont lieu de cause à effet, d'activité à passivité, des obstacles qu'il est appelé à vaincre, des moyens propres à en triompher : il est surtout appelé à connaître la science première, la science de ce qui est bien et de ce qui est mal. Cette science est le point de départ et le critérium de toutes les notions générales. Ainsi toutes les forces qui semblent s'opposer à l'accomplissement de la destination de l'homme sont appelées mauvaises, engendrées du mal; ainsi toutes les forces qui semblent conduire à cet accomplissement sont appelées bonnes, engendrées du bien. Or, la connaissance du bien et du mal n'est autre chose que l'appréciation logique des rapports qui existent entre le but révélé à tous, et la pratique de chacun. Il en résulte que la science, qui est, ainsi que nous venons de le rappeler, le raisonnement par lequel on passe de la considération du but au moyen de l'acte, doit nécessairement répondre au but qui l'engendre, et conclure logiquement à une pratique conforme à ce but. Il en résulte encore, et c'est ce que tout le monde peut voir, que la science générale doit nécessairement varier avec le but; car des buts différents appellent nécessairement des raisonnements appropriés, et des solutions qui diffèrent. Ainsi, par exemple, lorsque le but moral est contesté, la contestation s'introduit immédiatement dans la science; lorsque le but moral est nié, les solutions scientifiques, qui avaient été acceptées, sont tôt ou tard niées, et d'autres solutions sont apportées pour légitimer cette négation. Il n'en est pas ainsi lorsque le but moral est affirmé: la science vient logiquement et rigoureusement porter des solutions qui en facilitent l'enseignement, en même temps qu'elles en préparent la réalisation. Cela posé, il est évident que la science, pour qu'elle soit vraie, doit être déduite logiquement de la foi à un but déterminé et révélé par Dieu: il est évident aussi qu'il n'y a pour la science d'autre critérium, d'autre principe de certitude, que la morale, qui seule est révélée par la parole divine.

Il est aisé maintenant de comprendre comment la morale, qui est la série des obligations conformes au but révélé, précède et engendre la méthode, puisque celle-ci n'est autre chose que la série des solutions des problèmes scientifiques posés par la morale. Ainsi se trouve mise en évidence cette affirmation que nous avons souvent reproduite. La morale engendre le dogme. — Car le dogme, qui n'est autre chose que la solution des principaux d'entre ces problèmes, détermine, conformément au précepte moral, le rôle de l'homme dans la création, en lui enseignant ses rapports avec Dieu, avec le monde et avec ses semblables.

Telle est la loi en vertu de laquelle l'homme parvient à la connaissance des réalités qui ne sont pas perçues par les sens, et qu'il lui importe le plus de savoir. L'étude des phénomènes sensibles n'est elle-même possible qu'à la condition d'être entreprise du point de vue des rapports que ces phénomènes ont avec l'ensemble des choses dans le temps et dans l'espace ; — rapports dont la conception la plus générale se trouve exprimée par le dogme, symbolisée dans les livres génésiaques et développée dans la philosophie. Plus tard, lorsque la science se divise, lorsque les spécialités prennent naissance et tendent à s'isoler, lorsque les travaux de détail se multiplient, lorsque les savants finissent par s'attacher presque exclusivement à observer les phénomènes sensibles et leurs rapports actuels, les relations intimes qui existent entre la morale et la science, entre le but et la méthode, semblent se briser, et disparaissent aux yeux de plusieurs. Malgré cette séparation apparente, les relations, quoique imperceptibles aux esprits étroits, restent les mêmes. C'est ce que reconnaissent (même de nos jours où cette séparation semble être arrivée à son terme le plus éloigné) toutes les intelligences pour lesquelles un fait n'est pas une essence absolue, une unité souveraine, mais simplement un rapport manifesté dans la succession des phénomènes, en vertu d'une loi générale qui préside à cette succession. La hiérarchie encyclopédique des connaissances humaines, quelques nombreuses qu'en soient les divisions, reconnaît toujours le même point de départ. Bien plus, tous les détails acquis en vue d'une vérification, ou d'une contradiction, doivent être coordonnés du point de vue de la morale, lui servir de démonstration, et lui fournir les moyens de réalisation qu'elle réclame. Plus le lien qui doit exister entre la morale et les spécialités de la science semble près de se rompre, plus il importe de proclamer la loi morale qui les a engendrées et qui doit les animer, en renouvelant la face de la philosophie, ainsi que paraît l'avoir fait Socrate, dans un ordre de développements étrangers et antérieurs au christianisme.

D'après ce que nous venons de dire, on peut déjà comprendre ce que nous entendons par le mot *Science*, pris dans l'acception générale que nous lui donnons dans ces recherches. Il importe cependant d'ajouter quelques explications à celles que nous venons de donner ; car nous désirons ne laisser aucune incertitude dans l'esprit de nos lecteurs.

La Science, considérée dans l'ensemble des généralités qu'elle embrasse, donne la série des solutions métaphysiques, théologiques, antropologiques et cosmiques déduites d'une connaissance positive et certaine du but d'activité humaine, ou de la loi morale. Lorsque cette science est exposée dans les genèses, sous forme de récit; — lorsqu'elle est en quelque sorte racontée et mise en scène dans les épopées religieuses, théogoniques et cosmogoniques, elle n'est autre chose que la religion elle-même ; elle est alors étroitement unie à la loi morale; elle est alors acceptée par la foi et transmise par l'éducation sociale. Mais lorsque le schisme survient, lorsque les dissidences commencent, la science cesse d'être pour plusieurs une tradition dogmatique ; envahie par la polémique, elle procède par la discussion et par le raisonnement ; elle devient alors philosophie. Or, comme la philosophie représente dans ses divers systèmes les dissidences dogmatiques dont ces systèmes émanent, il est certain que la compréhension des uns et des autres n'est possible qu'à la condition d'en connaître les relations logiques. Il ne faut pas oublier que la science varie dans ses formes ; qu'elle passe de l'état religieux à l'état philosophique ; et que, tant qu'elle conserve ce dernier état, elle ne cesse pas d'être la même, au fond, malgré les transformations extérieures que la liberté d'examen et d'interprétation a pu lui faire subir. Ainsi on peut aisément reconnaître, dans un système philosophique entaché de panthéisme ou de matérialisme, une science d'origine protestante, ou une tradition dogmatique hétérodoxe ; tandis qu'on retrouve les traces de l'orthodoxie religieuse dans un système de philosophie spiritualiste. Il est inutile de dire pourquoi la science développée par la philosophie se trouve être logiquement et historiquement postérieure à la science racontée dans les livres génésiaques, puisque la philosophie n'est autre chose que la tradition dogmatique reproduite, transformée, discutée ou niée par le raisonnement, — puisque la philosophie n'existe que par les notions générales que lui a léguées le dogme.

Dans ces recherches, nous aurons surtout en vue la science exprimée par la philosophie ; mais nous laisserons échapper rarement les occasions qui se présenteront de rapprocher les systèmes dont nous aurons à parler des traditions dogmatiques dont ces systèmes nous semblent être la transformation ou la déduction logique. C'est dans ces rapprochements que doit se trouver, selon nous, la compréhension des nombreuses écoles philosophiques des temps anciens : c'est aussi dans ces rapprochements que nous trouverons la critique de la plupart des enseignements qui se font dans les écoles modernes.

Les anciens ont appelé la *Philosophie* la science des choses divines, cosmiques et humaines. Cette définition ne définit absolument rien. Elle sert plutôt à faire apprécier la valeur philosophique des sages de l'antiquité grecque et romaine, qu'elle n'indique le véritable caractère de la philosophie. Oubliant, ou dédaignant, la tradition dogmatique qui avait conservé les rapports primitifs de la science avec la destination de l'homme, l'antiquité classique ne voyait dans la philosophie que la connaissance plus ou moins approfondie de la nature des choses, de leur essence, de leurs changements réels ou apparents; et elle se plaçait par là dans l'impossibilité de conclure de la science générale à une pratique sociale : bien plus, elle se plaçait par là dans l'impossibilité de s'élever à une conception réellement philosophique, dans le sens que nous attachons à ce mot, à moins de s'appuyer sur d'anciennes traditions dogmatiques, ainsi que l'ont fait Pythagore et Platon.

Pour nous, nous dirons de la philosophie ce que nous avons dit de la science générale; nous dirons que la philosophie reproduit la série des solutions métaphysiques, théologiques, antropologiqnes, cosmiques, déduites d'une connaissance positive et certaine du but de l'activité humaine, ou de la loi morale : nous dirons, de plus, que la philosophie est destinée à donner à cette série de solutions tous les développements qui doivent conclure le plus proprement et le plus sûrement à la réalisation du but, et à l'accomplissement de la loi morale. En résumé : la philosophie n'est autre chose que la logique humaine, sollicitée dans toutes les aptitudes qui la caractérisent, en vue d'un but universel à réaliser, et en vertu d'un principe de certitude émané de Dieu. Ainsi entendue, la philosophie se trouve rétablie dans le rang qui lui appartient : elle reprend le caractère encyclopédique qu'elle ne saurait perdre sans cesser d'être : elle redevient religieuse, en s'appuyant sur la parole divine; en reconnaissant pour point de départ, pour *critérium* absolu, la loi morale exprimée par cette parole, et en développant la tradition dogmatique qui donne aux grands problèmes scientifiques la solution réclamée par cette loi révélée. Ainsi la philosophie, comme la science, devient pour nous le raisonnement par lequel l'humanité passe de la considération du but, qui est l'accomplissement de la loi morale, aux moyens de l'acte qui conduit à cet accomplissement. Envisagée ainsi, la philosophie cesse d'être une appréciation étroite et isolée de quelques phénomènes d'un ordre inférieur; elle cesse d'être une étude vague et indéfinie, sans principe et sans but; elle cesse d'être une logomachie au service de quelques rêveurs orgueilleux ; elle devient une chose sérieuse, la plus sérieuse de celles qui se passent dans le monde; elle devient le développement par l'intelligence humaine, de la volonté et de la parole de Dieu; elle devient, par conséquent, le plus grave, le plus élevé et le plus nécessaire des enseignements.

Nous bornons à ce court exposé les considérations préliminaires que nous avons cru devoir placer au commencement de ces recherches. Nos lecteurs comprendront maintenant pourquoi nous nous attacherons de préférence à chercher, dans les systèmes philosophiques, les traces des traditions dogmatiques dont ils sont la déduction logique; ils comprendront aussi comment l'appréciation de ces traces pourra nous servir à l'intelligence de la plupart des systèmes que la critique la plus laborieuse, dépourvue de notre méthode, n'est jamais parvenue à débrouiller d'une manière satisfaisante. Nous pourrions formuler ainsi le problème historique dont nous appelons la solution :

Un système philosophique étant connu, déterminer la tradition dogmatique et la loi morale dont il émane, — déterminer quelle est la pratique à laquelle il conclut logiquement. La découverte de ces inconnues, pour chaque système, pourra donner à l'histoire de la philosophie, à l'histoire de la science générale, une valeur qu'elle est loin d'avoir acquise jusqu'ici.

Les doctrines philosophiques de l'Inde seront examinées les premières, parce que, selon nous, elles renferment les traces les plus certaines, les plus incontestables de la tradition dogmatique de la chute, à laquelle le dogme chrétien de la rédemption est venu succéder. Comme, dans ces doctrines, les rapports qui existent entre la science et le dogme ne sont pas encore voilés, ainsi qu'ils le sont dans la plupart des doctrines grecques; comme ces rapports s'y trouvent au contraire très religieusement conservés, il nous sera facile d'apprécier les origines dogmatiques des divers systèmes philosophiques de l'antiquité, ou des temps modernes, qui n'auront fait que reproduire les divers systèmes de la philosophie hindoue. Ce sera pour nous un grand avantage de pouvoir répandre, par ces rapprochements entre des doctrines identiques, dont les unes ont conservé les traces dogmatiques, et dont les autres semblent les avoir méconnues ou dédaignées; ce sera, disons-nous, un grand avantage de pouvoir ainsi répandre sur les origines et sur les développements des divers systèmes philosophiques une lumière nouvelle, dont l'histoire de ces systèmes, souvent si obscure, devra nécessairement s'enrichir.

Entrons maintenant en matière.

§ I.

Des traces du dogme de la chute, qui existent dans les diverses doctrines philosophiques de l'Hindoustan.

Ce qui caractérise particulièrement les doctrines diverses des anciens docteurs de l'Hindoustan, c'est l'impossibilité où nous sommes de les comprendre, si déjà nous ne nous sommes rendu compte de leurs croyances sur le but de l'activité humaine dans le monde. Toutes leurs notions générales sur la Divinité, sur l'homme et sur le monde, leur théologie, leur antropologie et leur cosmologie, sont tellement liées à leurs croyances sur la *destination* (1) de l'homme, qu'il est impossible de les en séparer. Il semble même que les unes soient subordonnées aux autres; et que les systèmes philosophiques n'ont eu pour but, chez les sages de l'Hindoustan, que de donner l'évidence de la démonstration scientifique à leurs croyances sur

(1) Nous nous servons quelquefois du mot *destination*, parce que c'est celui qui est le plus souvent employé dans les anciennes doctrines philosophiques. Nous préférons le mot *but*, qui exclut toute signification de finalité fatale, et nous ne nous servons que de ce mot lorsque nous ne sommes pas retenus par l'intérêt de la vérité historique, et surtout lorsque nous avons plus particulièrement en vue la philosophie chrétienne.

cette destination. C'est ainsi que chez les anciens Hindous, comme chez tous les peuples, la science n'a été, et n'a pu être, autre chose que le raisonnement à l'aide duquel l'homme passe de la considération du but au moyen de l'acte.

Tel est l'aspect sous lequel nous sommes forcés d'envisager les monuments de la sagesse hindoue. Nous y trouverons un exemple frappant des procédés à l'aide desquels l'esprit humain s'engage dans les premières voies de la philosophie et de la science ; et nous acquerrons cette conviction, que l'homme ne s'élève aux plus hautes conceptions théogoniques et cosmogoniques, que pour rendre raison de ses croyances sur sa destinée, et sur le but de son existence terrestre.

Le dogme de la chute (il ne faut pas se hâter de confondre ce dogme avec le récit génésiaque de Moïse) nous semble dominer tous les anciens systèmes religieux et philosophiques des Hindous ; car ce dogme seul peut rendre raison des données qui se trouvent développées dans ces systèmes, bien qu'il n'y soit pas aussi expressément désigné que dans la tradition biblique.

Ce fait fondamental, auquel nous croyons, qui est pour nous une certitude, n'est point une hypothèse imaginée à plaisir, dans l'intérêt d'une théorie qui nous aurait séduit, et dont la vérification ne serait pas de nature à satisfaire nos lecteurs. Nous aurons d'ailleurs égard à tous les scrupules historiques, nous aurons soin de donner nos raisons, et de produire les citations et les arguments à l'aide desquels ce qui, pour le moment, peut paraître une hypothèse, deviendra une notion acquise, une vérité incontestable.

Cette question nous semble très grave, très importante; elle a pour objet d'éclaircir un des points les plus obscurs de l'histoire religieuse et philosophique. Si ce point peut être éclairci, de grandes lumières en rejailliront, non seulement sur la science des Indes, mais encore sur celle des Perses, des Juifs, des Grecs, des écoles d'Alexandrie, et peut-être, plus qu'on ne pense, sur celles des écoles modernes qui ont conservé, au sein du christianisme, les enseignements d'une sagesse antérieure, que le christianisme n'est pas encore parvenu à transformer complètement.

Mais avant d'aller si loin, il importe que le fait du dogme de la chute soit bien établi : c'est ce que nous allons essayer de faire dans la suite de cet article.

Il est un mot qui domine toute la théologie et toute la science des anciens Hindous, un mot qui se trouve dans toutes leurs conceptions philosophiques, et qui semble exprimer, à lui seul, cette grande préoccupation des peuples connue sous le nom de *Dogme de la chute :* ce mot est celui-ci : *Délivrance : Moukti, Môkchâ*. La délivrance de l'âme est désignée comme le but de toute pratique religieuse et sociale, comme la fin de toute science : tous les systèmes philosophiques de l'Inde pivotent sur cette conception fondamentale. Or, le vœu de *délivrance* suppose le fait *esclavage*, comme le vœu de *réhabilitation* suppose le fait *chute*, comme le besoin d'*expiation* suppose le fait *péché*; et tous ces mots se trouvent dans toutes les pages de la science indienne, dans celles surtout dont l'antiquité et l'orthodoxie sont le moins contestées aujourd'hui.

Nous allons démontrer par des citations la vérité de cette assertion : plus tard nous tâcherons de suppléer à ce qui manque de positif dans la conséquence que nous tirons des devoirs de *délivrance*, de *réhabilitation* et d'*expiation* signalées par les lois religieuses et par les axiomes philosophiques. Ce ne sera qu'après avoir établi combien le sentiment de ces devoirs a pénétré toute la doctrine indienne, que nous présenterons les arguments qui nous font conclure de ce sentiment universel à l'existence d'un dogme de la chute, sans lequel ce sentiment serait un inexplicable caprice philosophique, un véritable *non-sens*.

Nous tenons à donner à notre exposition toute la rigueur que l'histoire est en droit d'exiger. Nous devons exposer d'abord les faits : les faits étant exposés, il sera facile de se prononcer pour la conséquence que nous en tirerons.

La délivrance est, avons-nous dit, le pivot sur lequel roule le système religieux et philosophique des Indiens. Par cette délivrance il faut entendre deux choses : la lente et progressive libération des conséquences des pêchés antérieurs, et l'exemption de la transmigration, ou l'absorption finale dans l'essence suprême.

Le but de toute œuvre et de toute science est de procurer cette délivrance finale; et nous verrons, dans la suite de ces recherches, que la diversité des systèmes philosophiques consiste principalement dans la différence des moyens proposés pour procurer cette émancipation de l'âme. Cette base commune de toutes les préoccupations intellectuelles de la sagesse hindoue nous sera d'autant plus évidente, que nous verrons reposer sur elle les systèmes les plus divers. Nous ne pouvons pas, pour le moment, classer ces systèmes d'après les doctrines qu'ils enseignent : cela nous entraînerait trop loin : nous les confondrons provisoirement tous, car nous n'avons pas encore besoin de les distinguer pour éclairer notre sujet. Nous reviendrons, en les analysant dans un autre article, sur les différences qu'ils présentent, et que nous tâcherons alors d'exposer et d'expliquer.

« L'âme, » est-il dit dans un passage des Védas, « doit être connue, c'est-à-dire distinguée de la nature : de cette manière *elle ne revient pas*. » — « L'homme auquel il est donné de connaître l'esprit suprême, » est-il dit dans le Kataka-Oupanischad, chap. VI, 4, « avant la chute du corps, avant que la vie l'abandonne, *cet homme est délivré de la renaissance*. Celui à qui il a été refusé de l'approfondir entre dans un nouveau corps, et circule dans les mondes créés. »

La philosophie nyaya, et les trois systèmes sankias s'accordent, ainsi que le dit Colebrooke, avec les autres écoles de philosophie, dans la promesse de la béatitude et de la *délivrance finale* (Mòkchâ) pour récompense, et comme fin, d'une parfaite connaissance des principes que ces écoles enseignent.

« Le désir de l'âme est la jouissance et *la délivrance,* » dit la *Sankia Karika*, sl. 40.

« *L'exemption absolue* de trois sortes de peines est le but le plus élevé de l'âme, » comme l'affirme un aphorisme du Sankia.

« Dans ces mondes, l'âme sensible éprouve le *mal qui naît de la décadence* et de la mort, jusqu'à ce qu'elle se soit finalement *absolue* de son union avec la personne subtile. » *Analyse du Sankia par Colebrooke.*

« Par la vertu ou la justice, on suit le sentier qui mène en haut ; par l'impiété ou l'injustice se forme le chemin qui mène en bas. L'*émancipation* s'effectue par la science. Celui qui suit le contraire désire son emprisonnement dans les liens corporels. » *Sankia Karika*, 44.

« Comme l'action du lait, substance inintelligente, s'opère en effectuant l'accroissement du veau, ainsi l'action de la nature s'opère en effectuant *la délivrance de l'âme.* » Sl. 57.

Les Sankias s'étendent longuement sur les divers obstacles qui s'opposent à la délivrance, sur les facultés qui paraissent y conduire, et sur celles qui y conduisent réellement. Cette question trouvera sa place dans la suite de ces recherches.

D'après la doctrine de la Kharma Mimansa, ou de la Mimansa des œuvres, l'état actuel d'un être est toujours la suite nécessaire de ses actes antérieurs ; et ses œuvres actuelles déterminent avec une nécessité absolue son état futur. Les effets qui résultent de ces actes dans les séries des existences, sont appelés les *fruits des œuvres*. Selon cette école, qui est orthodoxe, et qui a pour but d'expliquer et de discuter les devoirs et les rites, les sacrifices de purification et d'expiation sont des actes nécessaires à cause des souillures originelles et acquises.

Le Code de Manou spécifie cinquante-deux défauts corporels, comme étant les châtiments mérités par les péchés commis dans une vie antérieure (chap. 11, 48, etc.). La distinction des êtres en dieux, hommes et créatures inférieures ; celle des hommes en barbares (étrangers) et en hommes de race pure (aryas), et celle de ces derniers en diverses castes, est fondée sur ce même principe. Être né sur un degré plus ou moins élevé dans l'échelle des êtres, est la conséquence des actes d'une vie antérieure. La vie elle-même avec ses maux n'est qu'une carrière de pénitence et par conséquent d'expiation. De là, dans le système des œuvres, la nécessité des sacrifices, des sacrements dès la naissance, et des mortifications, qui quelquefois vont jusqu'au suicide, et sur la puissance desquelles on trouve dans les récits sacrés et dans les légendes hindoues des choses merveilleuses. Qu'on ne croie pas que les mortifications recommandées soient exigées seulement pour expier des crimes commis dans l'existence actuelle ; il en est que l'homme entreprend sans y être engagé par un crime particulier, dans un but d'expiation, et qui portent un nom spécial ; ce sont les *tapas*, ou mortifications surérogatoires. Ces *tapas*, dont le nombre varie à l'infini, tendent à placer l'âme, à sa renaissance, dans une condition meilleure. La puissance de faire des choses extraordinaires est donnée, même dans cette vie, aux saints hommes qui ont pratiqué le *tapas*.

La doctrine de la Mimansa théologique admet aussi la délivrance comme but de toute connaissance : elle diffère de la doctrine précédente en ce qu'elle regarde les œuvres comme ne donnant pas la délivrance finale ; et par conséquent elle tend à les dédaigner.

« Il n'y a aucun moyen d'obtenir *la délivrance complète et finale* que la connaissance, » dit un des plus célèbres docteurs de cette école. (Atma Bodha, par Sankarà Atcharya, sl. 2.)

« L'âme *émancipée* est cette personne illuminée qui se dépouille de ses premiers accidents et de ses premières qualités et qui devient identifiée avec l'être véritable qui est Dieu, de la même manière que la chrysalide devient une abeille. » (Même ouvrage, 49.)

Cette école, comme nous le verrons, est celle qui a plus particulièrement adopté le besoin d'une complète délivrance, comme le but et la base de toutes ses conceptions cosmogoniques, théologiques et antropologiques. Elle mentionne trois degrés de délivrance : elle proclame la non-efficacité des œuvres, la nécessité de la grâce ; et elle tend à limiter prodigieusement le libre arbitre, en exagérant les conditions mauvaises dans lesquelles les péchés d'origine ont placé l'homme. Toutes ces choses seront exposées plus tard.

L'école de Gotama admet au nombre de ses catégories (cat. 12) la *délivrance* de la peine ou la béatitude, laquelle délivrance est la réservation absolue de tout mal. Or cette école compte vingt-et-une variétés de maux : la vingt-et-unième consiste dans le plaisir ; car celui-ci, étant entaché de mal, est une peine, comme le miel mêlé avec du poison est compté parmi les substances délétères. Gotama met son système de logique au service de la doctrine de la délivance par la science. (Colebrooke.)

Les Bouddhistes et les Djaïnistes ont poussé cette doctrine dans ses dernières conséquences. Pour eux l'âme humaine est liée, enchaînée : *Môkchâ* est la délivrance et l'affranchissement de l'âme, des entraves ou du lien des œuvres ; et cette délivrance est obtenue par les moyens enseignés, ou par la grâce, ou bien elle est une ascension continuelle. L'âme a une tendance continuelle à s'élever ; mais elle est retenue sur la terre par les liens corporels : lorsqu'elle est délivrée, elle s'élève à la région des âmes libérées. Comme un oiseau, une fois sorti de sa cage, se plonge dans l'eau pour nettoyer la poussière dont il était souillé, et, après avoir séché ses plumes aux rayons du soleil, prend son essor dans les airs ; ainsi l'âme, délivrée d'une longue captivité ; prend son essor pour n'y rentrer jamais. Selon les Djaïnas, les œuvres ne sont appréciées qu'en raison des secours ou des obstacles qu'elles apportent à la délivrance. *Adharma* (vice) est ce qui est cause que l'âme continue d'être enchaînée dans les entraves du corps, malgré sa faculté de monter, et sa tendance naturelle à prendre son essor.

Il en est de même des Mahaswaras et des Pasoupatas. Le but dans lequel, dit Colebrooke, leurs catégories sont enseignées et expliquées, est l'accomplissement *de la délivrance* des liens et des chaînes, ou de l'illusion dans laquelle l'âme vivante est enchaînée.

Parmi ces écoles nombreuses, il en est dont il est dit qu'elles ont enseigné des doctrines nouvelles de la délivrance, parce que leurs chefs, n'étant point satisfaits des Védas, et ne trouvant point en eux un moyen prompt et suffisant pour l'émancipation finale, ont dû en chercher un eux-mêmes avec leurs propres forces. Tel est Sandylia, qui est regardé par quelques-uns comme fondateur de la secte des Pantchuratras, secte qui a ses pratiques et sa théorie de la délivrance finale, à peu près conformes à celles du Sankia et de la Mimansa théologique.

Les seules doctrines philosophiques de l'Hindoustan qui ne nous parlent pas de la délivrance, sont les doctrines matérialistes, dont nous rappellerons quelques formules dans la suite de ces essais : telles sont les doctrines des Ttcharvakas et des Lokayatikas. Selon ces doctrines exceptionnelles, l'âme n'est qu'un attribut, ou une propriété, de l'organisme. Pour eux la vie est un plaisir et non une peine.

Voilà des systèmes religieux et philosophiques bien divers et bien nombreux, qui s'accordent à admettre la nécessité de la délivrance de l'âme, le fait de l'esclavage dans lequel elle souffre, les maux qui l'accompagnent ici-bas. Le but avoué de tous ces systèmes est d'enseigner des modes particuliers de délivrance.

Toutes les écoles dissidentes reconnaissent cette nécessité commune ; elles ne varient que dans les méthodes théoriques et pratiques, propres à connaître et à atteindre ce but. Les données théologiques et métaphysiques, cosmologiques et antropologiques, ainsi que nous le verrons, varient, dans ces diverses écoles, en raison des différences qu'elles établissent dans leurs doctrines sur la délivrance des âmes.

Les âmes sont, d'après ces systèmes, destinées à s'élever vers l'essence suprême, comme à leur source première, — *par les œuvres*, et en subissant une série de naissances progressives dans une échelle de mondes, selons les uns ; — *par la science intuitive*, et dès ce monde, sans renaissances, selon les autres. — S'élever vers Dieu, pour les âmes, c'est se réhabiliter.

D'où viennent, demanderons-nous maintenant, ces chaînes qui accablent fatalement les âmes? cette destinée qui les enchaîne à la douleur, aux passions, aux erreurs, au mal ; qui les emprisonne dans les langes de la matière, mobile et inconstante? D'où viennent ces préoccupations de la sagesse hindoue, qui, d'un concert unanime, semble déplorer la perte d'un Éden céleste, par les efforts de plusieurs siècles consacrés à l'enseignement de la délivrance finale? Ne pas reconnaître là un des sillons profonds qu'a creusés, lors de son passage dans la croyance des peuples, le dogme de la déchéance, c'est, ce nous semble, se montrer bien inaccessible à l'évidence.

En effet, ces âmes, portant traditionnellement d'âge

en âge les effets fatals de leurs actes, à travers des milliers d'existences et de renaissances, doivent, si nous remontons à la création, avoir contracté *par elles-mêmes*, et librement, une souillure que Dieu n'a pu leur donner. Lisez la Genèse racontée dans le premier livre du Manava Dharma Sastra : vous y trouverez que Dieu créa tous les êtres ; et qu'il assigna à chacun ses qualités, sa situation et sa destinée, en raison de ses actes antérieurs, en raison de ses mérites acquis dans une vie antérieure. « Ce fut ainsi que, d'après mon ordre, ces magnanimes sages créèrent, par le pouvoir de leurs austérités, tous ces assemblages d'êtres mobiles et immobiles *en se réglant sur les actions :* » c'est-à-dire, comme l'explique le commentateur Koullouca Batta, en faisant naître tel et tel parmi les dieux, les hommes ou les animaux, *en raison de ses actes.* (Liv. Ier, slo. 41.) Le dogme de la chute n'est-il pas implicitement exprimé dans cette explication des diversités des destinées d'ici-bas ? ne se trouve-t-il pas tout entier dans cette formule si incomplète pourtant ? ne semble-t-il pas qu'il manque quelque chose à ce récit, et que aux jours de la création des choses du monde, la divinité avait des coupables à punir et à relever ; que le rédacteur sacré a commis une grave omission ? De ces assertions sont sorties néanmoins toutes ces doctrines sur la délivrance ; de là les systèmes de salut par les sacrifices ou par la foi ; de là les sacrements qui purifient l'enfant encore à naître, qui purifient l'âme humaine au moment de la naissance, et qui l'accompagnent jusqu'au-delà du tombeau, par les sacrifices qui sont commandés pour les âmes des aïeux.

Quoique le dogme de la chute ne se trouve pas positivement exprimé dans les documents philosophiques et religieux les plus habituellement consultés, il ne faut pas croire qu'il n'ait pas été formulé par les Hindous dès les temps les plus anciens. Le récit génésiaque qui affirme ce dogme, et qui l'affirme en d'autres termes que ceux de Moïse, se trouve quelque part dans un des fragments qui ont conservé les plus anciens souvenirs du polythéisme hindou. Ce récit est tel que, si nous eussions osé le concevoir comme une hypothèse expliquant parfaitement toutes les données philosophiques que nous venons d'exposer rapidement, nous ne l'aurions pas conçu autrement. Quoiqu'il n'en soit pas fait mention dans les œuvres des philosophes, nous devons attribuer à ce fait une grande importance. Nous reproduirons, en terminant cet article, ce récit génésiaque remarquable; et nos lecteurs partageront peut-être notre conviction, lorsque, à la suite de cette brillante genèse, nous reviendrons aux systèmes religieux et philosophiques dont elle rend raison, et à l'intelligence desquels elle est si admirablement appropriée. Jusque là, suspendons notre jugement. La question sera plus nettement posée, et presque résolue, lorsque nous aurons adopté pour base de nos appréciations le degré de concordance de ces divers systèmes avec la doctrine de la délivrance, très explicitement exprimée dans le récit de la déchéance des Dévas. C'est ce que nous allons tâcher de faire.

Nous avons essayé de démontrer que les systèmes philosophiques de l'Hindoustan, à l'exception des systémes matérialistes, avaient tous posé un problème fondamental dont ils prétendaient apporter la solution; et que ce problème, le même pour tous, était la *délivrance* de l'âme. Toutes ces doctrines s'accordent, en effet, à reconnaître un but commun, la délivrance; mais, lorsqu'il s'agit de définir, de déterminer en quoi consiste cette délivrance; lorsqu'il s'agit encore d'établir les règles propres à conduire à cette émancipation, ces doctrines cessent de s'entendre : arrivées sur ce terrain, les divergences commencent à paraître; et, lorsqu'une fois la scission a commencé sur cette question épineuse, les dissidences se montrent toujours plus complètes, plus profondes.

Ainsi que nous l'avons énoncé, cette scission entraîne après elle des dissidences, non-seulement dans les théories particulières de la délivrance, mais encore dans toutes les principales données cosmogoniques et antropologiques. Les écoles admettent autant de doctrines différentes sur Dieu, sur le monde, sur l'homme, qu'elles admettent de modes divers d'émancipation. On peut dire à leur égard, et sans crainte de se tromper, que les systèmes scientifiques ne sont qu'une méthode de démonstration de la foi de chacune de ces écoles, ou une méthode appropriée à l'enseignement et à la réalisation du but auquel elles aspirent. La plus légère dissidence dans la manière d'envisager ce but entraîne nécessairement des méthodes philosophiques diverses et des systèmes scientifiques différents. C'est ainsi que, pour le dire en passant, nous sommes amenés à comprendre ces affirmations que nous entendons répéter tous les jours : *La science émane de la foi; les premières notions philosophiques ont pris naissance dans le sanctuaire*, etc. Mais revenons à notre sujet.

Nous n'avions pas besoin, pour montrer le but commun des écoles philosophiques de l'Hindoustan, de les classer avec ordre d'après les doctrines qu'elles enseignent; maintenant une classification générale devient nécessaire. Celle que nous allons établir sera, nous le croyons, le plus propre à faire comprendre la portée morale et philosophique de chacune d'elles. Au lieu de donner une analyse des théories diverses qui les caractérisent, ce que nous tâcherons de faire dans les articles suivants, nous formerons dans celui-ci des groupes, dans lesquels trouveront leur place les diverses écoles, et nous donnerons à chaque groupe, pour caractère distinctif, le mode d'émancipation commun aux écoles qui le composent. Avec cette méthode, nous parviendrons à faire connaître les grandes divisions philosophiques qui se rencontrent dans la science hindoue.

Ces divisions peuvent d'abord se réduire à deux, qui sont fondamentales : à la première appartiennent toutes les écoles et toutes les sectes qui enseignent que la délivrance s'obtient par les œuvres, commandées ou volontaires, expiatoires ou surérogatoires; à la seconde appartiennent toutes les écoles et toutes les sectes qui enseignent que la délivrance s'obtient, non par les œuvres, mais par la science, c'est-à-dire par la connaissance de l'identité parfaite de Dieu, de l'homme et du monde. Ces deux grandes divisions ont fait entre elles, nous le savons, un compromis commandé par les nécessités politiques des temps ; et ce compromis, dont le code de Manou nous semble être la plus fidèle expression, a donné naissance à un troisième groupe, aujourd'hui le plus nombreux. Ce compromis avait pour but de maintenir le système des œuvres, sans lequel les relations sociales établies depuis un temps immémorial se seraient brisées, et de maintenir ce système dans une pensée purement temporelle, en la liant, tant bien que mal, au système de la science ou au système théologique, qui devait être celui des classes élevées et instruites. C'est ainsi que s'explique à nos yeux la distinction des enseignements anciens en *ésotériques* et *exotériques*. Mais ceci est encore une digression à laquelle nous ne devons pas nous arrêter.

Si nous nous occupions ici de rechercher l'histoire des développements religieux et sociaux de l'Hindoustan, nous serions forcés d'attribuer une grande importance au fait que nous venons de signaler ; car la plupart des populations indiennes sont régies encore aujourd'hui d'après ce compromis, plusieurs fois renouvelé et plusieurs fois sanctionné, entre les deux doctrines fondamentales. Mais tel n'est pas le sujet immédiat de notre travail : nous n'avons, en effet, qu'à faire œuvre de discernement entre les divers enseignements qui ont été proposés sur la destinée de l'homme.

Quelle est la doctrine des systèmes qui enseignent

la délivrance par les œuvres?... Quelle est la doctrine des systèmes qui enseignent la délivrance par la connaissance, ou par la *Gnose?*... (Cette expression nous semble rendre le mieux le mot sanscrit *Djanana*.)

Ici nous devons nous rappeler l'hypothèse que nous avons présentée—hypothèse dont nous avons promis d'apporter une vérification satisfaisante : nous voulons parler d'un dogme de la déchéance, qui aurait été accepté par les populations hindoustanes, et dont les systèmes philosophiques postérieurs auraient conservé, sinon la tradition, du moins les déductions logiques, et cela d'une manière incontestable. C'est par le système de la délivrance par les œuvres, qui est le plus conforme à l'orthodoxie ancienne, que ce dogme a laissé les empreintes les plus profondes : c'est là que nous trouverons des éléments, qui nous permettront de reconstruire en quelque sorte la formule génésiaque de ce dogme, et (ce qui est beaucoup plus positif) de distinguer, entre les genèses conservées par la tradition hindoue, celle que nous aurons reconstruite d'après notre hypothèse, et qui s'y trouve tout entière écrite avec grandeur et magnificence. C'est donc au système de la délivrance par les œuvres que nous devons nous arrêter avec plus de complaisance. Le système de la délivrance par la connaissance nous apportera aussi son tribut de lumière; car par l'ardeur avec laquelle il cherche à renverser la doctrine ancienne des expiations ou des œuvres, il se trouve entraîné à lever le voile qui couvre beaucoup de faits propres à cette doctrine, et qui seraient inconnus sans la discussion à laquelle il a donné naissance dans les écoles hindoustanes.

La doctrine de la délivrance pas les œuvres émane directement du dogme de la chute : elle en est une conséquence logique ; et, qui plus est, elle va nous en être une démonstration. Cette doctrine est par conséquent la plus ancienne ; du moins est-elle antérieure de plusieurs siècles à la doctrine de la délivrance par la science, puisque celle-ci nie ce que celle-là affirme touchant les œuvres, et les devoirs, qui ont fondé et qui règlent les rapports sociaux existants. Ce fait seul, d'une société qui existe en vertu d'un système d'obligations, doit suffire pour démontrer l'antériorité d'une doctrine qui affirme et qui commande ces obligations à une science qui vient les nier, soit en acceptant, soit en repoussant les faits sociaux qui n'existent que par elles. Évidemment le système du salut par la science est une tentative d'émancipation protestante, faite par une classe qui trouve trop lourds les devoirs que la loi ancienne d'expiation lui impose ; qui veut s'y soustraire ; et qui arrive, après avoir propagé des principes en rapport avec ses intérêts, d'un côté à subalterniser ses anciens supérieurs, ou à les appeler à une transaction, de l'autre à déchaîner les tempêtes de l'insurrection et de l'anarchie, ainsi que l'ont fait les Bouddhistes, qui ont été les disciples conséquents de la doctrine du salut par la science.

Il est donc aisé de concevoir, *à priori*, que la doctrine, ou, si l'on aime mieux, la croyance du salut par les œuvres est antérieure à celle du salut par la connaissance. Il nous sera difficile de ne pas croire à cette antériorité, lorsque nous saurons que la langue, dans laquelle ont été exprimées les règles fondamentales de la pratique des œuvres, offre aux indianistes un caractère d'antiquité incontestable, comparée à celle des livres qui ont fondé le système théologique. Cette démonstration *à posteriori* est au-dessus de toute atteinte; et il en existe une autre qui certes n'est pas moins probante : la voici. Le grand écrivain, qui passe pour avoir fondé le système de la délivrance par la science, est aussi regardé comme le *collecteur* des livres sacrés qui enseignaient la pratique des œuvres. Tel fut *Véda Vyasa*, qui, selon la tradition, ne se serait pas borné à réunir les anciens védas, mais aurait encore écrit lui-même les chapitres supplémentaires connus sous le nom d'*Oupanischadas*. Ces chapitres se distinguent autant par le style, qui est plus moderne, que par des doctrines tout-à-fait contradictoires à celles auxquelles ils servent de commentaires (1).

Quels sont maintenant les points fondamentaux de la croyance de la délivrance par les œuvres? — Nous allons entrer dans le cœur de la question. Faisons abstraction, pour le moment, de l'école philosophique qui s'est élevée sous le nom de *Karma Mimansa*, dans les temps postérieurs, pour l'interprétation et pour

(1) On appelle la plus ancienne partie des Vêdas, celle qui se rapporte aux œuvres, *Kharma Kanda*, ou *division des œuvres ;* la partie supplémentaire qui se rapporte à la connaissance s'appelle *Brahma Kanda* ou *Djaina Kanda*, *division théologique* ou *division de la science*.

la défense de cette doctrine, dont nous devons auparavant exposer les principes généraux.

Le premier de ces principes consiste à affirmer— que la pratique des œuvres prescrites à un homme, en raison de ses actes antérieurs, ne saurait le délivrer des conséquences du péché dont il est né, d'une manière définitive, au sortir de la vie: —que cette pratique, au lieu d'amener directement son salut, ne fait que l'élever, par des transmigrations toujours nouvelles, d'un ou de quelques degrés dans l'ordre des réhabilitations: — que sa délivrance finale ne peut s'obtenir que progressivement et successivement, dans des existences successives et progressives, dans des mondes toujours plus durables et plus grands, dans des cieux soumis à des dieux toujours plus rapprochés hiérarchiquement de l'Essence Suprême, qui est toujours durable, et au sein de laquelle l'âme arrive enfin pour n'en jamais sortir.

Le fait de successivité progressive, dans les réhabilitations de l'âme humaine, est un fait dont nous exposerons plus tard toute l'importance philosophique; car il soulève un coin du voile qui couvre la théorie scientifique de ces époques anciennes, où la hiérarchie polythéistique représentait la hiérarchie des forces, ou des essences cosmiques, en même temps qu'elle exprimait la doctrine des devoirs sociaux, et les rapports entre les différents êtres de la nature. Mais, sur ce point encore, nous devons glisser sans nous y arrêter; car il nous entraînerait trop au-delà de la question que nous avons à résoudre dans cet article.

Ce principe de successivité progressive dans les réhabilitations, qui a donné naissance à une théorie particulière de l'influence des œuvres, et qui a surtout son explication dans le récit génésiaque de la déchéance, ce principe, disons-nous, est précisément celui qui a soulevé l'opposition théologique à laquelle nous devons le système de la délivrance par la science. Cette opposition est née du besoin d'assurer à l'homme une délivrance immédiate, commençant non-seulement après la mort, mais pouvant même avoir déjà lieu durant la vie, par le *yoga* ou l'identification avec l'Essence Suprême. C'est ce qu'on voit dans plusieurs passages des Oupanischadas : dans celui-ci, par exemple : « Je connais » dit Yama, le prince dominateur de la mort, à Natchikétas, dans le Kataka-Oupanischad; « je connais un trésor périssable ; *c'est le fruit des actions ;* car l'être permanent ne saurait être obtenu par la chose fragile... Celui-là seul, qui possède la science, et dont le cœur est toujours attentif, est l'homme pur ; il arrive à la demeure suprême, d'où il ne revient plus une seconde fois sur la terre... Les hommes *ignares* rentrent dans des seins maternels pour revêtir un nouveau corps ; d'autres renaissent dans les végétaux immobiles, chacun selon ses œuvres, *ainsi qu'il a été révélé*... L'homme auquel il a été donné de le connaître, avant la chute du corps, avant que la vie l'abandonne, cet homme est délivré de la renaissance. Celui auquel il a été refusé de l'approfondir entre dans un nouveau corps, et circule dans les mondes créés... » On lit dans le dernier distique du chant sixième de cet Oupanischad : « Ayant obtenu cette science que le Dieu de la mort lui avait révélée, possédant ainsi le précepte qui ordonne et règle l'union avec l'esprit suprême, Natchikétas atteignit la hauteur du souverain Brahma ; *de son âme disparut la souillure* de ce monde mortel ; la mort ne put en faire sa proie. Ainsi il advient à tout autre homme qui est instruit de cette science. » Ainsi la condamnation de la doctrine de la délivrance par les œuvres est complète. Voici d'autres passages non moins positifs à cet égard : « Quand le sage aperçoit (dit le Mondaka-Oupanischad) l'être tout puissant, la cause éternelle, alors *abandonnant les conséquences des bonnes et des mauvaises œuvres*, il devient parfait, et obtient l'absorption entière. » — « Celui qui pratique les œuvres de religion (dit l'Isho-Oupanischad) avec une foi sincère, quoique dans des vues intéressées et sans connaître le bien suprême, atteindra la demeure des justes ; il y passera une infinité d'années, et rentrera ensuite dans une famille pure, dans une famille de yoguis, doués de science. Alors son intelligence sera dirigée sur l'objet suprême, et il s'approchera davantage de la perfection ; il *s'élèvera au-dessus des paroles des Védas*. » Dans ce passage, la doctrine des œuvres n'est pas condamnée d'une manière absolue ; mais elle y est représentée comme insuffisante, et comme ne servant à procurer la délivrance finale qu'en plaçant l'âme dans des conditions plus favorables pour l'acquérir par la science. On voit, au reste, par ce passage, que la doctrine de la délivrance par la science dédaigne les Védas qui commandent les œuvres. Le Mondaka-Oupanischad dit à cet égard : « Ces insensés, qui croient que les rites prescrits par les Védas pour la pratique des sacrifices, ceux prescrits dans les traditions, tels que creuser des puits et autres œuvres de piété, sont les plus méritoires, n'ont aucune idée de la science de Dieu, qui est seule la véritable source du bonheur. Après la mort ils reçoivent les fruits de ces pratiques au sommet du ciel ; et ils reprendront ensuite les formes humaines, ou bien des formes d'animaux et de plantes : les ermites, au contraire, doués de science, etc.... Ayant mûrement considéré la nature périssable des biens que procurent les œuvres, le brahmane doit cesser de les désirer ; il doit se dire, que rien de ce qui peut être obtenu par des moyens périssables ne saurait être éternel. A quoi bon les rites ? Qu'il s'applique à la science, etc. » Voici un passage encore plus explicite, s'il est possible, que tous ceux que nous venons de rapporter : « L'homme qui choisit la science de Dieu, » dit le Kuth-Oupanischad, « est bien heureux ; celui qui pratique les rites est exclu de la jouissance de la béatitude éternelle. Les sages comprennent que la science de Dieu, et la pratique des œuvres, sont tout-à-fait opposées l'une à l'autre. Savoir qu'on est le créateur, que tout est le créateur, voilà le sublime du Véda. Quand on a cette science, plus de lectures, plus d'œuvres, etc. »

Nous n'avons pas besoin de multiplier les citations ; elles seraient innombrables si nous voulions réunir dans cet article toutes celles que nous avons recueillies. Le hagavat-Gita nous en fournirait un grand nombre ; le de de Manou lui-même, qui est le livre des obliga-ons sociales et religieuses, pourrait nous en fournir. est encore une foule de traités, appartenant aux iverses branches de l'école *Védanta* et de l'école *'ankia*, qui reproduisent sous mille formes cette octrine de la délivrance par la science en opposition celle du salut par les œuvres. Évidemment, il y a ien là une insurrection complète de l'intelligence rivilégiée contre la morale exprimée par les lois eligieuses et civiles, contre les enseignements révélés *sroutis*) et inspirés (*smritis*). De là, à l'insurrection 'une caste inférieure contre une caste supérieure, n'y a qu'un pas. Le salut étant aux mêmes condi-ions pour tous, et ne nécessitant pas des œuvres péciales, il est tout naturel qu'on rejette des œuvres oulouresuses et difficiles, que l'on voit souvent tourner u profit des classes plus élevées, qui jouissent encore e leurs droits lorsqu'elles ont abandonné leurs devoirs. Nous n'avons fait que signaler aujourd'hui le point rincipal, sur lequel porte la dissidence qui existe ntre les deux grandes divisions que nous avons éta-lies. Nous ne nous étendrons pas davantage, dans es recherches, sur cette opposition, que nous croyons uffisamment démontrée : nous ne ferions d'ailleurs ue répéter ce que nous avons dit ailleurs (1), en raitant plus spécialement cette question. Cette grande

(1) *L'Européen :* 2e série : tom. I, n° 4. *Des sources du Pro-estantisme chez les Hindous, ou Examen comparé des deux coles théologiques orthodoxes.*

division entre le système de la délivrance par les œuvres, et le système de la délivrance par la connaissance, est désormais un fait acquis à la science historique (1) et que tout le monde pourra vérifier.

Il nous reste maintenant à découvrir, dans le système de la délivrance par les œuvres, les traces d'un dogme de la déchéance.

La doctrine des transmigrations et des réhabilitations progressives, qui est le caractère fondamental de ce système, suppose que l'âme d'un homme est un être déchu des perfections dans lesquelles il a été créé; — qu'il n'est pas héritier d'une faute commise par un ancêtre, mais qu'il est lui-même le coupable. Ce système suppose que l'être déchu a reçu, dans un but d'expiation, un corps dont le contact est impur (2) — que cette expiation lui offre, par la pratique des œuvres commandées, une voie lente, difficile, mais sûre, de rentrer en grâce devant Dieu. De plus, ce système préétablit une hiérarchie dans les choses créées, en raison des degrés d'expiation à parcourir. — Voilà le dogme de la chute, reconstruit en quelque sorte par déduction logique — le voici maintenant, tel qu'il se trouve dans un récit génésiaque conservé dans un *Sastra*.

(1) Voyez l'ouvrage excellent de M. Bockinger, intitulé : *De la Vie ascétique, monastique et contemplative chez les Hindous et chez les peuples bouddhistes*. Chez Levrault, libraire. On y trouvera une démonstration complète de ce fait.

(2) Il est un mot sanscrit pour désigner l'âme humaine, qui signifie littéralement *ce qui est dans le souillé* (dans la chose souillée).

« Dieu est un, éternel, tout-puissant, omniscient, excepté dans la prescience des actions des hommes libres ; semblable à un cercle, sans commencement et sans fin, il gouverne le monde par des lois immuables. Absorbé dans la contemplation de son être, il résolut de faire participer à sa gloire et à ses perfections des créatures susceptibles de sentiment et de félicité. Ces êtres n'existaient pas : il voulut et ils furent. Il les tira de son essence ; mais, en leur donnant une volonté libre, il les rendit capables de perfection et d'imperfection. Ce furent les *Devas*. Ils se divisèrent en plusieurs légions, ayant chacune un chef ; mais tous demeurèrent soumis à trois esprits d'un ordre supérieur : Brahma, Vishnou, Siva.

« Mais l'envie s'empara de Mahasasoura et des esprits qu'il commandait. Ils renoncèrent à la faculté de perfectibilité dont Dieu les avait doués ; et ils dirent : *Régnons nous-mêmes*. Aussitôt ils s'éloignèrent du trône de Dieu. L'affliction saisit les Devas fidèles ; et la douleur fut connue pour la première fois dans le ciel. L'Éternel, dans sa miséricorde, voulut ramener les rebelles : il leur envoya ses trois agents, Brahma, Vishnou, Siva. Sa bonté fut inutile ; et ils persistèrent dans leur révolte. Alors il arma Siva de toute sa puissance, et il lui ordonna de les chasser du ciel supérieur (*Maha-Sourga*), et de les plonger dans l'abîme des ténèbres (*Ondhérah)*.

« Dieu les condamna d'abord à souffrir dans toute l'éternité. Mais Brahma et Vishnou ayant longtemps intercédé pour les coupables, il se laissa toucher ; et, bien qu'il ne pût pas prévoir l'usage qu'ils feraient de sa miséricorde, puisqu'ils étaient libres, comptant sur leur repentir, il leur déclara qu'il les délivrerait de l'Ondhérah pour les soumettre à un état d'épreuve, où ils pourraient travailler à leur salut. Ensuite il remit à Brahma le gouvernement du ciel ; et il rentra en lui-même, se rendant invisible même aux esprits célestes.

« Au bout de cinq mille ans, il se montra de nouveau rayonnant de gloire. Et comme les Devas entonnaient ses louanges, il leur imposa silence, et il leur dit : « Que les quinze globes de purification paraissent pour devenir la demeure des rebelles ! » — Et les quinze globes parurent. — « Que Vishnou place les rebelles dans ces globes ! » — Et aussitôt Vishnou se présenta en disant : « Éternel, j'ai rempli tes ordres. » — Et tous les Devas furent remplis d'admiration à l'aspect des merveilles de ces mondes nouveaux.

« Ensuite Dieu créa un grand nombre de corps mortels, sujets aux maladies et à la mort. Il voulut que les *Daïtyas* rebelles passassent successivement à travers tous ces corps, sans pouvoir les détruire volontairement, sous peine de recommencer tout le cours des épreuves. Le terme de la grâce fut alors divisé en quinze *Jougas* ; et Dieu dit que si, à la fin du dernier, il se trouvait des rebelles qui n'eussent pas atteint le neuvième globe, premier de purification, après avoir passé par les huit globes de punition, il seraient plongés à jamais dans l'abîme.

« Dieu dit encore, qu'il permettrait à Mahasasoura, et aux Daïtyas qui persévéreraient dans l'impénitence, d'entrer dans les globes d'épreuves pour tenter les coupables repentants, afin d'augmenter pour ceux-ci le mérite de la résistance aux inspirations du mal; mais en même temps il permit aux Devas fidèles d'y entrer aussi pour servir de soutien et de guide à leurs frères. Après avoir ainsi manifesté sa volonté, Dieu dit à Brahma : « Va notifier mes décrets aux Daïtyas, et fais-les entrer dans les corps que je leur ai destinés ! » — Et Brahma, se prosternant devant lui, répondit : « J'ai fait ce que tu m'a ordonné. Les Daïtyas se réjouissent de ta miséricorde et confessent ta justice: pleins de repentir et de remords, ils sont entrés dans les corps que tu as désignés. »

Que, si on venait à nous contester l'authenticité du Sastra dans lequel Holwel a puisé ce récit génésiaque, on ne nous contestera pas la haute antiquité du dogme de la chute des anges qui se trouve explicitement dans ce récit.(1). On ne nous contestera pas davantage la correspondance logique qui existe entre cette narration génésiaque et la doctrine fondamentale du salut par les œuvres. L'histoire de la science doit donc accepter comme une réalité incontestable les traces du dogme de la chute dans les systèmes principaux de la philosophie indienne. Nous reviendrons sur ce sujet important, dans la suite de ces recherches.

Dans un article prochain nous aborderons l'examen des systèmes que nous n'avons fait que signaler dans

(1) Nous reviendrons, dans le cours de ces recherches, sur ce récit génésiaque, dont nous reproduirons les divers monuments, égyptiens, persans, chaldéens, grecs, etc.

celui-ci. Nous aurons soin de montrer comment les dissidences morales, survenues dans la doctrine de la destination de l'homme, ont entraîné après elles, dans les systèmes, d'importantes divergences scientifiques, et comment ces divergences ont pu donner naissance à des écoles philosophiques diverses.

DEUXIÈME ARTICLE.

Nous avons établi, dans un premier article, les rapports logiques qui unissent les spécialités scientifiques aux traditions dogmatiques. Nous avons tâché de montrer comment la science et la philosophie, pour prendre naissance, devaient être précédées d'affirmations positives concernant les devoirs et la destination de l'homme, concernant son origine et le rôle qu'il est appelé à jouer dans la création, concernant les relations qui existent entre Dieu, l'homme et le monde; affirmations nécessairement préexistantes à la science et dont celle-ci n'est que le développement et la démonstration.

Nous avons, de plus, invoqué, à l'appui de cette vérité historique, le témoignage des faits. C'est ce témoignage que nous avons commencé à produire dans l'article précédent; c'est ce témoignage que nous continuerons de produire dans la suite des articles que nous consacrerons à ces recherches historiques.

Pour témoigner de la vérité des généralités que

nous avions exposées, nous avons cru devoir détermimer d'abord, à l'aide de citations précises, les relations étroites qui unissent les divers systèmes de la science hindoue au récit génésiaque de la chute des Dieux ou des anges, qui a marqué l'aurore de la civilisation indienne, et dont la tradition, plus ou moins pure, a été recueilli dans les contrées occidentales de l'Asie, au nord de l'Égypte et à l'orient de l'Europe. Il nous reste maintenant à pénétrer plus profondément dans l'examen des transformations que la science a subie sous les diverses influences dogmatiques qui ont agi sur elle, en créant des dissidences philosophiques qui existent encore. Le résultat final de cet examen sera de faire voir au grand jour que toutes les grandes erreurs de la science, contre lesquelles nous luttons avec tant de peine, depuis trois siècles, ne sont autre chose que des débris, trop respectueusement conservés, de doctrines anciennes, filles du dogme de la chute, que le dogme de la rédemption n'a pas encore conquises et dont les influences de la révelation chrétienne n'ont pas encore régénéré les principes dèchus.

Nous devons dans une série d'articles nous maintenir dans les limites de la science hindoue, dont l'étude approfondie est nécessaire pour conduire nos lecteurs dans la voie que nous devrons parcourir dans la suite de ces recherches. Toutefois, avant de commencer cet article, nous croyons nécessaire de résumer ce que nous avons dit sur ce sujet dans l'article précédent ; pour cela nous énoncerons quelques propositions fondamentales qui pourront servir à les lier l'un à l'autre, en même temps qu'elles seront l'expression des faits que nous avons fait connaître, et le point de départ de ceux que nous allons exposer.

Ces propositions sont les suivantes :

1° Tout système philosophique de l'Hindoustan reconnaît pour point de départ une solution particulière du problème de la destinée de l'homme, solution renfermée dans le dogme religieux de la chute des Devas, différemment interprétée et controversée par les diverses sectes.

2° Chaque manière dont le problème de la destinée humaine se trouve résolu dans la sagesse hindoue, entraîne nécessairement un système scientifique particulier dans les notions cosmogoniques et antropologiques.

3° Dans la science hindoue quatre systèmes scientifiques différents ont prévalu, parce que la solution du problème de la destinée de l'homme s'y trouve posée de quatre manières diverses ; entre ces quatre systèmes deux seuls occupent la plus grande place : se sont le spiritualisme et le panthéisme. Le troisième, qui a son expression dans le code de Manou et dans la Bhagavat-Gita, n'est qu'un compromis entre ces deux systèmes. Le dernier n'est qu'une simple négation de toute destination spirituelle de l'homme, de toute doctrine religieuse et de toute tradition dogmatique ; négation qui parque l'existence humaine dans les limites de sa durée apparente, matérielle et terrestre, et qui sert de modèle à toute doctrine matérialiste.

Il s'agit maintenant d'examiner séparément ces systèmes. Commençons par celui auquel nous assignons le premier rang sous le point de vue de l'horthodoxie, et sous le point de vue de chronologique. Ce système est celui qui repose sur la croyance en la réhabilitation progressive, par voies de transmigrations successives, des âmes déchues, réhabilitation due au mérite des œuvres commandées et des œuvres surérogatoires. Selon ce système, cette réhabilitation est la véritable destination de l'homme, que le récit génésiaque déclare un Dieu déchu, appelé à rentrer en grace devant son créateur. Nous avons dit comment ce système se trouve être la déduction la plus logique du dogme traditionnel de la chute des Devas. C'est à l'examen d'une partie de ce système que nous consacrerons exclusivement cet article.

§ 2. *Du spiritualisme polythéistique hindou, ou examen de la doctrine philosophique orthodoxe du salut par les œuvres, et de la concordance scientifique de cette doctrine avec le dogme de la chute des Devas.*

Examiner la doctrine scientifique telle qu'elle est, émanée simplement et logiquement du dogme génésiaque de la chute, telle qu'elle a régné dans l'Inde dans les temps les plus anciens, c'est tenter une œuvre très difficile : cet examen réclame l'intervention d'une critique sûre et a besoin, en même temps, des secours de la logique la plus rigoureuse. Les monuments originaux du système du salut par les œuvres, n'existent que par fragments dans les livres védiques encore peu connus ; mais les traces politiques qu'il a répandues autour de lui dans les jours de son triomphe sont encore évidentes aujourd'hui ; les traditions panthéistiques ont en vain passé sur elles ; elles ne les ont point effacées, car les sociétés, mêmes les plus corrompues, n'existent qu'à la condition de conserver les derniers ressorts de l'organisation puissante que le spiritualisme seul est en mesure de créer. Quant aux documents qui nous en sont donnés par des ouvrages postérieurs, ils se trouvent tellement enfouis dans les controverses que lui ont suscitées les docteurs du panthéisme triomphant, ils se trouvent tellement confondus avec les renseignements propres à ces docteurs dans des écrits syncrétiques, que les orientalistes eux-mêmes, qui se sont occupés spécialement des langues et des choses de l'antique Hindoustan, ne sont parvenus que fort tard et fort imparfaitement à les discerner : aussi ne pourrons-nous que très difficilement parvenir à séparer ces documents de tout alliage étranger, et à les reproduire dans toute leur pureté. Toutefois, que nos lecteurs se rassurent, les résultats auxquels nous sommes arrivés dans cette étude, sont positifs et suffisants, quoique peu étendus, et nous les devons moins à notre discernement personnel qu'à la lumière que nous a fournie la doctrine historique que nous professons. Les traces que nous avons recueillies sont nettes et précises, et bien que nous ayons dû les rechercher dans les monuments propres aux doctrines scientifiques qu'a engendrée l'hérésie panthéistique du salut par la science, nous les y avons trouvées certaines et incontestables. Les renseignements peu étendus que nous donnerons sont positifs ; ce sont des débris précieux qui ont survécu à l'édifice, après les envahissements destructeurs du protestantisme hindou, et à l'aide desquels nous pouvons le reconstruire. Nous ne dirons du reste que ce que ces monuments nous autorisent à dire, nous n'irons point au-delà.

A. *Du polythéisme considéré comme appartenant exclusivement à la doctrine spiritualiste orthodoxe.*

Evidemment le polythéisme appartient à cette doctrine et lui a donné le riche cortége scientifique qui l'accompagne. Tout système étranger à la doctrine orthodoxe doit nécessairement conclure à la négation des dieux des phénomènes qui constituent le polythéisme antique. En effet, que nous enseigne le récit génésiaque de la tradition hindoue? Il nous enseigne que le Dieu suprême, l'éternelle essence, créa trois divinités ; que chacune d'elles eut ses fonctions propres ; que la première fut chargée de l'œuvre de la création ; que la seconde fut chargée de l'œuvre de conservation, et qu'à la troisième fut assignée l'œuvre de destruction. Il enseigne que d'autres divinités secondaires, ayant été créées par Brahma le créateur, il y eut entre elles une lutte ; que celles qui s'étaient révoltées furent condamnées ; que l'intervention de Wishnou le conservateur ayant eu lieu, des voies d'expiation furent accordées aux rebelles déchus, par la miséricorde du Dieu suprême, et que les mondes et les corps furent créés pour offrir aux divinités déchues des moyens de réhabilitation. Cette tradition dogmatique nous enseigne encore que chacune de ces divinités fut placée, lors de la création à laquelle leur faute et la miséricorde divine donnèrent lieu, dans des conditions relatives au degré de leur fautes, à l'étendue de leur culpabilité; que rangées hiérarchiquement et représentant les forces cosmiques dont leur rang détermine les rapports, les divinités fidèles gouvernent des mondes de durée et de grandeur diverses; qu'elles occupent la place que leur a méritée le degré de dévouement dont elles ont fait preuve dans leurs combats contre les rebelles; qu'elles reconnaissent pour la plus élevée d'entre elles le dieu Indra, le gouverneur suprême des mondes créés, le médiateur entre les divinités forcées à l'expiation pendant la durée limitée de l'univers, et les dieux spirituels qui forment la trimourti au-dessus de laquelle plane le Dieu suprême et incréé; que, ces divinités phénoménales, Indra à leur tête, sont destinées à secourir les êtres déchus qui les invoquent et qui leur offrent des sacrifices, afin de rendre plus efficaces leurs expiations d'ici-bas. Cette tradition nous apprend encore que les âmes s'élèvent en raison de leurs actes sur la terre, à la dépouille de leur enveloppe terrestre, dans une sphère supérieure dite de purification, dans la demeure d'un dieu fidèle, pour y passer le nombre d'années propres à cette sphère ou à la manifestation cosmique du dieu qui y commande, et que, revenant sur la terre, elles y trouveront, avec une nouvelle enveloppe terrestre, une renaissance plus élevée, en rapport avec les mérites acquis dans leur précédente existence ; et qu'à l'aide de mérites nouveaux d'autant plus grands et d'autant plus efficaces, que la renaissance nouvelle est plus favorable à l'exercice de la piété brahmanique, elles s'élèvent dans des sphères plus élevées; jusqu'à ce qu'enfin les dernières renaissances terrestres, ayant produit des brahmanes doués de sainteté, elles s'élèvent définitivement au-dessus des sphères créées, dans la demeure de l'Éternel, d'où *elles ne reviennent pas*, selon l'expression des théologiens hindous. Là, dans cette demeure, rien ne finit, parce que tout y est esprit et vie ; toute matière y est étrangère, parce que les divinités déchues ont dépouillé toutes les enveloppes mortelles, les plus subtiles comme les plus grossières, qui les accompagnaient dans leurs transmigrations cosmiques, parce que étant réhabilitées, elles deviennent ce qu'elles avaient été, esprits éternels et bienheureux. Cette tradition enseigne enfin que les âmes sont libres de choisir entre le bien qui est la loi d'expiation, et le mal qui est la désobéissance aux préceptes. La liberté s'y trouve expressément proclamée et conciliée avec la prescience divine, car celle-ci s'arrête devant les faits moraux de l'homme. Eh bien! toute cette admirable science, symbolisée dans le récit génésiaque, se trouve, non-seulement conservée dans la doctrine orthodoxe, mais encore elle s'y trouve développée dans ses conséquences, tandis qu'elle est complètement corrompue et même repoussée dans la doctrine panthéistique du

Védanta, du Sankia, de la Baghavat-Gîta, du Manava Dharma Sastra, etc. Ainsi que nous l'avons déjà démontré dans un article spécial du 4e numéro de *l'Européen* de 1836, le système orthodoxe spiritualiste est seul en puissance de comprendre la signification scientifique du polythéisme hiérarchique et d'en accepter la haute morale. Quant au panthéisme, il absorba toutes les divinités phénoménales, l'homme lui-même et les animaux dans sa grande unité; la diversité des choses ne fut pour lui qu'une illusion, les rapports fonctionnels entre les êtres créés une apparence trompeuse, et l'univers fut appelé la manifestation de Brahma. Le polythéisme coordonnait les phénomènes cosmiques en même temps que les rapports sociaux; il se montrait comme une déduction logique du récit génésiaque de la chute des Devas; le panthéisme confondit tout, et n'échappa aux désordres qu'enfanta sa confusion, qu'en subtilisant à l'infini, et surtout en acceptant forcément, contradictoirement à ses doctrines, les conséquences polythéistiques et sociales dans lesquelles les populations trouvaient la raison de leurs devoirs et de leur destination.

En effet, les doctrines qui nièrent le salut par les œuvres et qui contestèrent la nécessité des transmigrations successives, qui regardèrent les phénomènes cosmiques comme des évolutions apparentes de la seule réalité, Dieu; qui, en vue de ces données anti-sociales, repoussèrent les pratiques religieuses comme stériles et illusoires, durent nécessairement rejeter le polythéisme et l'abandonner dédaigneusement aux ignorants et au vulgaire que cette croyance rendait soumis aux devoirs sociaux et à l'autorité brahmanique. C'est ce qui eut lieu. Aussi gardons-nous, dans nos interprétations historiques des systèmes philosophiques de l'antiquité, d'applaudir légèrement les philosophes qui repoussèrent le polythéisme. Il y eut chez plusieurs d'entre eux un inintelligent mépris d'une doctrine dont la tradition perdue pour eux, avait été conservée dans le culte. Que de nos jours un brahmane Ram-Mohun-Roy, ait fondé une école dans l'Inde, dans le but de dissiper les dégradants vestiges d'un polythéisme devenu idolâtrique, nous n'avons que des hommages reconnaissants à rendre à sa mémoire; mais que l'école de ce brahmane, repoussant le Dieu des chrétiens, prétende ramener ses compatriotes au culte du dieu des védantins, en affectant de croire à la spiritualité de ce culte tout panthéistique; nous ne voyons là qu'une fraude coupable, quoique pieuse, au moyen de laquelle le réformateur brahmanique, à l'aide de citations faites dans des livres vénérés, fait remonter aux saints docteurs de la contrée, la condamnation du polythéisme. Or, ces livres vénérés sont des ouvrages du panthéisme védantin, repoussant, ainsi que nous l'avons dit; au nom de l'unité manifestée par la pluralité apparente, la hiérarchie des divinités et la hiérarchie des réhabilitations. Les citations de Ram-Mohun-Roy que nous avons parcourues avec un très grand soin, nous ont convaincu que le savant théologien a choisi, dans la langue prolixe, toujours équivoque et si souvent contradictoire, du panthéisme, des lambeaux de phrases dans lesquels il est possible de rencontrer une signification que le spiritualisme chrétien ne désavouerait pas, afin de montrer aux missionnaires anglais que l'Évangile n'enseignait rien qui n'eût été enseigné dans les Oupanischadas, dans ces mines inépuisables du panthéisme hindou. La lutte qu'il eut à soutenir contre les missionnaires anglais se termina à son honneur, grâce à l'inintelligente intervention du protestantisme qui ne saura jamais concevoir que les populations indiennes sont polythéistes parce qu'elles ont conservé fidèlement dans leurs croyances les traces du dogme de la chute des Devas, et que, pour les convertir au christianisme, il faut autre chose que des conversations particulières ou des traductions des psaumes : qu'il faut leur annoncer la nouvelle de la rédemption par J.-C., en vertu de laquelle le polythéisme cesse d'exister, les dieux déchus, c'est-à-dire les hommes, étant réhabilités par sa miséricorde divine, et le règne des expiations étant consommé. Certes, il eût été beau pour le brahmane Ram-Mohun-Roy d'enseigner cette doctrine à ses concitoyens ; il eût été l'apôtre des gentils de l'Inde. Il a préféré rester brahmane. Son œuvre sera stérile, malgré les sacrifices personnels et honorables à l'aide desquels il l'a poursuivie jusqu'à sa mort. Malgré le sentiment chrétien que l'étude de nos livres saints et des Péres de l'Église lui avait communiqué, il voulut s'appuyer sur des livres d'erreur, et il se consuma en vains efforts. Son histoire rappelle celle de quelques philosophes alexandrins.

La vérité de tout ce que nous venons de dire de la

lutte du panthéisme contre la science symbolisée par le polythéisme primitif, se trouve tout entière dans ce passage : « Il n'existe aucun être que lui, *malgré le sens apparent de divers textes qui semblent indiquer des différences, des rapports variés et quelques parties.* » Cette citation des Bragma Soutras, choisie entre mille, tout aussi explicites, montre comment le panthéisme mystique substitue son dogme destructeur de toute science et de toute pratique sociale, au polythéisme spiritualiste qui avait servi à organiser la société, et sans lequel la langue savante elle-même n'aurait pas existé. Voulant toutefois conserver l'état politique dont ils avaient usurpé la direction, les panthéistes trouvèrent un moyen de proclamer l'excellence de leurs doctrines, tout en laissant à la doctrine orthodoxe la consécration des temps et des croyances, ne s'attachant qu'à l'amoindrir et à la subalterniser. C'est dans cette pensée que Khrishna, dans la Bhagavat-Gîta, expose les croyances polythéistiques en ces termes de dédaigneuse protection : « Ceux qui adorent les Devas m'adorent aussi, mais « non à la véritable manière ; je jouis de leurs sacri- « fices ; je suis le seigneur auquel viennent toutes les « œuvres de religion ; mais ils ne me connaissent pas « selon la vérité ; voilà pourquoi ils retombent dans le « monde des mortels, » c'est-à-dire voilà pourquoi les réhabilitations ont lieu successivement et progressivement, par voie de transmigrations dans les mondes, avant d'atteindre leur délivrance finale.

Nous insistons sur ces citations des livres panthéistiques, parce que nous ne pouvons donner une idée précise et positive du spiritualisme orthodoxe et polythéistique qu'en empruntant aux documents qui nous l'ont transmise, dans l'intérêt de la controverse, documents de la plus haute importance dans la question qui nous occupe. Nous y voyons, en effet, que, tout en commandant l'adoration d'un seul être suprême manifesté (il faut se le rappeler), par l'univers qui, selon eux, est un développement accidentel de son essence, les docteurs du panthéisme védantin, éprouvèrent le besoin d'exploiter le système de Devoirs sur lequel la société était basée. Ils se virent obligés de modifier leurs doctrines et d'accepter, dans la Bhagavat-Gîta, l'existence des dieux qui étaient l'objet de l'ancien culte, toujours plein de vie et de force dans les populations. La valeur dogmatique et morale de ce culte cessa toutefois d'être respectée, au point qu'on put représenter les dieux secondaires comme des attributs divins, des allégories, ou des manifestations de la puissance divine, et quelquefois comme des êtres surhumains soumis aux mêmes faiblesses que les hommes. Ce système panthéistique alla même jusqu'à proclamer que ces divinités n'étaient autre chose que des docteurs célèbres dans la secte qui le professait, lesquels s'était élevés par leur science à une haute région céleste. Quoi qu'il en soit, le culte des dieux, fidèle déduction du dogme généssiaque et sincère expression de la donnée scientifique la plus générale, descendit, dans la théologie hindoue, dans la science enseignée, du rang qu'il avait occupé.

Les populations lui restèrent fidèles; les orgueilleuses théories de protestantisme ne trouvèrent pas d'accès auprès d'elles; alors comme aujourd'hui, le panthéisme protestant fut le privilége des classes élevées de la société, proclamant à leur profit la souveraineté de leur raison, et enseignant à leurs égaux la doctrine du salut par la science.

Nous croyons avoir suffisamment indiqué comment le polythéisme se trouve lié à la tradition dogmatique de la chute, et comment il s'accorde avec la doctrine orthodoxe du salut par les œuvres, base de toute organisation et de toute conservation sociale. Le système que nous examinons peut donc être appelé à bon droit le spiritualisme polythéistique des Hindous. Dans ce système se trouve renfermée toute la science antérieure au christianisme; et, ainsi que nous le démontrerons dans la suite de ces recherches, toutes les théories qui ont été créées par les panthéismes postérieurs, n'ont jamais exprimé une seule notion vraie qui ne se fût rencontrée dans la doctrine spiritualiste; bien plus, sans les bienfaits civilisateurs de celle-ci, les théories, même les plus fécondes en erreurs, n'auraient pu être ni produites ni exprimées. Il n'a pas été permis aux panthéistes et aux matérialistes, dans l'Hindoustan comme ailleurs, d'énoncer la plus simple comme la plus fausse des propositions scientifiques, sans faire usage de notions acquises par la doctrine spiritualiste.

On comprend, par tout ce que nous venons de dire, quels ont dû être les principes généraux de la cosmologie et de l'anthropologie, dans le système que nous examinons. Le monde était une *création*, une *œuvre* de Dieu, et non une manifestation de Brahma, ainsi que le déclarèrent les panthéistes ; le but de cette création était de fournir aux divinités déchues des lieux et des instruments d'expiation. La terre était le centre du monde, parce qu'elle était le point de départ et le foyer commun dans lequel les êtres déchus devaient commencer et souvent recommencer leurs expiations, parce qu'elle était le seul globe de véritable expiation, les autres sphères étant plutôt des lieux de purification, ainsi qu'il est dit dans le récit génésiaque que nous avons rapporté. L'univers était régi par les dieux qui avaient fidèlement combattu les rebelles ; ces dieux étaient la représentation des phénomènes cosmiques, en même temps que des intermédiaires entre la prière des hommes et la miséricorde divine. Le culte des dieux n'avait pas pour objet unique de rendre les évènements terrestres favorables ; il avait une plus haute destination : il servait à fléchir par de puissantes intercessions la justice divine, les coupables étant indignes de parler au Dieu suprême, à l'Éternel. L'organisme, dans cette doctrine, était un *instrument* d'expiation, et n'était pas présenté ainsi qu'il l'a été par les Védantins, comme un *obstacle* à la délivrance ; les œuvres consistaient en des efforts de transformations utiles, et non dans des efforts stériles d'anéantissement. L'homme était une individualité distincte de Dieu ; ayant une responsabilité personnelle, qu'il fût mâne (pitris), Brahmane, Kschactria, Vaysia ou

Soudra, ses devoirs étaient imprescriptibles ; la non-individualité des êtres humains fut une des aberrations du panthéisme, lorsqu'il vint faire invasion dans l'enseignement social. L'identité de toutes les âmes en Dieu, l'essence absolue, fut proclamée par les védantins, ainsi que nous verrons plus tard.

L'individualité des âmes humaines est un point de doctrine important à constater. L'examen que nous allons en faire nous ramènera aux données cosmogoniques ou physiques de la science orthodoxe, en nous permettant de prendre dans son berceau la théorie des éléments qui a joué un si grand rôle dans les conceptions scientifiques des temps anciens et du moyen-âge.

Quelle est, dans la doctrine que nous examinons, la condition des âmes condamnées à être en contact avec la matière ? C'est ce que nous allons examiner.

B. *De l'antropologie dans la doctrine orthodoxe. De la théorie des enveloppes corporelles revêtues par les âmes pour leur servir d'instruments d'expiation dans le monde.*

La solution des questions antropologiques, telle qu'elle est donnée par la doctrine orthodoxe, se trouve exposée dans les systèmes postérieurs qui, incapables de rien produire, ont dû nécessairement recueillir les traditions dogmatiques qu'ils voulaient transformer et corrompre. C'est encore chez les docteurs du panthéisme que nous chercherons et que nous trouverons la solution importante de ces questions ; et nous l'adopterons avec d'autant plus de confiance qu'elle se montre davantage être une déduction rigoureusement logique de la tradition dogmatique dont nous avons reproduit les principales affirmations. Dans ce point de doctrine comme en tout autre, le critérium de la réalité originelle d'une donnée scientifique orthodoxe, sera la concordance qu'elle nous offrira avec la croyance en la réhabilitation par des œuvres expiatoires et méritoires, à l'aide de transmigrations et de renaissances successives ; tandis que toute concordance logique avec la doctrine de la réhabilitation, par la science sans le secours des œuvres, et sans l'aide des transmigrations et des renaissances, sera pour nous un critérium de la réalité originelle des données scientifiques de l'hérésie panthéistique. Tels sont nos moyens d'analyse en pareille matière ; telle est la méthode d'investigation historique à l'aide de laquelle nous parviendrons à décider des questions jusqu'ici restées sans solution et à peine posées.

D'après cette méthode, ou mieux d'après ces principes, nous pourrons interroger, sans crainte de nous tromper, les documents les plus purement panthéistiques, afin d'y trouver ce que les auteurs qui les ont écrits, n'ont pas eu pour but de nous donner, et ce qui s'y trouve en effet, grace à la stérilité de leur doctrine et à l'impuissance dans laquelle ils ont été de rien produire qui ne fût une création de la science orthodoxe.

Nous interrogerons d'abord les sankias qui, selon nous, sont les plus anciens (celui de Kapila surtout) de tous les systèmes hétérodoxes. Nous leur demanderons la définition qu'ils ont donnée à leur adeptes de la naissance et de la mort. « La naissance est l'union « de l'âme avec les instruments (organes) de la vie, « c'est-à-dire avec l'intelligence (boudhi), la conscience « (ahankara), le sentiment (manas) et les organes « corporels. Ce n'est pas une modification de l'âme, « car elle est inaltérable. La mort est l'abandon de « ses instruments par l'âme, non son extinction, car « elle est impérissable. » *Doctrines sankias*, Colebrooke. Jusqu'ici la science hétérodoxe n'a rien avancé qui ne soit une vérité acquise à l'orthodoxie antérieure. Poursuivons.

L'âme étant appelée, selon le dogme orthodoxe, à transmigrer et à renaître en raison de ses mérites, et devant, d'un autre côté, laisser à la mort sa dépouille terrestre pour parvenir aux sphères de la purification, il doit nécessairement s'ensuivre que l'âme doit avoir des enveloppes diverses, grossière et subtile; à l'aide de la première, elle renaît sur la terre; à l'aide de la seconde, elle opère ses transmigrations. Tant que les âmes ne sont pas réhabilitées définitivement, elle restent dans les mondes créés, et elles ne peuvent y rester qu'à la condition d'organes matériels, élément nécessaire et préétabli de leurs douleurs expiatoires. Telle est l'affirmation dogmatique. Le système sankia, fidèle, dans son exposé, à la doctrine qu'il repousse dans ses conséquences, nous apprend en effet que diverses enveloppes sont fournies à l'âme, et que ces enveloppes sont disposées de manière à établir des rapports naturels entre elles et les divers milieux qu'elle est appelée à habiter. Cette donnée scientifique est très remarquable. Ce qui la distingue le plus à nos yeux, c'est l'affirmation en vertu de laquelle ces enveloppes, lors de leur reproduction, dans les renaissances, se distinguent par des conditions organiques d'autant plus heureuses, plus ou moins propres à l'exercice des vertus commandées, plus ou moins appropriées à la conquête progressive de la réhabilitation des âmes dont elles sont l'instrument, que leurs actes antérieurs auront été meilleurs. Ici, l'aptitude organique dont les matérialistes font l'unique mobile du bien et du mal, se trouve admise dans de justes limites et rattachée à la moralité méritoire de l'âme qui en est douée. Évidemment cette affirmation est encore une déduction logique de la tradition dogmatique ; elle appartient tout entière à la doctrine que nous examinons dans cet article, à la doctrine de la réhabilitation par les œuvres, à l'aide des transmigrations successives et progressives. Nous verrons bientôt les résultats auxquels cette donnée scientifique sur les enveloppes de l'âme a conduit le système hétérodoxe.

L'âme ne sera dépouillée de toute forme matérielle que lorsqu'elle aura terminé ses migrations et qu'elle sera réhabilitée. Jusque là elle est condamnée à être liée à une enveloppe corporelle ; mais la nature de cette enveloppe varie dans les degrés qu'elle parcourt. « La délivrance la plus complète est la délivrance « incorporelle (vidâha moukti). » Partant de cette donnée de la science dogmatique, le Sankia conclut que puisque, la délivrance la plus complète est la délivrance incorporelle, elle est la seule désirable; il va plus loin: tous ses efforts tendent à démontrer qu'il existe un moyen de l'obtenir dès cette vie, sans subir de nouvelles épreuves après la mort, avec le secours de la science, et sans le secours des œuvres qui ne servent à rien puisqu'elles n'y conduisent pas directement. C'est ainsi que nous voyons l'hérésie accepter d'abord les données de la science orthodoxe pour intéresser l'égoïsme et l'orgueil de l'homme à en anéantir les préceptes.

L'âme, disent les sectateurs du Védanta, est enfermée dans le corps comme dans un fourreau ou plutôt dans une succession de fourreaux. La première ou la plus intime enveloppe est l'enveloppe intellectuelle (vidjnana-maya). Elle est composée de la partie rudimentaire (tanmatra) des simples éléments non combinés, et elle consiste dans l'intellect (boudhi.)

L'enveloppe immédiate est l'enveloppe mentale (manomaya), dans laquelle le sens intérieur *manas* est joint avec la précédente.

« Une troisième enveloppe comprend les organes d'action ainsi que les facultés vitales; elles est nommée l'enveloppe organique ou vitale.

« Ces trois enveloppes ou fourreaux constituent la forme ou la personne subtile (soukcma-sarîra ou linga-sarîra), qui attend l'âme dans ses transmigrations. Le rudiment intérieur, confiné dans l'enveloppe la plus intime, est la forme causale (kirana-sarirâ). »

Voilà, conservée par les védantins comme par les sankias, la notion des formes subtiles accompagnant les âmes dans leurs migrations au-delà de cette vie. Les trois enveloppes représentent les aptitudes qui caractérisent les êtres destinés à manifester une activité morale, en même temps quelles signalent les éléments matériels au plus haut dégré de ténuité. Ainsi paraît d'abord, l'orsque l'âme quitte la région des purs esprits, la forme causale, le *nisus formativus* de l'école, qui est le germe dont doivent sortir les diverses formes organiques. L'intellect, ou la faculté de perception, ouvre la marche, suivi de près du sentiment et de la conscience du moi ; puis viennent les aptitudes de nature plus extérieure, telles que les organes rudimentaires d'action et les fonctions vitales, représentées par le principe vital. Toutes ces productions n'ont besoin pour avoir lieu que les éléments à l'état rudimentaire et non combinés ; c'est un organisme composé de principes matériels les plus subtils et les plus purs. A l'aide de cette *personne subtile*, l'âme parcourt invisible des espaces immenses. Mais lorsqu'elle est appelée à faire son séjour sur cette terre, qui est la vallée inévitable des larmes expiatoires, elle reçoit une nouvelle enveloppe qui est un corps grossier (sthoula-sarîra). « Ce corps grossier est composé des éléments « les plus épais et formé par la combinaison des éléments « simples, dans les proportions de quatre huitièmes de « l'élément caractéristique prédominant, avec un « huitième de chacun des quatre autres ; c'est-à-dire « les particules des cinq éléments étant divisibles, sont, « dans le premier cas, partagées en moitié dont une « est subdivisée en quart ; et la moitié restant se com-

« bine avec une partie (le quart d'une moitié) de chacun « des quatre autres, constituant ainsi des éléments « épais et mêlés. L'enveloppe extérieure, composée « d'éléments ainsi combinés, est l'enveloppe alimentaire « (anna maya), laquelle étant le séjour des jouissances « grossières, est par conséquent nommée le corps épais. »

Ainsi se trouve établie dans la science indienne la théorie des éléments appliquée à la physiologie, théorie qui est regardée comme d'origine grecque, et dont les traces existent encore de nos jours dans la doctrine des tempéraments. Nous avons ici à considérer une donnée scientifique très remarquable qui distingue les *éléments simples* servant à la composition de la personne subtile, accompagnant l'âme dans ses migrations, des *éléments épais* résultant de combinaisons à des proportions différentes des éléments simples, composant le corps terrestre; on dirait les molécules constituantes et les molécules intégrantes de la chimie moderne. Nous devons remarquer surtout comment, de la question scientifique posée par le dogme des transmigrations, est sortie la doctrine des combinaisons élémentaires donnant naissance aux diversités physiologiques, et comment les manifestations qui les caractérisent dépendent de la prédominance d'un des cinq éléments, représentés par quatre huitièmes ou par quatre atomes, sur chacun des quatre autres représentés par un huitième ou par un atome. Ces cinq éléments sont la terre, l'eau, le feu, l'air et l'éther. Ce dernier élément n'est pas admis par toutes les écoles de l'Inde; nous entretiendrons plus tard nos lecteurs des discussions nombreuses auxquelles l'existence et les propriétés de l'élément éthéré ont donné naissance dans la controverse scientifique des philosophes hindous; le moment en sera surtout opportun lorsque nous aborderons les théories d'Aristote, à qui l'on attribue généralement l'hypothèse de ce cinquième élément, qu'il a désigné sous le nom d'élément sidéral, dans les applications qu'il en a faites à la science astronomique. Nous verrons d'ailleurs que l'existence fort controversée de ce principe élémentaire a été établie par les philosophes dont nous examinons les doctrines, pour rendre raison des fonctions des cinq organes des sens, les quatre éléments ne suffisant pas pour expliquer les rapports de la sensation avec le monde extérieur.

L'enveloppe alimentaire étant signalée comme la plus externe et la plus grossière parce qu'elle doit nécessairement être dans un rapport immédiat avec la matière extérieure; « s'assimile les éléments combinés « dans la nourriture; elle sécrète les parties les plus « fines, et elle rejette les plus épaisses; la terre devient « la chair, l'eau le sang, et les substances inflamma- « bles (l'huile ou la graisse) la moëlle. Les particules « les plus épaisses des deux premiers (la terre et l'eau) « sont excrétées comme les déjections solides et l'urine; « celle de la troisième espèce sont déposées dans les « os. Les particules les plus déliées de l'une (de la terre) « nourrissent le sens intérieur; celles de l'autre (l'eau) « alimentent la respiration; celle de la troisième entre- « tiennent la parole. »

Nous ne rapportons ces dernières tentatives d'explications scientifiques que pour montrer le procédé à l'aide duquel l'esprit humain s'est lancé des hauteurs du dogme et des problèmes qu'il fait naître, dans le champ des investigations et des hypothèses qui, bien qu'elles nous paraissent singulières, n'ont pas moins ouvert la voie aux découvertes ultérieures en nécessitant les vérifications, en résumant des relations phénoménales qui avaient été aperçues, en créant enfin une langue scientifique, élément indispensable de toute étude. Quant aux données exprimées dans les lignes que nous venons de transcrire, elles ont été livrées en même temps que bien d'autres qui en diffèrent, à la controverse philosophique. Nous ne les regardons point ici comme appartenant à la doctrine spiritualiste plutôt qu'à la doctrine des panthéistes. Elles ne nous intéressent que comme documents utiles à l'intelligence historique de la science. Nous reproduirons ces documents avec plus d'étendue lorsque nous nous trouverons en présence de la sagesse grecque. Nous aurons alors à déterminer les principes dogmatiques dont découlent logiquement les hypothèses qu'elle a répandues, et que l'Europe chrétienne a recueillies avec si peu de discernement.

Le nombre des organes corporels est de treize, selon les uns, et de onze selon les autres ; les cinq sens dont nous avons parlé, organes des sensations, les cinq organes d'action, auxquels on ajouta le sentiment (*manas*), la conscience et l'intelligence (*ahankara* et *boudhi*). Les organes d'action sont la voix ou l'organe de la parole, les mains, les pieds, l'extrémité des organes excrétoires et l'organe de la génération.

Telle est la théorie des enveloppes subtiles et terrestres des âmes humaines. Il suffit d'avoir exposé cette théorie pour pouvoir mettre en question la doctrine des panthéistes, qui fait renaître des âmes dans des corps d'animaux, dans des végétaux et même dans les corps bruts, est une doctrine conforme aux enseignements de l'orthodoxie spiritualiste, ou si elle n'est pas en opposition directe avec la science que les panthéistes avaient acceptée et qu'ils nous ont transmise dans les écrits du Sankia et du Védanta, où nous les retrouvons. Quant à la doctrine d'une seule âme universelle, animant tous les êtres à des degrés divers, que des sectes panthéistiques ont admise, elle se trouve être une doctrine évidemment fausse en présence de ces données si positives sur le caractère exclusivement humain et tout individuel de chacune de ces âmes qui sont vouées à l'expiation sur la terre. Les enveloppes corporelles elles-mêmes, que le panthéisme védantin regarde comme une prison dont l'âme doit se hâter de sortir, ne sauraient avoir que dans une science spiritualiste, la signification d'organes ou d'instruments appropriés aux agents physiques de la nature, et destinés à établir des rapports de sensation, d'action et de nutrition entre l'homme et la matière qui doit servir de théâtre à l'expiation. Le panthéisme des védantins et des sankias qui appelle l'organisme un obstacle à la délivrance, et la matière extérieure une illusion trompeuse, ne se fut pas élevé à ces hautes considérations sur les phénomènes de la vie humaine. Il fallait croire à la réhabilitation comme but, et à l'obligation des œuvres comme moyen, pour s'élever à de si hardies conceptions sur les aptitudes instrumentales de l'organisme, et sur leur destination terrestre préétablie par la miséricordieuse volonté de l'Être suprême. Toute cette théorie enfin nous montre qu'elle ne peut avoir été produite que par des philosophes pour lesquels le travail et non l'inaction contemplative, la vie avec ses douleurs expiatoires, et non le suicide avec la délivrance qu'il procure, étaient non-seulement une loi morale, une règle de conduite, mais encore une donnée féconde en recherches scientifiques.

Maintenant que nous avons déterminé la nature et l'appropriation des enveloppes que l'âme revêt dans ses migrations et dans ses renaissances, nous allons, poursuivant toujours l'étude des rapports établis par la doctrine que nous examinons entre l'âme et le corps, saisir un nouvel aspect sous lequel ces rapports nous sont présentés, en examinant ce qui arrive au moment où le dépouillement de ces diverses enveloppes a lieu, c'est-à-dire au moment de la mort humaine.

« La parole d'une personne mourante, suivie du » reste des dix facultés extérieures » (il ne faut pas confondre ces dix facultés avec les dix organes corporels qu'elles animent dans l'enveloppe grossière ou terrestre, ces dix facultés appartenant à l'enveloppe subtile) « est absorbée dans le sentiment (manas); » car l'action des organes extérieurs cesse avant celle » de ce sens. Celui-ci, de la même manière, se retire » dans le souffle, principe vital de la respiration.

» Le souffle, accompagné de toutes les autres fonc-
» tions vitales, qui sont les compagnes de la vie, se
» retire avec le boudhi ou l'intellect dans l'âme
» vivante, qui gouverne les organes corporels, comme
» les serviteurs d'un roi se réunissent autour de
» lui lorsqu'il est sur le point d'entreprendre un
» voyage ; car toutes fonctions vitales se rassemblent
» autour de l'âme, au dernier moment, lorsqu'elle est
» expirante..... »

Nous interrompons ici notre citation pour arrêter la pensée des lecteurs sur ce récit du phénomène de la mort. Il en résulte cette théorie que les facultés des organes corporels, c'est-à-dire des organes de la parole ou de la voix, des autres organes d'action, et celle des cinq organes des sensations, n'appartiennent pas essentiellement à ces organes eux-mêmes, qui ne sont que des intermédiaires entre ces facultés et les corps extérieurs, ce qui s'explique par la disparition de ces facultés lorsque les organes corporels sont encore intacts, après la mort. Les facultés se retirent dans le sentiment, qui persiste encore lorsque les organes cessent d'agir. Celui-ci, qui est une représentation de l'organisme nerveux servant à la sensibilité générale, disparaît dans le principe vital, formule explicative des phénomènes insensibles, de la vie de nutrition qui s'éteint la dernière. Ce principe, accompagné de toutes les fonctions vitales qu'il résume, se retire enfin, avec le boudhi ou l'intellect, auprès de l'âme vivante qui seule survit, et qui est ici représentée comme un roi recevant ses serviteurs, ou comme une activité conservant ses instruments pour les reproduire sur une nouvelle scène terrestre, à la renaissance, et pour les incorporer dans un corps nouveau. Il résulte encore de ce récit du phénomène de la mort, que le vitalisme, ou si on l'aime mieux, la doctrine d'un archée distinct de l'âme, régissant les phénomènes physiologiques, ou en résumant l'harmonieux ensemble dans une formule scientifique, se trouve très bien placée dans la série des hypothèses qu'a enfantée la croyance spiritualiste des philosophes, dont le but a été d'exprimer scientifiquement le principe de la dualité humaine. En effet, dans les transmigrations des âmes, lorsqu'ayant abandonné leur dépouille terrestre, elles séjournent dans les globes de purification, elles ne sauraient exister sans une enveloppe matérielle, cortége inséparable de leur existence dans le monde créé; elles y sont présentes sous forme de *personnes subtiles* (linga sarirâ), qui, comme nous l'avons dit, sont composées des particules élémentaires les plus ténues et les plus simples, et douées de toutes les facultés propres à la vie humaine, à l'exception de celles qui servent à l'alimentation grossière. Ce sont ces facultés vitales qui existent indépendamment du corps grossier et des organes corporels que l'âme revêtira à la renaissance sur la terre; ce sont enfin ces facultés vitales qui, pour se manifester dans le milieu terrestre, auront des organes correspondants; ce sont enfin ces facultés vitales qui, réunies d'abord dans le principe vital, se répandront dans les organes grossiers et les animeront. Ainsi se trouvent déposés dans les doctrines que nous examinons et dans le dogme des transmigrations les germes de la théorie des tempéraments d'Aristote, et celle de l'énergie vitale d'Hippocrate, et celle des idées archétypes de Platon. Or, on sait que ces doctrines ont été émises par la science grecque, sans que l'histoire ait pu nous dire de quels principes dogmatiques elle a pu les déduire; sans même qu'elle ait cherché à se rendre compte des moyens à l'aide desquels l'esprit humain a été conduit à proclamer ces grandes hypothèses encore respectées de nos jours.

Voici la suite du récit que nous avons interrompu. Nous verrons l'âme abandonnant l'enveloppe terrestre et emportant sa forme subtile, mieux appropriée aux milieux qu'elle est appelée à parcourir. « L'âme, « accompagnée de toutes les facultés, se retire dans « un rudiment corporel composé de lumière, avec le « reste des cinq éléments dans un état subtil (le linga « sarirâ dont nous avons parlé). Ayant ainsi absorbé, « dans cette forme nouvelle, les facultés vitales qui « doivent l'accompagner dans ses migrations cos- « miques, s'étant retirée dans son propre séjour « (le cœur), le sommet de cette cavité étincelle et « illumine le passage par lequel l'âme doit partir, la « couronne de la tête, si l'individu est un sage, et une « autre partie du corps s'il ne l'est pas. Cent et une « artères sortent du cœur, dont une passe par la « couronne de la tête; elle est nommée *souchoumna*. « Un rayon solaire se charge de recevoir l'âme, « revêtue de sa forme subtile, pour la conduire à sa

« destination. » Il y a discussion entre les philosophes sur le voyage ultérieur de l'âme, sur les stations intermédiaires qu'elle parcourt. Telle est d'ailleurs la donnée générale de la science orthodoxe que nous ont conservée les Védantins, au sein des contradictions dont fourmillent leurs données panthéistiques.

La personne subtile persiste donc dans les transmigrations, et elle persiste avec la forme causale, avec l'intellect, avec le sentiment et avec toutes les aptitudes fonctionnelles qui sont nécessaires à l'animation de l'enveloppe grossière ou terrestre qu'elle revêtira en revenant sur le théâtre prédestiné de ses expiations, lors de sa renaissance ici-bas. Les aptitudes seront d'autant plus limitées et amoindries dans leurs manifestations, que le corps nouveau sera plus grossier, c'est-à-dire plus empreint de la qualité d'obscurité (tamas), commune, à des degrés différents, aux castes inférieures, aux gens de mauvaise vie, aux animaux et aux végétaux. La qualité de lumière ou de sagesse (satwa) caractérisera particulièrement le corps d'un brahmane ; et la qualité de *passion* (radja) sera dominante dans le cas où l'âme renaîtra dans une famille de caste guerrière ou marchande. Telle est la doctrine des diverses dispositions, dites morales, propre à l'organisme, que nous transmet le système dont la réhabilitation par les œuvres est le principe fondamental. En effet, les œuvres d'une vie antérieure déterminent les qualités qui prédomineront dans la vie nouvelle ; elles engendrent les qualités qui serviront à progresser ou à reculer dans la voie du salut, lors de la renaissance suivante. Le funeste effet des mauvaises œuvres se remarquera dans une condition physiologique qui rendra la pratique du bien difficile, l'expiation moins efficace, et les chances de la réhabilitation toujours plus éloignées. L'effet salutaire des bonnes œuvres se montrera dans les qualités heureuses, propres à aplanir les voies à la délivrance finale. Ainsi la science s'avance et s'élève jusqu'aux formules les plus rationnelles en s'appuyant sur la tradition dogmatique, et en restant fidèle à la morale qui l'a engendrée. On serait malavisé de nos jours de dédaigner cette doctrine des trois qualités (gounas) que nous reproduisons ici, en présence de l'hypothèse des trois âmes de Platon, conservées, sous une autre formule, dans l'étude des phénomènes de la vie humaine, et représentée par les aptitudes intellectuelles, par les aptitudes affectives et par les phénomènes de nutrition.

« Cette forme subtile (réservoir transparent des « aptitudes organiques, dont les âmes ne seront « dépouillées qu'au jour de leur réhabilitation finale) « est imperceptible aux spectateurs lorsqu'elle abandonne le corps ; elle n'est pas non plus atteinte par « la crémation ou d'autres traitements que le corps « subit. Elle est sensible par la chaleur aussi longtemps qu'elle habite avec cette forme plus grossière « qui devient froide dans la mort, lorsqu'elle l'a abandonnée (Brahma Souttas, 4, 2 ; § 4, sloca 7), et « qui était échauffée par elle tandis qu'elle y faisait « son séjour. » La dernière manifestation de la vie, au moment où elle finit, est en effet la chaleur du corps, qui persiste plus ou moins longtemps. Cette chaleur atteste que, dans la doctrine que nous reproduisons, l'énergie vitale (comme la nommait Hippocrate) appartient à la personne subtile, véritable formule exprimant l'ensemble des propriétés vitales unies à l'intellect et aux sentiments qui accompagnent l'âme dans la transmigration, conservant, selon Platon, les formes archétypes, sources des idées inées.

Telle est la doctrine du spiritualisme polythéistique hindou sur les conditions corporelles de la vie cosmique des divinités déchues devenues les âmes des hommes, et sur les rapports des enveloppes matérielles avec l'activité spirituelle à laquelle elles servent d'instrument d'expiation. Nous avons commencé par l'exposition de cette partie importante de la science, parce que le but moral de l'homme engendrant le dogme, et celui-ci donnant naissance aux recherches et aux développements scientifiques, la science de l'homme a dû se présenter à nous la première Ainsi, après avoir démontré, dans un premier article, que toute doctrine hindoue avait pris pour point de départ la délivrance finale nécessitée par le dogme de la chute, nous avons dû, dans celui que nous terminons, déterminer le rôle que jouent, dans la doctrine la plus fidèle à ce dogme, les enveloppes créées pour servir d'instruments à l'œuvre de l'expiation. En adoptant cette méthode, nous avons cru suivre fidèlement la marche de la science dont nous reproduisons à grands efforts les données antiques. Nous n'en adopterons jamais d'autre. Lorsque nous examinerons les doctrines grecques, à l'aide de cette méthode, nous découvrirons la logique qui unit des systèmes en apparence si divers.

Dans un article prochain nous exposerons la doctrine des cinq sensations, qui nous conduira à celle des cinq éléments dont nous présenterons la théorie originaire appliquée aux conceptions physiques et cosmologiques. C'est ainsi qu'aprés avoir résumé les données scientifiques du spiritualisme polythéistique sur les instruments corporels de l'expiation des âmes, nous analyserons celles que ce système a émises sur le monde, considéré comme théâtre de cette expiation. Nous nous trouverons naturellement amenés à exprimer les rapports établis, selon cette doctrine, entre l'organisme et le monde, après avoir, dans cet article, exposé ceux qui existent entre l'âme et le corps. Quant aux rapports entre Dieu et les âmes déchues, il sont formulés par la hiérarchie des dieux du polythéisme, qui sont les intermédiaires obligés entre les sacrifices et les prières des hommes, et la divinité suprême.

Nous espérons donner une démonstration toujours plus grande, à mesure que nous avancerons dans la suite de ces recherches, de l'origine dogmatique et spiritualiste de la science.

VIII.

DES SOURCES DU PROTESTANTISME CHEZ LES HINDOUS, OU EXAMEN COMPARÉ DES DEUX ÉCOLES THÉOLOGIQUES ORTHODOXES (1).

Notre but, en consacrant un article à ce vaste et intéressant sujet, n'est pas de faire un travail d'érudition : nous laissons ce soin aux orientalistes (2). Leurs travaux sont destinés à tirer de la profonde obscurité

(1) Cet article a paru dans *l'Européen,* t. I, p. 117. Paris, 1835-1837,

(2) Un de nos collaborateurs a donné dans le troisième numéro de *l'Européen* une intéressante notice sur le bouddhisme. Il a annoncé deux nouveaux articles qui présenteront l'histoire et la morale sociale de ce grand schisme, auquel le protestantisme hindou a donné naissance. Nous nous abstiendrons donc d'en parler ; mais nos lecteurs trouveront dans cet article la démonstration de l'origine du système bouddhique, origine qui se trouve, comme celle de tous les schismes indiens, dans des livres sacrés de l'Hindoustan, réputés orthodoxes, quoiqu'ils soient déjà une protestation contre la révélation brahmanique. Ils en comprendront mieux les principes fondamentaux, et les résultats logiques que ces principes ont engendrés. Ils verront que toute cette science religieuse, appelée panthéisme, n'a été autre chose qu'un instrument d'insubordination à la loi ancienne.

où ils ont été renfermés pendant tant de siècles, les monuments religieux, philosophiques et littéraires, de l'antique civilisation de l'Hindoustan. Pour nous, nous nous bornerons à consulter ces travaux, afin d'en faire jaillir d'utiles enseignements pour la morale sociale que notre journal est appelé à faire triompher au milieu des doctrines funestes qui nous entournent. C'est dans une pensée chrétienne, c'est pour faire triompher une pensée chrétienne, que nous allons examiner les résultats auxquels conduit le principe protestant chez les peuples les plus anciens, comme chez les peuples chrétiens. Notre but est de faire voir que toujours l'individualisme tend à se révolter contre le principe social qui lui impose des sacrifices; que cet individualisme a toujours cherché son appui dans une science qu'il a créée pour sa plus grande gloire, et que cette science est toujours la même, en tous pays, en tous temps.

La première formule de la science protestante, celle qui révèle le plus clairement son principe et son but, se trouve renfermée dans ces mots: « Les œuvres « de la loi sont insuffisantes pour le salut; donc elles « sont inutiles. La volonté de l'homme est captive. « Dieu seul peut nous sauver. Toute œuvre de la loi « paraît bonne au dehors, quoiqu'elle soit péché au « dedans. Maudits ceux qui font les œuvres de la loi. « Nous ne devons regarder qu'à Dieu seul. » Ce langage de Luther (V. op. latina, tom. I), qui est celui de tous les protestantismes religieux, a été le signal des révolutions qui ont jeté tant de troubles dans les civilisations antérieures et postérieures au dogme de la rédemption. Il a été celui des protestants de l'Inde, et il se trouve déjà virtuellement renfermé dans les Védas eux-mêmes, ce qui prouve qu'ils ont été rédigés postérieurement à la révélation, dans une intention contradictoire à celle qu'ils auraient dû manifester. C'est ce qu'il est facile de démontrer.

§ I.

Des Védas et des deux systèmes contradictoires qui y sont renfermés.

La science sacrée avait été révélée aux Hindous par Brahma lui-même. Les plus anciens des livres qui leur restent et qui passent encore aujourd'hui, parmi les orthodoxes, pour les livres révélés, s'appellent les *Védas*. Il y en a quatre : le *Rig*, le *Yadjour*, le *Saman* et l'*Atharvan*. Leurs paroles ont une vertu surnaturelle ; leur autorité est illimitée, selon les orthodoxes ; cette autorité est l'imitée et très contestable, selon les hétérodoxes (1).

(1) Les anciens ne connaissaient que les trois premiers Védas. On ne possède pas encore une traduction de ces livres et de leurs nombreux commentaires. Les indianistes européens ne les connaissent que par les fragments de Colebrooke, insérés dans le septième et le huitième volume des *Asiatic researches,* et par les traductions partielles qui se trouvent dans quelques traités publiés par le brahmane Ram-Mohoum-Roy. Ces traités ont été réunis et publiés à Londres, en 1834, en un volume in-8°. Le professeur Rosen a donné un spécimen du Rig-Véda, contenant quelques prières, entre autres, la *Gayatri*. Si nous sommes bien informés,

Il importe de bien connaître le système des Védas, tels que Vyasa passe pour les avoir rédigés, tels qu'ils existent encore aujourd'hui, avant de passer à l'examen des livres inspirés qui leur ont succédé ou les ont remplacés (1).

Chacun des Védas est divisé en deux parties distinctes, bien diverses dans leur objet, et virtuellement contradictoires dans leurs enseignements. La connaissance de cette différence est nécessaire ; elle servira à l'intelligence des germes de l'hétérodoxie qui se sont développés plus tard. Nous disons mieux ; elle servira à nous démontrer que l'arrangement actuel des Védas, quoiqu'il remonte à une très haute antiquité, est déjà le résultat d'un schisme survenu dans le sein du sanctuaire brahmanique.

M. Wilson, s'occupe en ce moment en Angleterre de l'impression du texte et commentaires qui formeront huit volumes in 4°. Il est à remarquer que les Oupanischadas sont les parties des Védas les mieux connues. On sait que Anquetil Duperron en a publié une traduction latine faite sur la version persane, en 2 vol. in-4°, en 1801 et 1802. M. Lajuinais en a donné une analyse remarquable dans le *Magasin Encyclopédique*, IXe année, vol. 2, 3, 6. On trouve, dans le vol. 14 des *Asiatic researches*, édition in-4°, un article bon à consulter, intitulé : *Account of a discovery of the modern institution of the Vedas, with remarks on the genuine wirks, by Fr. Ellis.*

(1) Les Hindous distinguent les livres révélés des livres inspirés, ou de la tradition. Les Védas sont regardés comme révélés directement par Dieu. Leur contenu est *Srouti* (ce qui a été entendu) ; le contenu du Manavad'harma Sastra, des Brahma Soutras, des poëmes épiques et didactiques, des Pouranas, etc., est *Smriti* (souvenir, tradition). En général, tous les écrits des anciens sages, védantins et orthodoxes, sont regardés comme *Smriti*. La grammaire de Pannini, des livres de médecine regardés comme des appendices des Védas, sont mis au rangs des *Smriti*.

La première partie de chacun des Védas établit le polythéisme (1); présente les œuvres de religion comme le seul moyen de salut, et contient les formules et les préceptes relatifs à la religion pratique, relatifs aussi aux devoirs sociaux de chaque caste. Cette première partie des Védas s'appelle *Karmakanda* (*Karma*, œuvres, devoir, *Kanda*, section) section des œuvres.

La seconde partie enseigne le panthéisme; elle attache peu de prix aux œuvres en elles-mêmes; elle contient l'exposition du système mystique. Elle porte le nom de *Djnanakanda*, ou section de la science; elle s'appelle aussi *Brahma Kanda*, ou la section théologique.

Voilà deux systèmes en présence. Le premier consacrant les devoirs religieux et sociaux prescrits sans doute par la révélation ancienne du dogme de la chute comme moyens d'expiation; le second montrant déjà quelque dédain pour la pratique de ces devoirs, et proclamant, comme privilège théologique et sacerdotal, le principe de l'isolement mystique, en vertu d'une science nouvelle, le panthéisme (2).

(1) Le polythéisme des Védas représente le cortége des dieux inférieurs du dogme ancien; ces dieux, présidant aux phénomènes du monde, restèrent seuls dans le culte, comme chez les Grecs et les Romains, lorsque l'ancienne hiérarchie des dieux supérieurs spirituels, avait disparu.

(2) On connaît les distinctions établies chez les Grecs entre l'enseignement ésotérique et l'enseignement exotérique. La doctrine intérieure enseignait le panthéisme, tandis que la doctrine extérieure enseignait les devoirs, et commandait les œuvres d'expiation. Celle-ci conservait les traces de l'ancien dogme, tandis que la première en niait le principe. L'enseignement ésotérique

Dans le premier système se trouvent énoncés les résultats de la pratique des œuvres en même temps que les préceptes obligatoires, les formules de prières, les chants qui doivent accompagner les cérémonies religieuses, les rites et les cérémonies du culte. On n'y parle pas, selon l'illustre Colebrooke, d'un seul Être suprême (1); mais on y invoque différentes divinités, qui sont toutes des éléments, des attributs, des forces de la nature personnifiée. Les pratiques du culte y sont représentées comme la partie essentielle, indispensable de la religion, comme l'unique condition de salut. Ce système a donné naissance à une école théologique réputée orthodoxe dont le but a été d'interpréter les textes, de les commenter, et de ne laisser aucun doute sur les devoirs prescrits par la *section des œuvres* du livre sacré. L'enseignement de cette école, fondée par *Djaimini*, porte le nom de *Karma Mîmânsâ* (mîmânsa des œuvres), ou de *Pourva mimânsâ* (première mîmânsa) (2). « Son dessein, dit Colebrooke, d'après un commentateur, est de déterminer le sens de la révélation. »

Dans le second système se trouvent énoncés les

n'a été très probablement que l'invasion d'un système nouveau, au sein des institutions civiles et religieuses, créées par la science polythéistique ancienne, et conservées en partie pour être détournées au profit des princes, des sacerdotes et de leur initiés, parmi lesquels se trouvèrent des philosophes.

(1) Il est possible que M. Coolebrooke se trompe ; car la syllabe mystique *Aum* est très probablement le signe mystérieux de l'Être suprême dont, dans l'ancien système, le nom ne devait jamais être prononcé.

(2) *Mimansâ*, dérive de *man*, penser, avec une forme itérative.

moyens d'arriver à la vraie science, et par la vraie science, à la délivrance finale. Ce système est surtout développé dans la deuxième partie des Védas, qui se compose de plusieurs chapitres appelés *Oupanischadas* ou traités théologiques. C'est sur ces Oupanischadas que repose la doctrine de la contemplation mystique; là est la source des protestantismes qui viendront bouleverser la société hindoue. Ce système a donné naissance à une école de théologiens philosophes, réputée orthodoxe, appelée l'école du *Védanta* (la fin ou le but de Véda), appelée aussi *Outtura mîmânsa*, *Brahmana mîmânsa*, c'est-à-dire deuxième mîmânsa, mîmânsa théologique. Wyasa (1), le collecteur des Védas, passe pour en être le fondateur. Le but de cette école est de développer les principes contenus dans la seconde section des livres révélés. Nous consacrerons quelques pages à l'examen de ces deux écoles théologiques orthodoxes.

(1) Le mot *Vyasa* signifie *collecteur*.

§ II.

Des deux Mîmânsas. De la Mîmânsa des œuvres, et de la Mimansa de la science (1).

De la Mîmânsa des œuvres.

La Mîmânsa des œuvres a pour objet, comme nous l'avons dit, l'interprétation et le développement du système renfermé dans la première section des Védas. Elle s'occupe de prouver, par le raisonnement et par l'autorité des Védas, l'efficacité et la nécessité des œuvres. Djaimini, le fondateur de cette école, est auteur d'un recueil de *Soutras* ou d'aphorismes, qui ont été commentés par plusieurs auteurs, parmi lesquels se dis-

(1) Nous ne connaissons les principaux systèmes de philosophie hindoue que par les *Essais* que M. Colekrooke a publiés dans les *Transact. of the roy. asiat. soc. of Great Brit.*, vol. 1 et 2. Ces essais ont été traduits en français par M. G. Pauthier, en un vol. in-8°. Il suffit de lire ces savantes, mais trop courtes analyses, pour se convaincre des immenses développements de l'esprit philosophique des Hindous, et des difficultés sans nombre que l'auteur a dû rencontrer dans l'obscurité des textes et dans la confusion que doit entraîner le cortége toujours innombrable des commentateurs et des scholiastes. M. Colebrooke avait été précédé par M. Taylor, et par W. Jones, qui, les premiers, ont soulevé le voile qui couvrait les spéculations métaphysiques des Hindous ; ceux qui lui succéderont dans ces recherches n'auront qu'à suivre la route qu'il a si patiemment déblayée. D'immenses et innombrables manuscrits attendent encore des lecteurs éclairés. Dans ces manuscrits sont déposées les traditions les plus anciennes qui existent, sur la grammaire, sur la médecine, sur la jurisprudence, sur les mathématiques, sur la philosophie, sur la théologie, etc. Lorsque ces sources seront connues et explorées, beaucoup d'origines seront

tinguent Koumarila Batta et Madhava Atcharya [1]. Le premier de ces deux docteurs a vécu dans le huitième, et le second dans le quatorzième siècle de notre ère. Selon M. Colebrooke, le texte de Djaimini eût été inintelligible sans le secours de ces nombreux commentaires. On doit s'attendre, d'après ces époques à ce que leurs commentaires contiennent des réfutations des sectes hérétiques qui avaient dû surgir des principes du Védanta. C'est ce qui a lieu en effet.

D'après les doctrines de cette école, il y a entre les œuvres et leur résultat final, pour celui qui les pratique ou qui les néglige, une connexion nécessaire, absolue, préétablie. Les effets qui résultent ainsi des actes s'appellent *les fruits des œuvres*. L'état actuel d'un être quelconque est toujours la suite nécessaire de ses actes antérieurs, et les œuvres actuelles déterminent avec une nécessité absolue son état futur;

découvertes, qui nous expliqueront les civilisations de l'Égypte, de la Grèce, de l'Étrurie, etc. Les monuments littéraires et philosophiques de la Grèce perdront singulièrement de leur prestige lorsque ceux de l'Inde nous seront connus.

Les écoles des deux Mimansas sont les seules qui soient regardées comme orthodoxes, c'est-à-dire conformes et soumises à l'autorité de la révélation et de la tradition. Nous verrons en quoi consiste cette orthodoxie.

(1) Madhava Atcharya est auteur d'une introduction à l'étude de la Mimansa, qui en est regardée comme le meilleur abrégé Cette introduction est accompagnée d'un commentaire en prose. Ce docteur était prêtre et ministre au service d'un souverain hindou. On lui doit, ainsi qu'à son frère *Saryana Atcharya*, un grand et célèbre commentaire sur la totalité des Védas, et un commentaire sur les Instituts de Parasara.

Koumarila Batta Swami a été un des adversaires les plus ardents des Bouddhistes.

c'est dans ce rapport absolu que se trouve la cause de cette série continuelle de transmigrations des âmes par les différentes conditions de l'existence matérielle. D'après les aphorismes de cette mimansa, les actes n'auraient pas seulement une valeur morale, mais ils auraient encore une influence purement physique et machinal, résultant de l'accomplissement de l'acte même indépendamment des intentions qui l'accompagnent. La corruption des premières traditions est ici évidente. Cette théorie ne saurait avoir été celle des fondateurs de la doctrine des œuvres. Nous aurons, au reste, l'occasion, dans cet article, de signaler les erreurs que les traditions (ou les livres inspirés) ont introduites dans la théologie révélée. Ces erreurs ont jeté un voile sur le dogme ancien de la chute dont découle toute la théorie sociale des devoirs et des œuvres que les premiers protestants des Indes n'ont fait que corrompre en la détournant à leur profit, sans la détruire complètement.

Les bonnes œuvres sont de deux sortes. Il en est qui sont recommandées sans être de rigueur; telles sont en général les œuvres d'utilité publique, comme, par exemple, bâtir des temples, creuser des étangs, planter des allées. Il en est d'autres, et ce sont les plus nombreuses, dont l'omission entraîne le péché. Ces œuvres sont appelées *Dharma*: elles sont ou constantes (*Nitya*) ou occasionelles (*Naimittika*). Les premières doivent être pratiquées à des heures déterminées, les autres sont prescrites pour certaines occasions particulières : par exemple, aux cérémonies du mariage, de la naissance, de l'enterrement, etc.

Ces actes de dévotion ne sont pas les mêmes pour les quatre castes. Cette différence montre le côté par lequel la doctrine des œuvres s'introduit dans l'organisation sociale, comment elle s'y maintient, et pourquoi les brahmanes cherchent à l'y retenir, lors même que leurs ancêtres ont protesté contre elle en substituant le panthéisme au spiritualisme, en élevant la doctrine du salut par la science au-dessus de l'ancienne doctrine des Védas. Il est enjoint formellement par les orthodoxes de se soumettre aux devoirs de leurs castes, et de ne pas s'arroger le droit de pratiquer les devoirs concernant les castes plus élevées. Sous ce rapport, la caste des brahmanes est la seule privilégiée; leur ministère seul peut rendre agréable aux Dieux les œuvres des autres castes. Telle est la doctrine orthodoxe de la mimansa des œuvres.

Parmi les actes de dévotion, on distingue en premier lieu les sacrifices aux dieux, à tous sans exception, l'étude des Védas, les obations, les cérémonies en l'honneur des ancêtres, la lecture des livres saints, les ablutions, les pélerinages, le jeûne, les sacrifices, etc. L'efficacité la plus extraordinaire est attribuée à la prière appelée *Guyatri* ou *Savitri*, et à la syllabe mystique *Aum*. L'école de Djaimini explique la puissance de ces trois lettres en soutenant que entre le son d'un mot de la langue sacrée et le mot qu'il signifie il y a une liaison réelle, quoiqu'elle soit invisible.

Ces œuvres, en même temps qu'elles sont méritoires

pour l'avenir de celui qui les pratique, servent aussi à effacer les traces du péché commis dans une existence antérieure ou dans le cours de la vie actuelle. Il y a donc des œuvres surérogatoires et des œuvres expiatoires. Parmi les œuvres expiatoires se rangent toutes celles qui tiennent à la condition dans laquelle on a pris naissance. Les œuvres surérogatoires ont pour but d'aider plus efficacement à la réhabilitation future des âmes déchues. Les détails sur les œuvres qui appartiennent à ces deux ordres sont immenses ; nous ne pouvons que renvoyer nos lecteurs à l'essai de Colebrooke sur la première *Mîmânsâ*, et surtout au *manadha dcaharma sastra*, le livre des devoirs ou le code de Manou. Qu'il nous suffise d'ajouter que les mortifications de tout genre, les plus bizarres et les cruelles, sont mentionnées comme de puissants moyens d'expier et de mériter (1).

Le but auquel tend tout ce système est évidemment de maintenir le culte extérieur, et les institutions civiles et politiques qui s'y rattachent, au profit des Brahmanas et des Rajas, les princes de la caste des militaires, qui ont dès les premiers temps du Védanta subalternisé les Brahmanas devenus très dociles à leurs volontés.

(1) Les pénitences et les mortifications sont communes aux deux systèmes, mais d'après la *Mimânsa pratique*, ces œuvres sont faites dans un but d'expiation et de mérite conformément au dogme de la chute, tandis que d'après la *Mimânsa théologique*, ces pratiques n'ont d'autre but que de détacher l'homme des liens du monde, en l'exerçant à la contemplation, seul moyen d'acquérir la science du salut.

§ III.

De la Mîmânsâ théologique ou du Védanta.

Le Védanta contient un système de théologie bien différent de celui que nous venons de voir. Le polythéisme disparaît pour faire place au panthéisme le plus complet. Non contents d'avoir dénaturé sous la forme d'un polythéisme confus l'antique hiérarchie des dieux créés par Brahma, exprimée dans la révélation de la chute, les premiers réformateurs cherchèrent encore à souder à l'ancienne doctrine ainsi corrompue une doctrine nouvelle qui devait ouvrir à l'orgueil une voie superbe de glorification et de salut. Mais dans ce panthéisme, comme nous aurons occasion de le remarquer, se trouvent encore les traces lointaines du dogme de la chute dont la parole a été voilée, et dont les conséquences se laissent encore apercevoir.

Nous avons dit que la philosophie du Védanta se fonde sur les Oupanischadas, sortes de traités théologiques mis à la suite de chaque Véda, sous forme d'appendices, comme des chapitres nouveaux d'une même doctrine. Parmi les nombreux Oupanischadas, ceux qui sont les plus importants, et qui sont le plus souvent cités par les védantins sont les *Tch'hândôgia*, *Kauchî-takî, Vrihad-araniaka, Aitarêyaka, Taittirîyaka*, *Kât'haka*, *Moun'd'haka*, etc. La collection des soutras intitulée : *Brahma-Soutras* est la seconde autorité pour les védantins. Cette collection, qui prend aussi le nom de *Sârîraka Mîmânsâ,* de *Sârîra soutras,* ou *Védanta soutras,* est attribuée à *Bâdârayan'a* qui est le même que Vyasa. Les autres autorités pour cette école, sont les scholies et les commentaires des Brahma-Soutras, et surtout les poëmes didactiques, tels que le Bhagavat-gîta et le Yoga-vasicht'ha, considérés comme livres inspirés.

Cette école, en même temps qu'elle formule ses principes et sa doctrine, se distingue par son argumentation contre les hérésiarques qui se sont élevés, et qui se sont appuyés sur la science nouvelle pour rejeter non-seulement les œuvres, mais les Védas eux-mêmes, en contestant leur nécessité et leur infaillibilité.

La doctrine de cette école se trouve exposée tout entière dans les *Brahma-Soutras* commentés par *Sankara Atcharya,* le plus renommé de ses docteurs, et regardé comme un des plus ardents persécuteurs du bouddhisme.

D'après le Védanta, il n'existe réellement qu'un seul être qui a la cause de son existence en lui-même de toute éternité (Swayambhou). Il est la cause créatrice et matérielle du monde, créateur et création, moteur et matière mise en mouvement; tout émane de lui, tout est lui, tout rentre en lui. Ainsi que l'araignée produit d'elle-même son fil et le retire en elle à volonté, de même l'univers émane de l'essence divine, subsiste en elle et y retourne (Ram-Mohoum-Roy, *Moundaka Oupanischad*). Il n'y a de différence entre l'essence divine et le monde, selon un Brahma-Soutra, que celle qui existe entre la proposition et l'exemple.

Si les créatures s'attribuent une existence hors de la divinité, c'est l'effet d'une illusion ou d'une puissance magique (*Maya*) (1) par laquelle Dieu captive leurs sens. Dieu est la cause de tous les changements sans qu'il en soit jamais affecté. L'univers n'est qu'un jeu suprême qui se passe dans l'esprit suprême par des raisons incompréhensibles.

Dieu considéré ainsi a deux modes d'action qui lui sont propres. S'il concentre sur lui-même toutes ses forces sans agir au dehors, il est dans l'état de *Yoga;* quand il se manifeste par les merveilles de la création, il est dans le *Vibhonti*. Ces manifestations se succèdent régulièrement, séparées les unes des autres par des périodes de repos, de concentration de Dieu sur lui-même, qui embrassent une durée immense. Ces périodes se succèdent sans interruption. Ce sont les jours et les nuits de Brahma.

Les védantins distinguent dans l'Être suprême et dans l'homme deux modalités ou attributs. La première modalité de l'essence suprême comprend toutes les qualités qui portent le caractère de l'existence invariable et absolue; la seconde comprend toutes celles

(1) M. Colebrooke déclare que, dans les textes qu'il a consultés, rien ne l'autorise à attribuer aux anciens védantins cette opinion sur la non-réalité du monde extérieur. Il ne l'a rencontrée que dans les petits commentaires et dans les traités élémentaires. Quoi qu'il en soit, cette doctrine sur l'illusion de nos sens découlait du système védantin. Nous disons plus, la doctrine des Pyrrhoniens serait incompréhensible si elle n'émanait d'un système analogue à celui du Védanta.

qui sont variables et mobiles. C'est ainsi que l'esprit et la matière se trouvent n'être qu'un seule et même essence, ayant deux attributs contradictoires. Cette doctrine est développée surtout dans le *Bhagavat-Gîta* avec une grande richesse d'images et d'expressions aussi pittoresques que subtiles (1).

Comme tous les systèmes de théologie hétérodoxe, en vertu desquels de grandes révolutions ont eu lieu dans l'Inde, sont issus de cette doctrine, nous croyons devoir en exposer les points fondamentaux (2).

(1) Le Bhagavat-Gita est un épisode du grand poëme épique *le Mahabarata*. Ce poëme est consacré à célébrer une guerre à laquelle l'Inde entière semble avoir pris part, et que deux branches d'une même dynastie se sont livrée. Il est assez probable que l'époque de cette guerre a été celle de grandes tranformations religieuses et sociales. L'épisode que nous citons a été glissé dans le poëme dans un but tout philosophique. Un des guerriers, membres d'une des familles belligérantes, avant de s'engager au combat, vient exposer ses scrupules à Chrishna, et lui demander si la guerre à laquelle il va prendre part ne nuira pas à sa délivrance finale. Chrishna le rassure et l'engage à combattre. A cette occasion, il expose tout le système du Védanta le plus épuré. D'apres le contenu de cet épisode, il est certain que les Kschactrias étaient devenus aussi propres que les Brahmanes à acquérir la délivrance finale par l'acquisition de la science. Aussi Bhagavat-Gita fait-il école à part, et a-t-il ses sectateurs particuliers.

Le Bhagavat-Gita a été traduit, en anglais par Wilkins; il a été publié et traduit en latin par Fr. Schlegel. M. Guillaume de Humboldt a publié une dissertation allemande sur son contenu. Il est suprenant qu'une traduction française n'en ait pas encore été publiée.

(2) Nous devons prévenir nos lecteurs de ne pas se laisser induire en erreur par les formules que nous sommes forcés d'employer pour rendre aussi clair que possible la doctrine des védantins. Il n'y a pas de langage qui puisse reproduire avec

§ IV.

Doctrine cosmogonique du Védanta.

D'après cette doctrine, la nature (Prakriti) et l'esprit (Atman) sont deux manifestations de Brahma. « Il désira être plusieurs et fécond et il devint multiple.

exactitude les aberrations de l'esprit humain dans le domaine du panthéisme. Dès l'instant où l'on veut démontrer que l'essence unique, éternelle, est à la fois mobile et immobile, variable et invariable, nécessaire et contingente, absolue et relative, réalité et modalité, vérité et illusion, liberté et fatalité, il est évident qu'on doit jeter dans le langage philosophique une étrange et déplorable confusion, comme l'a remarqué depuis longtemps le savant Bayle à l'article *Spinosa*. On dirait que le philosophe hollandais n'a fait que reproduire l'ancienne doctrine du Védanta. Les doctrines modernes de l'Allemagne reposent sur les mêmes bases. Elles prétendent que les attributs de la divinité envisagée ainsi ne sont contradictoires que pour notre esprit, tandis qu'ils constituent le sublime mystère de l'Être. Les faces diverses du panthéisme védantin se reproduisent dans le Sonfisme, dans le Zendavesta, dans l'école Éléatique, dans celle de Zénon, dans le Gnosticisme, etc. Ce sont en effet des doctrines identiques qui se donnent la main à travers les temps les plus éloignés, comme si l'humanité était immobile et éternellement stationnaire, ce qui aurait lieu si une pareille doctrine pouvait se manifester dans le monde par des œuvres et par des enseignements. Heureusement la parole lui est refusée. Elle ne s'énonce qu'à force d'images, et ces images, par une singulière fatalité, sont toutes inexactes et contradictoires. Pour être fidèle aux textes, autant que cela nous est possible, nous nous servirons du mot *nature* pour exprimer l'attribut variable, modal et contingent de l'essence divine, et du mot *esprit*, pour exprimer l'attribut invariable, inaccessible au sens, réel, et nécessaire de cette même essence. La réunion de ces attributs sera exprimée par les mots Dieu, Brahma, ou Être

« — Il est le souffle dans lequel se plongent tous les « êtres, au sein duquel ils naissent tous. Il est la « lumière qui brille dans le ciel, dans tous les lieux « hauts et bas, partout, à travers ce monde, et dans « la personne humaine. » (*Brahma-Soutras, Glose de Sankara, V. Colebrooke.*) La nature est ce que nous appelons le monde, l'ensemble des substances sensibles et des forces qui les régissent, tandis que l'esprit est le principe immatériel doué de la faculté d'observer, de contempler la nature, de jouir de ses phénomènes et de ses révolutions, sans avoir par lui-même aucune influence sur elle (1). L'action de créer, faisant supposer un changement dans celui qui crée, a paru incompatible avec l'attribut supérieur de Dieu dont le caractère est l'immobilité, l'invariabité, l'inaltérabilité, l'omniscience, l'omniprésence et l'incompréhensibilité pour tout autre que lui-même. On a donc rangé la puissance créatrice et active de Dieu au

suprême. Nous nous servirons du mot *modalité supérieure* pour indiquer l'attribut invariable de Dieu, dans l'homme, et du mot *modalité inférieure* pour désigner l'attribut variable de Dieu qui constitue le corps humain et tous les corps créés. Nous donnerons aussi le nom d'âme et de corps à ces deux modalités de la divinité dans l'homme.

(1) Cette doctrine sur l'esprit doit être méditée, car elle nous donne la clé de tout le système du monde physique et du monde moral, tels que les conçoit le panthéisme hindou. Il fait consister l'essence divine dans une béatitude inactive, dégagée de toute impulsion à l'action ; de là la nécessité de douer la nature d'intelligence, de conscience et de perception. Cette doctrine a jeté les premiers éléments du matérialisme. Rien de plus logique ; aussi les Bouddhistes ont appelé l'esprit suprême *Sunya*, qui signifie le *vide* ou le néant.

nombre des qualités de son attribut inférieur en l'attribuant à la nature (Prakriti). Celle-ci, considérée indépendamment de l'esprit, est douée de la faculté de perception (*Manas*), de la faculté de connaître (*Boudhi*), de la faculté de conscience (*Ahankârâ*), et des principes subtils des cinq éléments dont sont composés les corps : l'éther, l'air, le feu, l'eau et la terre. Elle est en possession de trois qualités (*Gounas*) par lesquelles l'essence universelle agit sur les diverses créatures. Ce sont pour ainsi dire les forces matérielles agissant dans la création. Ce sont le *Satwa, essence*, qui porte à s'attacher à ce qui est bon, vrai et juste; le *Radjas* (apparence, illusion, passion) qui porte à s'attacher aux choses de ce monde, qui ne sont qu'apparentes, et le *Tamas* (ténèbres, ignorance) qui porte à l'inertie et à l'assoupissement intellectuel. C'est par ces *Gounas* que l'Être suprême agit dans la nature et dans toutes les créatures. Le *Satwa* habite le ciel; le *Radjas* habite l'air ; le *Tamas* habite la terre. L'homme a ces trois instincts, les animaux vertébrés sont doués du radjas et du tamas, les insectes et les plantes sont sous l'empire du tamas.

Lorsque cet organisme de la *Prakriti* est entier, il est appelé *Pravriti* (de *pravrit, pro volvere*), ou le jour de Brahma, selon le langage mythologique. Lorsque cet organisme est concentré sur son principe absolu, sans être développé, lorsque les phénomènes de la création n'existent qu'en puissance, de même que les fruits et les feuilles d'un arbre existent virtuellement dans un germe, elle est appelée *Nirvritti* (nir vrit, retro volvere), ou le sommeil de Brahma. D'après une loi constante, la nature passe successivement de l'état de *Nirvritti* à celui de *Pravritti*, elle se déroule pour ainsi dire du principe suprême et se replie en lui, semblable à la tortue qui fait alternativement sortir et rentrer ses membres (1).

Cette doctrine cosmogonique se trouve reproduite dans l'antropologie, ainsi que nous allons le voir.

(1) Si nous voulons traduire dans une langue humaine ces données du panthéisme, nous dirons que *l'attribut phénoménal* ou *variable* de l'essence suprême, lorsqu'il ne se manifeste pas, n'en existe pas moins virtuellement, c'est alors qu'il prend le nom de *Nirvritti*. Il est en quelque sorte enveloppé dans *l'attribut absolu*, qui ne se manifeste jamais aux sens. C'est alors la nuit de Brahma. Lorsque l'attribut phénoménal cesse d'être replié dans l'essence, et qu'il devient manifeste, à son enveloppement succède son développement (Pravritti), et alors paraît le jour de Brahma, c'est-à-dire la vie de l'Univers. Cette traduction du langage panthéistique est très fidèle, aussi montre-t-elle l'absurdité d'un pareil système. Nous croyons nécessaire d'ajouter que les Védantins font souvent abstraction de l'attribut absolu de l'Être suprême, et le conçoivent isolé, sans communication avec l'attribut variable, quand même celui-ci serait à l'état d'enveloppement. Alors ils le nomment *Bramah* (genre neutre), tandis que la coexistence des deux attributs prend le nom de *Brahma* (genre masculin). Le Bhagavat-Gita parle en sept passages différents de Brahmah. Cette abstraction, qui est une contradiction avec le système, est une réminiscence du récit de la création de la Trimourti et des dieux spirituels par Brahmah.

§ V.

Doctrine antropologique du Védanta.

L'homme étant en petit ce que l'univers est en grand, il faut distinguer aussi dans l'homme une modalité supérieure et une modalité inférieure.

La modalité supérieure est l'âme (*Atma*, *pourouscha*) ; elle n'est pas différente de l'esprit suprême lui-même, qui est le *Paratma* ou la grande âme, car il n'y a qu'une seule âme pour tous les êtres. Mais cette âme se trouve enfermée dans une enveloppe matérielle qui constitue la modalité inférieure de l'homme et qui devient la cause du péché et des souffrances.

Les mêmes rapports qui existent entre l'esprit suprême et la nature, existent entre l'âme et le corps de l'homme. Son âme n'est autre chose que l'âme suprême elle-même. Son corps n'est autre chose qu'une des innombrables métamorphoses de la matière.

Les principes constitutifs de la nature (le *Boudhi*, le *Manas*, l'*Ahankara*,) et les cinq éléments correspondent à des principes semblables dans la modalité inférieure de l'homme. Ces principes forment des enveloppes successives dans lesquelles les principes divins de l'âme se trouvent contenus. Ainsi, le corps humain est composé des cinq éléments qui forment l'enveloppe extérieure, ou le corps grossier perceptible aux sens. Il est muni de cinq organes de perception correspondant aux cinq éléments qui l'entourent, et de cinq organes d'action par lesquels l'homme agit sur le monde extérieur. Ce corps grossier entoure une autre enveloppe, un corps subtil, infiniment petit, imperceptible aux sens, servant d'intermédiaire entre l'âme et le corps grossier ; il est le siége des trois principes supérieurs de la modalité inférieure, c'est-à-dire le *Manas*, le *Boudhi* et l'*Ahankara*, (la perception, l'intelligence et la conscience). C'est ce corps subtil qui accompagne l'âme dans ses transmigrations. Il ne la quitte que lorsqu'elle a obtenu sa délivrance finale, quand elle est absorbée dans l'âme universelle, ce qui n'arrive qu'aux âmes qui ont vécu en présence d'elles-mêmes, comme si les choses du monde n'existaient pas. C'est entourée de ce corps subtil que l'âme reçoit après la mort le prix de ses œuvres au paradis d'Indra, ou dans les demeures de Yama. Le temps des récompenses ou des punitions étant passé, le corps s'allie avec une enveloppe plus grossière, dont les facultés dépendent des inclinations et des dispositions que l'âme aura précédemment contractées. Cette dernière affirmation a été empruntée au système antérieur, à la doctrine de la mîmânsa pratique, qui admettait encore les dieux des phénomènes Indra, Yama, Agni, etc., en même temps qu'elle reconnaissait le principe de l'expiation pour une chute antérieure à l'existence actuelle.

Les trois instincts, ou qualités (gounas) par lesquelles Dieu agit sur la prakriti, pénètrent aussi la nature humaine, et sont la cause de ses actions. Ces trois gounas, le *Satwa*, le *Radjas* et le *Tamas*, semblent représenter les trois âmes de Pythagore et de Platon.

D'après ce système la liberté de l'homme se trouverait totalement anéantie. Mais l'école du Védanta admet que l'homme peut se débarrasser, grâces à la modalité divine qui est en lui, non pas de ces gounas eux-mêmes, mais de leur empire. Il est libre d'y adhérer ou de s'y soustraire. S'il y adhère il est dominé, il croit à la réalité des choses qui l'entourent, il leur est enchaîné, et par là il est privé de la conscience de sa nature divine. C'est là la source de ses erreurs, de ses péchés et de ses misères. Le mal consiste en ce qu'il se soumet à l'empire du *Radjas* et du *Tamas*, au lieu de les dominer, en s'attachant à l'impulsion du *Satwa* ; car alors le principe divin se trouve soumis à l'influence de ce qui est périssable et changeant, ce qui le rend malheureux. Le Satwa étant une qualité de la modalité inférieure, qui n'est autre chose que l'organisme, il en résulterait que l'attribut supérieur, qui est immuable, serait sollicité à la contemplation de lui-même par une impression organique, qui serait très vive chez quelques hommes et trop faible chez d'autres. Ce raisonnement suffit pour nier le principe de liberté que les védantins ont la prétention d'admettre (1).

(1) Il nous suffit, au reste, de citer ces extraits de Brahma-Soutras : « L'âme est active et non purement passive, comme le soutiennent les Sankias. Son activité n'est cependant pas essentielle, mais éventuelle et accessoire. Elle est aveuglée par les ténèbres de l'ignorance, ou bien elle agit d'après ses premiers desseins, comme étant alors en harmonie avec ses dispositions plus anciennes. L'âme suprême fait agir les individus conformément à

Il est évident que cette prétention à affirmer la liberté de l'homme est contradictoire à tout ce que les védantins enseignent sur l'empire absolu qu'exercent les dispositions acquises dans une existence antérieure, sans que les œuvres volontaires puissent rien y changer. Il est évident qu'une doctrine qui affirme le néant des choses du monde, qui nie tout but d'activité humaine dans le milieu qui l'entoure, conclut à la négation de tout devoir social, et qu'elle conclut nécessairement, logiquement, à la négation de la doctrine qui prescrit les œuvres. C'est ce qui est arrivé en effet.

§ VI.

Du bien suprême selon le Védanta.

Les védantins admettent que l'homme, par lui-même, pourrait résister au *Radjas* et au *Tamas* pour faire le bien ; mais il ne le peut pas, à cause des dispositions qu'il a contractées dans une existence antérieure. Il y a ici une réminiscence du dogme de la chute des devas ou des dieux et de la loi de leur expiation dans les corps humains, réminiscence en vertu de laquelle le mal s'explique surtout dans le système des œuvres, sans que la fatalité y soit proclamée comme dans le

leur penchant vertueux ou vicieux, comme la pluie fait germer diversement différentes semences, etc. » Nous n'avons pas l'intention de discuter dans cet article les données du panthéisme en général, moins encore celles du panthéisme védantin, qu'il est extrêmement difficile d'exprimer avec netteté et exactitude. Que les lecteurs se rappellent le but que nous nous sommes proposé.

système théologique. Mais lorsque les védantins ajoutent que le mal se maintient, parce que les *Gounas* et les sens exercent un empire funeste sur l'homme, ils émettent une contradiction qui ne fait que reculer la difficulté. C'est pour s'éloigner du dogme de la chute plus encore que ne l'avait fait l'école des œuvres, que les védantins tendirent à corrompre la doctrine de la métempsycose, qui admettait, pour expier le passé et pour obtenir de meilleures conditions dans la vie future, le mérite des œuvres commandées et celui des œuvres libres; ils substituèrent en quelque sorte à cette doctrine, celle de l'empire absolu des *Gounas*, ou de la nécessité du mal moral dans l'homme. Cette dernière doctrine nie réellement le libre arbitre. C'est là une des premières pierres d'achoppement contre lesquelles vint se heurter le protestantisme de tous les temps et de tous les pays.

Quoi qu'il en soit, les védantins établissent en principe que, pour arriver au bonheur suprême, il faut que les ténèbres de l'ignorance et de l'illusion, qui offusquent l'âme, soient dissipées, et que sa modalité supérieure arrive à la véritable connaissance d'elle-même et de l'essence divine, dont elle est partie intégrante; alors elle reconnaît que tout est en Dieu, que Dieu est en tout, elle sait qu'elle est Dieu lui-même, elle se voit elle-même dans tous les êtres, elle ne craint rien, ne désire rien, n'espère rien, ne hait rien, car toutes les émotions tiennent du *Radjas*. Bien qu'elle soit encore retenue dans son enveloppe corporelle, elle y existe comme si cette enveloppe n'était qu'une illusion ; la mort, la vie, ne sont plus rien pour elle, elle est parfaitement libre, elle a atteint le bonheur suprême, le *Mokscha*, ou la délivrance finale que le sage doit se proposer pour dernier but de ses efforts. Il doit être vis-à-vis du corps et du monde dans le même état de jouissance abstraite et indifférente, que, dans la cosmogonie, l'attribut invariable de Dieu conserve vis-à-vis de la nature, son attribut variable, qui, comme nous l'avons dit, peut être enveloppé ou développé (1).

Les védantins distinguent trois degrés de *Mokscha*. Le premier est celui auquel l'homme peut atteindre dans cette vie. On appelle ce degré le *Djivan-mukti* (délivrance dans la vie). Il procure à l'homme la participation à la science et à la puissance divine. On trouve dans les poëmes épiques une foule de miracles opérés de cette manière par les saints. Le code de Manou n'attribue cette puissance merveilleuse qu'aux anciens sages, sans dire que les hommes puissent encore y parvenir. Le Bhagavat-Gita n'attribue au sage une puissance illimitée que sur lui-même et non sur le monde extérieur. Ce n'est qu'après la mort qu'il obtiendra son identification bienheureuse avec l'esprit suprême.

(1) Cette doctrine rappelle celle des stoïciens. Elle nous aide à comprendre plusieurs de leurs formules favorites, que probablement ils ne comprenaient plus eux-mêmes, quand ils disaient, par exemple : *nous devons vivre conformément à la nature, afin que notre âme retourne à sa source, l'âme universelle.* (Épictète, Marc-Aurèle), etc. On se rappelle ce que nous avons dit de la nature dont la destinée est de rentrer dans le sein de l'essence suprême. Il est ordonné à l'homme de se conformer à cette destinée.

Il y a deux degrés de délivrance après la mort. Les âmes qui n'ont pas encore atteint le comble de la perfection, vont au ciel de Brahma, appelé *Swarga*, où elles jouissent d'un bonheur infiniment supérieur à celui du paradis d'Indra (1). Néanmoins, le ciel de Brahma étant encore sujet aux révolutions du monde, lorsque la nature passe de l'état de Nirvritti à celui de Pravritti, ou de l'état de Pravritti à celui de Nirvritti, ses habitants doivent, dans la suite des temps, subir une nouvelle renaissance.

Le second et dernier degré, celui de l'absorption définitive et complète dans la divinité, est appelé le *Nirvana*. Se débarrassant même du corps subtil qui

(1) Il est important de savoir que le paradis d'Indra, était, d'après l'ancienne doctrine, un séjour marqué dans la hiérarchie des réhabilitations progressives, accordées aux âmes en raison de leurs expiations. Indra était le dieu du firmament, le chef des dieux du monde phénoménal, représenté chez les Grecs par Jupiter, comme Yama, le dieu et le juge des enfers, l'était par Pluton. Après un séjour plus ou moins long dans son paradis, les âmes émigraient dans des corps plus parfaits et allaient habiter un des mondes les plus élevés dans le domaine d'Indra, pour mériter de parvenir aux demeures des dieux supérieurs au Dieu du monde matériel, et de là à la demeure éternelle du Créateur des dieux et des mondes. Le système du Védanta trouve le moyen de sauter par-dessus cette longue série de devoirs et d'expiations, pour arriver d'un seul bond à la réhabilitation finale, réservant les paradis inférieurs aux fidèles de l'ancienne croyance auxquels, selon les védantins, il n'est pas donné d'aller au delà, Quant au Swarga, ou le ciel de Brahma, dont il est question ici comme d'un paradis supérieur à celui d'Indra, nous rappellerons ce que nous avons dit à l'égard de Brahma (genre masculin), qui est la conception de l'essence non dépouillée de son attribut variable, et dont le séjour est inférieur à celui de Brahma (genre neutre), qui est la conception de l'essence suprême dépouillée de l'attribut variable.

l'enveloppait encore, l'âme est absordée dans l'âme universelle, de même que l'espace renfermé dans un vase se réunit à l'espace infini quand ce vase est brisé, ou bien, pour adopter la comparaison des livres saints, de même qu'un fleuve se perd dans l'immense océan, et y perd son nom et sa forme. Délivrée désormais de toutes les renaissances, élevée au-dessus des révolutions que doit subir le monde dans les siècles des siécles, l'âme est appelée à jouir pour toujours du suprême bonheur.

Les théologiens modernes ont encore établi d'autres distinctions dans les divers degrés de délivrance finale, mais ces subtilités n'ayant aucune importance, nous les passons sous silence, obligés comme nous le sommes de ne présenter que les données principales des systèmes théologiques orthodoxes, sans nous arrêter à leurs innombrables détails.

§ VII.

Des moyens propres à obtenir la délivrance finale selon le Védanta.

Le bonheur suprême n'étant qu'une délivrance, et cette délivrance consistant en l'absorption en Dieu, *l'Atma*, ou l'âme, qui est en elle-même la modalité absolue de l'essence divine, n'a qu'à se connaître elle même pour se sentir identifiée avec l'éternel et impérissable attribut de Dieu. Ainsi, la science de l'Esprit-Suprême, la foi en son identité avec lui, sont le véritable et unique moyen d'arriver à l'absorption en

Dieu, ou plutôt, la science de Dieu et l'identification avec lui sont la même chose (1). Ici nous commençons à toucher de près la formule d'un protestantisme plus moderne, celui de Luther.

Cette doctrine sur le bonheur suprême se trouve répétée, formulée de milles manières, dans toutes les pages des *Oupanischadas*, dans le *Code de Manou*, dans le *Bagavat-Gita*, dans les *Brahma-Soutras*, dans les *Pouranas* (2), dans une foule de petits traités, tels que celui de l'*Atma-bodha*, ou de la connaissance de Dieu ; dans des drames philosophiques, tels que le *Prabodha*, *Tchandradaya*, ou le lever de la lune de l'intelligence (3). Nous voudrions faire des citations, mais, outre l'embarras du choix qui est très grand, nous avons celui des limites de notre journal. Nous aurons bientôt occasion d'en transcrire quelques-unes.

(1) Le mot *science* a besoin d'être expliqué. Il signifie connaissance intuitive, intuition. C'est ce que les anciens appelaient la *gnosis*. Le principe des gnostiques se trouve en effet dans la doctrine des védantins.

(2) Les Pouranas, ou histoires anciennes, au nombre de dix-huit, contiennent huit cent mille vers. Ces poëmes ont conservé les traditions mythologiques de l'antique civilisation hindoue. Ils sont en général d'un date assez récente, quoiqu'on les ait attribués à Viasa. C'est dans quelques-uns d'entre eux que se trouvent plus particulièrement répandues les doctrines de la foi en telle ou telle incarnation. Ils forment la base de la théologie actuelle des Hindous. Malheureusement on est loin encore de connaître tout ce qu'ils renferment à ce sujet.

(3) L'Atma-bodha et Prabodha-Tchandradaya ont été traduits en anglais par M. Taylor, qui a accompagné sa traduction d'une dissertation très intéressante. M. Brorkans publie en ce moment le texte du drame philosophique, le Prabodha Tchandradaya accompagné d'une traduction latine.

Nous avons dit que l'âme ne pouvait atteindre la délivrance finale que par la science de Dieu. Les œuvres doivent donc être inutiles au salut, si elles n'ont pour but de conduire l'âme à la science suprême, si elles n'ont pour but unique de l'exercer à la méditation et à l'isolement de toutes choses. Les œuvres, si elles ne sont pas pratiquées dans le but de conduire à cette science, sont frappées de réprobation. Que devient alors la doctrine également orthodoxe de la Karma Mimansa et de la Karmakanda des Védas? Comment concilier avec la doctrine des œuvres la doctrine théologique?

« Quand le sage aperçoit, dit le *Moundaka-oupanischada*, l'être tout puissant, la cause éternelle, alors, abandonnant les conséquences des bonnes et des mauvaises œuvres, il devient parfait, et obtient l'absorption entière. Le sage qui a reconnu que Dieu réside dans toutes les créatures, oublie toute idée de dualité: il est convaincu qu'il n'y a qu'une seule existence véritable, qui est Dieu; alors il dirige tous ses sens vers Dieu seul, etc., etc. »

« L'homme qui ne possède pas la science, dit le *Kataka-oupanischada* (1), et dont le cœur est toujours resté séparé de l'esprit suprême, cet homme est entraîné par des sens indociles comme par des chevaux indomptés. Mais l'homme qui possède la science, et dont le cœur a contracté la plus intime alliance avec l'esprit suprême, celui-là commande les sens, et les

(1) Le texte de cet oupanischada a été publié et traduit en français par M. Poley en 1835.

sens lui obéissent comme des coursiers bien dressés... L'homme qui a connu l'esprit suprême est arraché à la bouche dévorante de la mort.... L'homme à qui il est donné de le connaître avant la chute du corps, avant que la vie l'abandonne, cet homme est délivré de la renaissance. Celui auquel il a été refusé de l'approfondir entre dans un nouveau corps et circule dans les mondes créés..... Lorsqu'il a dépouillé tous les désirs qui ont pénétré dans son cœur, alors le mortel devient immortel ; alors il savoure la pure essence de Brahma. Quant tous les nœuds qui enlacent son cœur sont dénoués en ce monde, alors l'homme mortel devient immortel. Tout enseignement ne va que jusque-là, etc. »

« Il n'y a pas d'autre moyen, dit l'*Atma-bodha*, d'obtenir la délivrance finale que la connaissance. Sans la connaissance, la béatitude ne peut être obtenue. Celui qui comprend l'invisible essence, ayant rejeté l'idée de forme et de distinction, existe dans l'Être suprême, vivant et heureux. Absorbé dans ce grand esprit, il n'observe pas la distinction de percevant, perception et objets perçus : il contemple une existence infinie, heureuse, qui est rendue manifeste par sa propre nature.... L'âme étant éclairée par la connaissance attentive, et brûlant du feu de la connaissance, est délivrée de toutes les impuretés, et brille dans sa propre splendeur, comme l'or qui est purifié par le feu.... Celui qui fait le pèlerinage de son propre esprit, un pèlerinage dans lequel il n'y a rien concernant la situation, la pluie et le temps, qui est partout, dans lequel ni le chaud ni le froid ne sont éprouvés, qui accorde une félicité perpétuelle et une délivrance de toute peine, celui-là qui est sans action connaît toute chose, et obtient l'éternelle béatitude. »

« Il n'existe aucun être que lui, est dit-il dans le Brahma-Soutras, malgré le sens apparent de divers textes qui semblent indiquer des différences, des rapports variés et quelques parties. »

« Celui qui connaît la vérité est identifié avec l'Être suprême; car la révélation (des Oupanischadas) le déclare ainsi. Le rapport qui existe entre les deux êtres est alors le même que celui qui existe entre la lumière et le flambeau; tous les deux sont lumineux (1). »

(1) Il est remarquable que tous les écrivains catholiques dont l'orthodoxie a subi l'alliage des doctrines mystiques ont exprimé les mêmes pensées dans le même langage. Ainsi saint Augustin s'écrie; « Quand mon âme veut s'élever vers vous, ô mon Dieu! le bruit que fait en elle ce qui peut lui rester de l'impression des choses sensibles, l'empêche d'entendre votre voix; imposez-leur silence; que mon âme elle-même se l'impose, *qu'elle oublie tout être créé sans s'excepter elle-même* pour s'élever vers vous pour vous contempler à jamais, etc., » *Médit.* de saint Augustin, chapitre XXXVIIe. Voici le langage que le pieux auteur de l'*Imitation* fait tenir à Jésus-Christ : « Tant que vous vivrez, vous serez, même malgré vous, sujet aux changements.... Mais l'homme sage et bien instruit des choses spirituelles demeure ferme au milieu de tous ces changements, ne prenant point garde à ce qu'il sent en lui-même, ni de quel côté souffle le vent de l'instabilité; mais tournant toutes les vues de son esprit vers l'excellente fin à laquelle tout doit tendre. *Car c'est ainsi qu'en me prenant pour l'unique objet de son intention au milieu de tant d'évènements différents, il pourra demeurer constamment inébranlable et toujours le même... Il faut donc purifier l'œil de l'intention, de manière qu'il soit*

La connaissance de Dieu et l'identification avec l'Être suprême s'appellent le *Yoga*. On appelle le *Yogui* celui qui a acquis cette science parfaite. Si le yoga divinise ainsi l'homme, il ne reste plus qu'à faire un pas, et les Védas révélés, et les traditions inspirées, et les œuvres commandées, ne seront plus que des objets secondaires, l'homme sera affranchi de tout lien social. En effet, « quand ton esprit, dit le Bhagavat-Gita, aura franchi le labyrinthe du trouble de l'esprit, alors tu parviendras à l'indifférence par rapport aux Védas et aux saintes traditions. »

On voit déjà le panthéisme essayant de mettre de côté la révélation écrite dans les livres sacrés pour la remplacer par la révélation intérieure de la conscience.

Il est un livre, le *Manava-dharma-Sastra*, ou le code de Manou (1), qui réunit, dans ses préceptes

simple et droit, et le tourner vers moi sans s'arrêter sur aucun des objets qui se rencontrent (chap. XXXIII, liv. 3e). Nous ne faisons pas ces citations pour critiquer des écrits dont le catholicisme s'honore, malgré quelques tendances peu conformes à son esprit, mais pour rendre raison des préférences que leur ont accordées les protestants, quand ils ont cherché à donner à leur doctrine des bases consacrées par l'orthodoxie catholique. Nous pourrions expliquer par ce motif les prédilections du protestantisme pour les psaumes de David, et pour certains prophètes. Nous remarquerons que le mysticisme qui s'est introduit dans certains écrits orthodoxes, et qui s'est converti en principe fondamental dans ceux des hérétiques, conduit à l'identification en Dieu par l'amour, tandis que le mysticisme védantin y conduit par la connaissance.

(1) Le Manava-dharma-Sastra a été traduit en anglais par Will. Jones, et récemment en français par M. Loiseleur Delongchamps, qui en a aussi publié le texte avec le commentaire de Kollonca Battâ.

civils et religieux, les deux systèmes que nous venons d'exposer sommairement. Ce livre semble avoir eu pour but de réunir en un corps de doctrine les principes opposés des deux mimansas, en les recommandant également à tous. Mais des sectes hétérodoxes s'étant formées, et ayant miné les bases de la société hindoue, déjà menacées par l'ancienne invasion du panthéime, de nouveaux livres furent publiés dans le but de refuter les objections, de prévenir les révoltes, et de concilier, par de nouvelles interprétations, le système social des œuvres, et le système individuel du salut par la science. C'est dans ce but qu'a été écrit l'épisode si remarquable du Mahabarata, appelé le Bhagavat-Gita; c'est dans ce but qu'ont été écrits plusieurs pouranas et plusieurs traités de l'école du Védanta. Quant aux poëmes religieux, en général, leur but principal a été de populariser la doctrine qui les inspirait, tout en cherchant à étouffer les germes du schisme qu'elle renfermait dans son sein. Pour cela, leurs auteurs tachèrent de rendre la connaissance de l'esprit suprême accessible à l'intelligence des castes inférieures, en leur présentant des incarnations divines, enseignant elles-mêmes les moyens propres à connaître la divinité, et n'oubliant jamais de placer l'obligation des œuvres au nombre de leurs enseignements. Ces incarnations finissent par envahir le système lui-même, et Chrisma, qui n'est qu'une manifestation de Whisnou, la seconde personne de la trimourti, finit par être nommé le créateur de Brahma. Il en est de même du prince Rama, etc. La puissance des rajas et l'élévation de la caste des Kschactrias avaient amené ce résultat. Un guerrier célèbre devient un avatara, une incarnation de Dieu. Les poètes et les prêtes chantent la gloire de la race guerrière, en détournant à son profit les enseignements théologiques que le panthéisme avait développés.

§ VIII.

Des tentatives faites pour concilier les deux systèmes orthodoxes.

Le code de Manou, qui est le code par excellence des Hindous, se montre tout à la fois fidèle aux prescriptions de la Karmakanda et à celles de la Brahmakanda des Védas. Aussi les obligations qu'il impose renfermeraient-elles une incompréhensible contradiction, s'il n'y était dit expressément que les brahmes seuls, lorsqu'ils auraient accompli leurs devoirs sociaux et religieux, selon les préceptes, à un âge avancé, devaient se livrer au genre de vie le plus convenable pour parvenir au yoga, ou à la connaissance. Le code de Manou, et tous les poëmes de l'école théologique orthodoxe, ont soin de déclarer que la fonction à laquelle chacun est destiné par sa naissance, est un tapas (1), c'est-à-dire une œuvre propre à acquérir la

(1) On entend, sous le nom *tapas* (mortification), tous les exercices ascétiques propres à donner la science ou le yoga.

Comme nous devons ne pas perdre de vue le but de cet article, nous passons sous silence tout ce qui lui serait étranger. Ainsi nous ne mentionnerons pas les nombreux exercices que les védantins reconnaissance parfaite. « Le tapas d'un brahmane, est-il dit, consiste dans la science ; celui du Kschactria dans la protection, celui du Vaïsya dans le commerce, et celui du Soudra dans la servitude. Les théologiens ont employé toute leur sagacité à concilier leur doctrine avec le système dont ils avaient accepté les ruines, pour les faire servir à la domination royale. Tout en commandant l'adoration d'un seul Être suprême, le Védanta ne nie pas l'existence des dieux qui étaient l'objet de l'ancien culte, et dont la hiérarchie avait disparu. Il les représente comme des êtres supérieurs aux hommes, mais sujets comme eux aux faiblesses et aux imperfections, ou bien il en fait des allégories, des attributs divins, ou des manifestations de la puissance divine. Le système du panthéisme se prêtait admirablement à cette fusion de la religion

commandent à ceux qui veulent atteindre la véritable connaissance; ces exercices sont très nombreux; il en est d'extravagants et de cruels; mais, en général, ces recommandations ne sont faites que dans le but de concilier les doctrines des œuvres et de la science, auxquelles les pratiques sont communes, quoiqu'elles soient recommandées dans un but différent. Nous ne parlerons pas davantage des nombreux ordres de pénitents qui se distinguent des autres hommes par leur genre de vie, tels que le *Vanaprastha* (habitant de la forêt); le *Yati* (celui qui s'est dompté; le *Sanyassi* (qui renonce à tout); le *Bhikschaka* (le mendiant); le *Tapaswi* (religieux pénitent). Telle sont les dominations de *Mouni*, *Arcarhat*, *Bouddha*, *Dijna*, *Hidda*, *Richi*, etc. Des hommes arrivés ainsi à une grande réputation de sainteté devinrent des incarnations divines qui enseignèrent à la fois le panthéisme, et un système social différent de l'ancien. Dans les temps anciens les brahmanes seuls étaient appelés à la vie qui donne la science parfaite; plus tard les autres castes y furent conviées, sans excepter les Soudras; de là les incarnations de guerriers, et l'émancipation des castes.

ancienne avec les prétentions orgueilleuses des védantins; mais les mérites du culte des dieux sont loin d'atteindre l'élévation réservée au *Yoga*, qui seul donne la véritable délivrance. » Ceux qui adorent les dévas, dit Khrischna dans le Bhagavat-Gita, m'adorent aussi, mais non à la véritable manière. Je jouis de leurs sacrifices; je suis le Seigneur auquel viennent toutes les œuvres de religion, mais il ne me connaissent pas selon la vérité, voilà pourquoi ils retombent dans le monde des mortels. Les adorateurs des dévas vont chez les dévas, les adorateurs des mânes vont chez les mânes, ceux qui sacrifient aux esprits vont chez les esprits. » Dans l'Ishopanischad, il avait été dit : Celui qui pratique les œuvres de religion avec une foi sincère, quoique dans des vues intéressées, et sans connaître le bien suprême, atteindra la demeure des justes; il y passera une infinité d'années, et renaîtra ensuite dans une famille pure, dans une famille de yoguis doués de science; alors son intelligence sera dirigée sur l'objet suprême, et il s'approchera davantage de la perfection; il s'élèvera au-dessus des paroles des Védas. » Dans le Bhagavat-Gita, on voit Khrishna lui-même déployer toutes les ressources de sa dialectique puissante et de sa science divine pour déterminer Arjuna, le vaillant guerrier, à ne pas renoncer à son entreprise, et lui enseignant la compatibilité des œuvres avec la science suprême. Les textes orthodoxes présentent une foule d'arguments à l'appui de cette compatibilité.

Cependant la manière dont cette réconciliation est

essayée n'est pas favorable au système des œuvres. En général, il est parlé avec assez de dédain de leur nécessité et de leur pratique. « Ces insensés, dit le *Moundaka oupanischada*, qui croient que les rites prescrits par les Védas pour la pratique des sacrifices, ceux prescrits dans la tradition, tels que creuser des puits et autres œuvres de piété, sont les plus méritoires, n'ont aucune idée de la science de Dieu, qui est seule la véritable source du bonheur ; après la mort, ils reçoivent les fruits de ces pratiques au sommet du ciel, et ils reprennent ensuite des formes humaines, ou bien des formes d'animaux et de plantes ; les ermites, au contraire, doués de sagesse, pratiquant les austérités, adorant Brahma et domptant leurs sens, montent à la partie la plus élevée du ciel ou règne l'immortel Brahma, aussi ancien que le monde. Ayant mûrement considéré la nature périssable des biens que procurent les œuvres, le brahmane doit cesser de les désirer, il doit se dire que rien de ce qui peut être obtenu par des moyens périssables ne saurait être éternel. A quoi bon les rites? Qu'il s'applique à la science, etc. « L'homme qui choisit la science de Dieu, dit le *Kuth-oupanischad*, est bien heureux ; celui qui pratique les rites est exclu de la jouissance de la béatitude éternelle. Les sages comprennent que la science de Dieu et la pratique des œuvres sont tout-à-fait opposées l'une à l'autre. Savoir qu'on est le créateur et que tout est le créateur, voilà le sublime du Véda. Quand on a cette science, plus de lectures, plus d'œuvres ; c'est l'écorce, c'est la paille, c'est l'enveloppe, il ne faut plus y songer quand on a le pain et la substance, le créateur. Quand on a connu Dieu par la science, il faut abandonner la science comme un flambeau qui a conduit au but. » Le Bhagavat-Gita s'exprime avec dédain de « ceux qui représentent la naissance comme le fruit des bonnes œuvres, et qui pratiquent une multitude de cérémonies. » Le code de Manou dit : « En domptant les sens, en supprimant la joie et la haine, on obtient l'immortalité... Que trouvant son plaisir dans la contemplation, l'homme ne s'attache à rien, qu'il cherche le bonheur dans le commerce avec lui-même ; car alors il se voit délivré de la misère et du monstre dévorant de ce monde ; laissant à ceux qu'il chérit le mérite de ses bonnes œuvres, et à ses ennemis le poids de ses fautes, il passe par le *Yoya* de la contemplation au sein de la Divinité éternelle. » Ce même code avait pourtant dit formellement : « L'homme qui se conforme aux règles prescrites par la révélation et par la tradition, acquiert la gloire dans ce monde et obtient dans l'autre la félicité parfaite ; » mais il ajoute bientôt dans le 14e sloca (distique) du 2e livre : « Lorsque la révélation offre deux préceptes contradictoires, tous deux sont reconnus comme lois, et ces lois ont été déclarées par les sages parfaitement valables. »

§ IX.

Des Schismes philosophiques et religieux qui prirent naissance dans les principes du Védanta.

Ainsi, les orthodoxes essayèrent de concilier les deux doctrines ; c'était tenter une œuvre difficile. Le système des œuvres restait complètement subordonné ; il ne pouvait procurer la délivrance finale que le système théologique seul assurait. Le schisme devait donc s'élever, combattre et triompher. En vain la subtilité des théologiens s'exerça-t-elle à le prévenir et à le vaincre dès sa naissance. Il grandit, se fortifia, prépara ses résistances et ses attaques, et l'Hindoustan devint le théâtre d'une guerre d'extermination, longue et terrible. Les schismatiques se soulevèrent contre le système entier des œuvres, contre les Védas qui les prescrivaient, contre les brahmanes qui les exigeaient, et la plus grande des révolutions eut lieu au nom du salut par la foi et par la science. Cette révolution devait élever au premier rang les Kschactrias et relever d'un degré la caste des Vaïsyas. C'est ce qui eut lieu en effet. Tels furent les Djaïnas, tels furent les Bouddhistes (1). Encore de nos jours, un Djaïna

(1) Koum'arila Batta lui-même reconnaît que les Bouddhistes et les Djaïnas, appartiennent à la caste militaire. Il affirme que ce sont des Kschactrias égarés. Au reste, les Djaïnas s'appellent Vaïsyas, ce qui semblerait faire croire qu'ils appartiennent à cette troisième caste.

qui renonce à son hérésie et qui rentre dans l'orthodoxie, est, par ce fait seul, réintégré dans la caste des Kschactrias ; car tous les Djaïnas sont des Kschactrias révoltés contre les brahmanes. La négation de l'autorité des Védas et de la tradition étant posée, toutes les hérésies pouvaient se faire jour, et les sectes athées et matérialistes ne tardèrent pas à prendre naissance. Tels furent les *Tcharwakas* et les *Lokayatikas*. D'autres sectes durent naître, qui s'attachèrent à une des incarnations de Dieu, devenues fréquentes et faciles par le système de l'identité. Telles furent les sectes *Maheswaras* et *Pasoupatas*. La première adore *Siva*, et la seconde rend hommage à *Pasoupatas* (Seigneur des animaux), le même que *Iswara* ou *Siva*. Ces sectes adoptent le système de la délivrance par la science et par les œuvres qui y conduisent. Il en est qui adorent spécialement *Vishnou*, ce sont les *Pantcharatras* ou *Bhagavatas*. Leur doctrine est désignée dans le *Bharata* avec le *Sankia*, le *Yoga*, et le *Pasoupata* comme un système qui s'écarte des Védas. « Un passage cité par le fameux Sankara Atcharya (le commentateur des Brahma-Soutras dont nous avons parlé), semble faire croire que le propagateur de cette doctrine fut *S'andiilya* qui, n'étant point satisfait des Védas, et ne trouvant point en eux une voie prompte et suffisante pour parvenir à l'excellence suprême et à la béatitude finale, recourut à ce *Sastra* (Colebrooke). Comme cette secte est, sur plusieurs points essentiels, en opposition directe avec l'autorité, elle passe pour hérétique. Sa réfutation est regardée comme l'objet du

8e *adhikaran'a* dans le chapitre de controverse des *brama-Soutras*. Toutes ces sectes religieuses se divisent en sous-sectes, et toutes elles puisent les points fondamentaux de leurs doctrines dans le système théologique du Védanta qu'elles ont en quelque sorte très logiquement détournées à leur profit.

Les Avataras, ou incarnations, provenant du principe panthéistique, durent être multiples. Elles devaient se manifester chez les orthodoxes et chez les hétérodoxes qui s'appuyaient sur le même principe. Les orthodoxes eurent leur Rama, leurs Khrischna, etc.; les hétérodoxes eurent leur Djaïna, leurs Bouddha, etc. Les incarnations ne manifestèrent jamais Brahma, elles ne reproduisirent que Vischnou et Siva, de là les deux sectes des *Vischnavas* et les *Saïvas*; celles-là se divisèrent encore en sectateurs de *Krischna* et de *Rama*. Les Saïvas n'ont pas laissé de grands monuments. Le *Ramayana* et le *Mahabarata* appartiennent aux *Vischnavas*. Le culte de Siva est recommandé dans le *Markandega Pourana*. Ainsi, le système de l'incarnation finit par absorber les préceptes du culte et la contemplation. Il vient ajouter aux Devas qui sont l'objet de l'ancien culte, les Avataras, ou les nombreuses incarnations de l'Être suprême.

Mais s'il restait aux védantins un peu d'espoir de parvenir à amalgamer les deux doctrines opposées, ils ne pouvaient pourtant pas échapper aux conséquences de leurs propres principes. Voici une citation du Bhagavat-Gita qui met au jour la plus importante de ces conséquences. Nos lecteurs pourront faire les rapprochements que cette citation ne peut manquer de leur suggérer : « Celui-là même qui, ayant mené une vie méchante, m'adore sans adorer autre chose, doit être réputé vertueux ; il est tout-à-fait accompli ; son âme sera justifiée, elle obtiendra la tranquillité éternelle. Aie confiance en moi, aucun de ceux qui m'adorent ne périt. Que ton âme soit dirigée sur moi, viens vers moi ; oubliant tous les autres devoirs, adresse-toi à moi comme au seul asile ; je te délivrerai de tout péché. (Liv. 18, 65.)

Ainsi le protestantisme le plus complet se trouve déjà renfermé dans le texte même des livres inspirés formant la tradition, et dans les livres de Brahma qui constituent la révélation. Avant que des sectes religieuses et hétérodoxes prissent naissance en invoquant ces principes, des écoles philosophiques s'étaient élevées, qui les avaient préparées en discutant l'autorité des Védas et en lui substituant celle du raisonnement. Ces écoles sont fort anciennes. Les plus remarquables sont les *Sankias* de Kapila, de Patandjali ; le *Nyàya* de Gôtama et le *Vaïsêchika* de Kanada. Le Sankia de Kapila est appelé athéistique (Niriswara). Celui de Pentadjali est appelé théistique (Seswara). Le système de Kapila partit des principes cosmologiques du védanta pour arriver à un système hétérodoxe. Il ne nie pas l'existence de l'Esprit suprême, le *Paratma*, mais cet esprit est complètement inactif. Il jouit, mais il n'agit pas et ne saurait agir. Son rôle est de voir les développements de la nature avec le même plaisir et le même calme que l'on éprouve en voyant danser une bayadère. La nature, dans le système de Kapila, est toute puissante, active par elle-même, et intelligente. Elle se manifeste d'après les lois de son *boudhi* (intelligence), sans liberté morale, d'une manière absolue, selon les mouvements qu'elle opère de toute éternité. Il en résulte que l'Esprit suprême, pour le monde, existe comme s'il n'existait pas. Le Sankia de Patandjali adopte la même opinion, mais il est regardé comme plus orthodoxe, parce qu'il a cherché à se rapprocher par ses enseignements du Védanta le plus épuré. Les Bouddhistes adoptèrent la cosmologie du Sankia. Une des hérésies de Kapila est celle-ci : selon son école, il n'y a pas une seule âme, mais il y en a une multitude également éternelles (1), également capables d'atteindre le Nirwana, et le Nirwana ne consiste pas dans l'absorption, dans l'identification de l'âme avec l'âme suprême, mais dans l'existence pure et indépendante que chaque âme acquiert quand elle s'est affranchie des liens qui l'enchaînent à la nature. Cette donnée antropologique détruit entièrement le système de l'identité et de la science du système orthodoxe. Aussi Kapila n'admet-il pour source des connaissances que l'expérience et les arguments. Pentadjali au contraire, place la véritable science dans le *Yoga*, dans l'identification, et il met peu de prix à la science acquise par les moyens que prescrit Kapila. Aussi le livre du yoga de Patandjali

(1) L'école du Nyaya émet la même opinion.

est-il le livre par excellence des ascétiques orthodoxes aussi bien qu'hétérodoxes. Il est deux points sur lesquels les deux Sankias s'accordent, c'est sur la négation absolue de la doctrine des œuvres et de l'autorité des Védas. Kapila, ainsi que nous l'avons dit, a substitué à cette autorité celle du raisonnement. Patandjali s'est refusé à voir une révélation divine dans des préceptes qui ordonnaient des sacrifices sanglants. Aussi ces deux écoles s'accordèrent-elles à affirmer hautement le principe de la révélation en soi-même, contradictoire à la révélation extérieure, principe que le Bhagavat-Gita et les autres écrits védantins n'avaient posé qu'avec beaucoup de timidité. La doctrine de Kanada correspond à la théorie atomistique d'Aristippe et d'Épicure. Celle de Gotama, ou le Nyaya, renferme des règles de logique dans le but de démontrer la doctrine de Kanada.

En même temps que ces doctrines se proclamaient, la limite qui distingue les castes se trouvait franchie. Le yoga n'était plus, comme chez les védantins, un privilége des castes supérieures, ni un complément de la vie d'un brahmane, elle était ouverte à tout le monde comme moyen de salut, quelle que fût la caste où un homme était né. Aussi est-ce à cause de la doctrine sur l'inutilité des œuvres que le sankia est combattu par les orthodoxes les moins anciens, par l'auteur, entre autres, du Bhagavat-Gita, qui a soin de dire que yogui est synonyme de karmi, c'est-à-dire que celui qui atteint le Yoga est un homme qui pratique les œuvres, et que le Yoga du Sankia n'est pas un véritable Yoga. Les Oupanischadas et le code de Manou font au contraire une mention très honorable des doctrines du Sankia, qui pourraient bien être la source du Védanta lui-même.

Nous ne pousserons pas plus loin notre examen des écoles hétérodoxes qui ont préparé les schismes religieux parmi lesquels le Bouddhisme occupe le premier rang. Nous finirons notre article par des considérations générales sur ce qui précède.

§ X.

Considérations générales sur ce qui précède, et conclusion.

Nous avons exposé la lutte entre deux principes opposés cherchant vainement à se confondre. L'amalgame n'a pu résister aux conséquences logiques des deux principes contradictoires.

Il s'agit maintenant de bien établir quel est celui des deux systèmes auquel appartient la véritable révélation, et quel est celui des deux qui est le plus ancien. Résoudre la première question, c'est évidemment résoudre la seconde. On peut affirmer avec toute certitude que le système de la réalisation par les œuvres d'expiation est le seul révélé, le seul vrai, le seul conforme au dogme de la chute des Devas et par conséquent antérieur au système protestant de la délivrance finale par la science et par la foi. En effet, d'après Coolebrooke et Bockinger, la seconde partie des Védas, composée des Oupanischadas a été redigée postérieurement aux autres parties des Védas. « Il paraît certain, dit Bockinger [1], que le collecteur ou les collecteurs des livres sacrés ont professé ce système; vraisemblablement ils ont recueilli les diverses prières et les préceptes du culte, les histoires et les traités religieux auxquels l'usage immémorial avait accordé une autorité divine, et les ont redigés en un corps de doctrine d'après leurs principes contenus dans les Oupanischadas; consacrant ainsi les règles et les pratiques de dévotion anciennement usitées et leur adaptant leur système aussi bien que possible. » La langue de la première partie des Védas est bien moins accessible aux indianistes que celle des Oupanischadas qui est celle des premiers épiques [2]. Vyasa qui passe pour avoir opéré ce mélange est regardé aussi comme le fondateur de l'école védanta, l'auteur des Brahma-Soutras, du Mahabarata, du Ramayana, et en général de tous les grands monuments de la théologie védantine. Il y a eu évidemment une invasion brusque du panthéisme dans le système polythéistique et spiritualiste de la révélation. Vyasa représente un grand mouvement

(1) De la vie ascétique, monastique et contemplative chez les Hindoux et les peuples bouddhistes, 1 vol in-8°, ouvrage très remarquable d'un homme trop tôt enlevé à la science et à ses amis.

(2) Colebrooke cite plusieurs preuves à l'appui de cette assertion. Il affirme que « la compilation des Védas, dans leur arrangement actuel prend place après que la langue sanskrite, se fut éloignée du dialecte rude et irrégulier dans lequel la multitude des prières et des hymnes du Véda a été composée.

protestant qui a cherché à détourner à son profit les institutions religieuses et civiles qui existaient avant lui. Le code de Manou consacra cette alliance par des lois positives.

Le système des transmigrations, conservé par les deux doctrines orthodoxes, est évidemment une réminiscence du dogme de la chute des devas. L'alliance des deux doctrines a admis les transmigrations, qui ne s'expliquent que par le dogme de la chute, mais elle n'en a pas proclamé le principe qu'elle laissait oublier. Voici ce que dit Manou, après avoir raconté la création de tous les êtres de l'univers : « Ce fut ainsi que, d'après mon ordre, ces magnanimes sages créèrent, par le pouvoir de leurs austérités, tout cet assemblage d'êtres mobiles et immobiles en se *réglant sur les actions*. » c'est-à-dire, comme le dit un commentaire de Koullouca Battha, « en faisant naître tel et tel parmi les dieux, les hommes ou les animaux, en *raison de ses actes*. » Le dogme de la chute et de l'expiation n'est-il pas tout entier dans cette formule si incomplète pourtant ? Les œuvres ne devaient-elles pas être les moyens commandés pour l'expiation ? Nier les œuvres ou leur opposer un principe tout puissant de délivrance par la foi, c'était se racheter soi-même par les seules forces de son âme sans être obligé d'agir sur le monde extérieur ; c'était affirmer sa propre justification sans les œuvres, comme il est écrit dans le Bhagavat-Gita ; c'était en un mot nier le principe social et la loi du sacrifice imposée par le dogme. C'est ce que firent complètement les bouddhistes, les djaïnistes, etc.

A mesure que la doctrine de l'efficacité des œuvres disparaît dans les livres védantins, on voit s'élever la doctrine de l'efficacité de la foi, *S'radhâ*. La première cherchait à retenir le principe du libre arbitre, *Swatantryia*, en faisant remonter l'usage de cette liberté aux manifestations de l'âme dans le cours de ses migrations, et en attribuant une grande puissance à la volonté qui pratique les œuvres dans un but de réhabilitation future. La seconde le repoussait en plaçant l'homme sous l'empire des trois gounas. Il n'y a de libre arbitre pour le védantin qu'à la condition de croire à son identité avec Dieu. La doctrine de l'efficacité de la foi est émise dans le Bhagavat-Gita. Il n'en est pas parlé dans le texte de Badayarana avec la formule que nous employons ; mais elle se trouve dans la glose de Sankara. La grâce divine est même désignée dans le sens de cette foi ou de cette science parfaite, sous le nom de *Jswara-prasada* (Jswara, seigneur, prasada, grâce).

Nous terminerons cet article en reproduisant la pensée que nous avons émise en le commençant. « L'individualisme tend à se révolter contre le principe social qui lui impose des sacrifices ; cet individualisme a toujours cherché son appui dans une science qu'il a créée pour sa plus grande gloire et cette science est toujours la même en tout pays, en tout temps. »

X.

DE QUELQUES GRAVES ERREURS RÉPANDUES PAR LE CLERGÉ DANS SES ENSEIGNEMENTS SUR LA MORALE ET SUR LE DOGME (1).

ERREUR TOUCHANT LE DOGME DE LA DÉCHÉANCE ET CELUI DE LA RÉDEMPTION.

Nous nous proposions de signaler quelques graves erreurs qui se glissent dans l'enseignement que le clergé répand chaque jour parmi le peuple, par la prédication et par la publication d'un grand nombre de petits traités religieux. Au moment où nous allions commencer cette tâche, nous avons reçu une lettre, dans laquelle un honorable ecclésiastique témoigne son vif regret de voir l'hérésie souiller nos doctrines, et son désir de les voir rentrer dans l'orthodoxie et accepter les souveraines décisions de l'Église. Il nous rappelle quelques-unes de nos assertions qui tendraient, selon lui, à nier ou à infirmer la doctrine catholique

(1) Cet article a paru dans l'*Européen*, t. I, p. 353.

sur le péché originel : il nous demande de reculer devant les conséquences de notre indépendance philosophique, qui ne serait autre chose qu'un protestantisme nouveau : il nous supplie de ne pas nous placer, par cette indépendance, en contradiction avec nos propres enseignements qui condamnent le principe du libre examen, etc., etc.; en un mot, il nous signale une dissidence grave, qui, selon lui, témoigne de notre hérésie, qui l'affige et qu'il aurait une grande joie à voir disparaître. Pour cela il nous exhorte à méditer cette grave question, et à nous rendre un compte consciencieux et sévère de la réalité de notre orthodoxie. Comme nous avons reconnu dans cette lettre les expressions d'une foi vive et sincère; comme, de plus, elle nous semble résumer les objections et les doctrines du clergé sur le péché originel, nous n'avons pas hésité à suivre le conseil que nous donnait notre correspondant. Quoique notre conviction n'eut pas été légèrement acquise et qu'elle n'eut pas eu besoin de s'étayer de nouvelles réflexions, nous avons, de nouveau, mûrement et longuement médité; et après avoir renouvelé de consciencieuses recherches, nous nous sommes trouvés, comme auparavant, dans la nécessité de renvoyer l'accusation d'hérésie à ceux qui nous l'adressaient; seulement, au lieu d'attaquer, nous nous défendons. C'est à la lettre dont nous parlons que nous devons de prendre cette attitude qui convient mieux à notre faiblesse; car cette faiblesse est bien grande si nous regardons au nombre et à la puissance de ceux dont nous avons à relever les erreurs.

Nous mettrions cette lettre sous les yeux de nos lecteurs, s'il nous était permis de le faire sans y être autorisés par le respectable ecclésiastique qui nous l'a adressée : nous nous bornerons à transcrire en caractères italiques, les passages qui ont un rapport direct avec la matière que nous nous sommes proposés de traiter aujourd'hui. Nous devons d'autant plus nous imposer cette réserve, que cette lettre soulève, à côté de la question principale, plusieurs questions de la plus haute gravité, et que nous ne pouvons traiter dans un même article. Au nombre de ces questions nous pouvons signaler celles-ci : La doctrine du progrès, dans l'humanité, est-elle une doctrine de réhabilitation individuelle? La doctrine du dévouement est-elle compatible avec les préoccupations de l'expiation et avec les conséquences de la déchéance? Le retour à la béatitude primitive peut-il être présenté comme le but de l'activité humaine? L'humanité qui n'existe que par le Christ, peut-elle se constituer sous l'empire du dogme de la déchéance? Le désir de réhabilitation personnelle peut-il commander le dévouement à l'œuvre chrétienne?.... Nous ne faisons ici que signaler quelques-unes des questions qui seront traitées dans d'autres articles, et que nous ne pouvons aborder dans celui-ci : nous resterons aujourd'hui dans les limites de la question principale, qui est posée très nettement dans la lettre que nous venons d'indiquer, et nous ne la déplacerons pas pour la porter sur un autre terrain. La question entre nous, dans ce moment, consiste à savoir de quel côté est l'orthodoxie, de quel côté est l'hérésie, dans nos doctrines diverses sur le péché originel et sur la rédemption. C'est cette question que nous allons résoudre. Entrons en matière.

Vous nous accusez de *nous engager, comme malgré nous, dans la voie protestante:* or, nous repoussons non-seulement le principe de la liberté d'interprétation dogmatique, ainsi que vous le reconnaissez vous-mêmes, mais encore toutes les interprétations dogmatiques que les protestants ont répandues et enseignées. Vous insistez, en nous accusant de contradiction avec nos propres assertions à cet égard: nous vous répondons que, dans la question qui va nous occuper, non-seulement nous ne rejetons point la doctrine universellement reconnue par l'Eglise, mais encore nous la professons pleine et entière: c'est en effet sur les témoignages qui ont fondé et conservé cette doctrine que nous allons nous appuyer pour vous répondre.

Vous nous accusez de *rejeter sans la moindre difficulté un des dogmes fondamentaux de notre foi, le dogme de la déchéance;* à cette accusation notre réponse est facile. Nous ne rejetons point le dogme de la déchéance; nous l'admettons avec l'Église, et nous vous en donnons pour preuve notre foi souvent exprimée au dogme de la rédemption par Jésus-Christ; car nous disons comme vous, *que le christianisme est la rédemption et la réhabilitation par le Christ;* donc nous ne nions pas le dogme de la chute. Observez que nous nous maintenons strictement dans les termes de votre argumentation : comme vous, nous disons:

sans le dogme de la déchéance que signifie la rédemption? et à quoi bon réhabiliter ce qui n'est pas détérioré, ce qui n'est déchu d'aucune de ses perfections? Mais nous vous demanderons à notre tour, et en nous renfermant toujours dans les termes de votre argumentation : avec le dogme de la rédemption, que signifie la déchéance? Ce qui est racheté et réhabilité par le sang du Christ doit-il être toujours considéré comme captif et déchu? Un homme qui, pour me servir de vos propres expressions figurées, *après être tombé se trouve relevé, qui, après être descendu du sommet d'une montagne au fond d'un précipice*, se trouve relevé par la volonté miséricordieuse de Dieu, cet homme doit-il toujours être considéré comme étant au fond du précipice? Nous ne pousserons pas plus loin ce mode d'argumentation que nous trouvons peu en harmonie avec la grandeur du problème que nous avons à résoudre. Procédons par affirmation, car les affirmations sont les seules voies d'enseignement en matière de foi.

Nous affirmons donc que l'homme, chez les nations qui n'ont pas encore reçu la lumière de l'Evangile, est sous l'empire du dogme de la déchéance, ainsi qu'il était antérieurement à Jésus-Christ, selon cette parole du Rédempteur : « En vérité, en vérité, je vous le dis, si un homme ne renaît de l'eau et de l'esprit, il ne peut entrer dans le royaume de Dieu. » *Jean*, chap. III, v. 5.

Nous affirmons, en outre, 1° que Jésus-Christ a pleinement *satisfait* à la justice divine qui avait prononcé la condamnation de déchéance; 2° que tout homme qui a reçu le sacrement de la renaissance par l'eau et par le Saint-Esprit, que tout homme baptisé au nom de la Sainte-Trinité, participe à cette justification par Jésus-Christ, qu'il est racheté, qu'il est, par conséquent, relevé de la déchéance qui pesait fatalement sur lui, qu'il cesse d'être sous le fatal empire du péché, qu'il a reconquis son libre arbitre, qu'en un mot a été accompli en lui le mystère de la rédemption.

Ces affirmations sont celles de l'Église universelle: les prophètes, Jésus-Christ, les apôtres, les conciles, les Pères, les ont unanimement proclamées. Ici notre orthodoxie devient évidente, incontestable; elle se démontre d'une manière irrécusable.

En effet : s'agit-il de la première de ces deux dernières affirmations?... Isaïe avait dit en parlant de Jésus-Christ: « Il a été navré pour nos forfaits et frappé pour nos iniquités; le châtiment qui nous rapporte la paix est tombé sur lui, et *nous avons la guérison par sa meurtrissure*..... L'Éternel a fait venir sur lui l'iniquité de tous... » Ch. LIII, v. 5, 6.

Jésus-Christ a dit: « Le Fils de l'Homme n'est pas venu pour être servi et *pour donner sa vie pour la rédemption de plusieurs.* » (*Saint Mathieu*, ch. XX, v. 28.)

Jésus-Christ a encore dit: « La volonté de mon père qui m'a envoyé *est que je ne perde aucun de ceux qu'il m'a donnés*, mais que je les ressuscite tous au dernier jour. »

Jésus-Christ a encore dit : « Je suis le bon pasteur : le bon pasteur donne sa vie pour ses brebis... J'ai encore d'autres brebis qui ne sont pas de cette bergerie, il faut aussi que je les ramène. Elles écouteront ma voix, et *il n'y aura qu'un troupeau et qu'un pasteur.* » (*Saint Jean*, ch. X. v. 11 et 16.)

Jésus-Christ a encore dit : « Je ne suis pas venu pour juger le monde, mais *pour sauver le monde.* » (*Saint Jean,* ch. III, v. 6.)

Jésus-Christ a encore dit, au moment d'accomplir le divin sacrifice : « C'est maintenant que le monde va être jugé ; *c'est maintenant que le prince du monde* (le péché) *va être chassé dehors ;* et pour moi, quand j'aurai été élevé de la terre (par le supplice de la croix), j'attirerai tout à moi. » (*Saint Jean*, ch. XII, v. 31, 32.)

Telles sont les paroles de Jésus-Christ, ou de l'*agneau qui a été immolé pour les péchés du monde.* Voici maintenant celles des apôtres :

Saint Jean a dit : Vous nous avez rachetés par votre sang. » (*Apoc.*, ch. V.)

Saint Jean a encore dit : « C'est lui qui est la victime de propitiation pour nos péchés ; et non-seulement pour les nôtres, *mais aussi pour ceux de tout le monde.* » (*Ép.* Ire, v. 2.)

Saint Paul a dit : « *Nous sommes justifiés gratuitement par sa grâce, par la rédemption qui est en Jésus-Christ,* que Dieu a proposé pour être la victime de propitiation, etc. » *Epît. aux Romains*, ch. III, v. 24, 25.

Saint Paul a encore dit : « Il a été livré pour nos iniquités... Dieu n'a pas épargné son propre Fils, et il *l'a livré pour nous tous.* » *Épît. aux Romains*, ch. VIII, v. 32.

Saint Paul a encore dit : « Comme tous les enfants (que Dieu lui a donnés) sont d'une nature mortelle composée de chair et de sang, c'est pour cela que lui-même a pris aussi la même nature, afin *de détruire par sa mort* celui qui était le prince de la mort, c'est-à-dire le diable, et de mettre en liberté ceux que la crainte de la mort tenait dans une continuelle servitude pendant leur vie. Car il ne s'est pas rendu le libérateur des anges, mais il s'est rendu le libérateur de la race d'Abraham. C'est pourquoi il a fallu qu'il fût en tout semblable à ses frères, pour être envers Dieu un pontife compâtissant et fidèle en son ministère, *afin d'expier les péchés du peuple*, etc. » *Épît. aux Hébreux*, ch. III, v. 14, 15, 16, 17.

Saint Paul dit encore : « Que la louange et la gloire en soient données à sa grâce, *par laquelle il nous a rendus agréables à ses yeux*, en son Fils bien-aimé, dans lequel nous trouvons la *rédemption par son sang* et *la rémission des péchés*, selon les richesses de sa grâce, etc. » Ire *épît. aux Éphésiens*, ch. I, v. 6, 7.

Saint Paul a dit encore : « IL A EFFACÉ PAR SON SANG LA CÉDULE QUI S'ÉLEVAIT ENTRE NOUS PAR SES DÉCRETS ; il a entièrement aboli cette cédule qui nous était contraire ; il l'a abolie en l'attachant à la croix. Et après avoir désarmé les principautés et les puissances (le règne du péché), il les a amenées hautement en triomphe à la face de tout le monde, après les avoir vaincues par sa croix. » *Épître aux Colossiens*, ch. II, v. 14 et 15.

Saint Paul a encore dit : « Il a plu au Père de réconcilier toutes choses avec soi par lui, *ayant purifié par le sang qu'il a répandu sur la croix, tant ce qui est sur la terre que ce qui est dans le ciel.* » *Ib.*, ch. I, v. 20, et *Ep. aux Éph.*, ch. I, v. 20.

Saint Paul a encore dit : « Il n'y a qu'un Dieu ni qu'un médiateur entre Dieu et les hommes, Jésus-Christ, homme *qui s'est livré lui-même pour la rédemption de tous...* » *Ire ép. à Tim.*, ch. II, v. 5, 6.

Saint Paul a dit encore : « Il est le médiateur du Testament nouveau, afin que par la mort qu'il a soufferte pour expier les iniquités qui se commettaient sous le premier Testament... Il est entré dans le sanctuaire par un tabernacle plus grand et plus excellent qui n'a point été fait de main d'homme, c'est-à-dire qu'il n'a point été formé par la voie commune et ordinaire ; et il y est entré, non avec le sang des boucs et des veaux, mais avec son propre sang, *nous ayant acquis une rédemption éternelle.* » *Ep. aux Héb.*, ch. IX, v. 11, 12 et 15.

Saint Paul a encore dit : « Comme donc c'est par le péché d'un seul que tous les hommes sont tombés dans la condamnation ; ainsi *c'est par la justice d'un seul que tous les hommes reçoivent la justification qui donne la vie*, etc. » *Épître aux Romains*, du v. 9 au v. 21.

Saint Paul a encore dit : « En effet, Jésus-Christ *est mort pour tous,* afin que ceux qui vivent ne vivent plus pour eux-mêmes, mais pour celui qui est mort et qui est ressuscité pour eux. » *IIe ép. aux Corinth.*, ch. V, v. 15.

Saint Pierre a dit : « Ce n'a point été par des choses corruptibles, comme l'or et l'argent, que vous avez *été rachetés de l'illusion où vous viviez à l'exemple de vos pères*, mais par le précieux sang de Jésus-Christ comme de l'agneau sans tache et sans défaut. »

Nous ne pousserons pas plus loin la démonstration de notre orthodoxie, et de la vérité de notre affirmation touchant la satisfaction pleine, entière et surabondante de la justice divine, et la rédemption par Jésus-Christ. Les pères de l'Eglise, dans leurs combats contre les hérétiques, ont défendu cette doctrine que les canons des conciles ont confirmée : ils ont même invoqué cette doctrine à l'appui de leurs argumentations en faveur de l'incarnation du Verbe, et de la divinité de Jésus-Christ. Nous croyons inutile d'invoquer tous ces imposants témoignages, puisque nous aurons occasion de les reproduire à l'occasion de la doctrine de l'efficacité du baptême par lequel la rédemption par Jésus-Christ devient l'héritage de tous les hommes. L'Église est unanime sur ce point. Ainsi ces témoignages viendront compléter notre démonstration de la rédemption de tous les hommes par Jésus-Christ, en même temps qu'ils rendront raison de notre foi en l'efficacité justifiante du baptême qui renouvelle l'homme en effaçant complètement et entièrement le péché originel.

En effet: s'agit-il de cette seconde affirmation?...

Jésus-Christ a dit: « Allez par tout le monde, prêchez l'évangile à toutes les créatures, celui qui *croira et sera baptisé, sera sauvé.* » *Saint Marc.*, chap. XVI, v. 15, 16.

Jésus-Christ a dit encore, avant de monter au ciel: « Allez donc et instruisez tous les peuples, *les baptisant* au nom du Père, du Fils et du Saint-Esprit. » *Saint Mathieu*, ch. XXVIII, v. 19.

Saint Paul a dit: « Ne savez-vous pas que nous tous qui avons été baptisés en Jésus-Christ nous avons été baptisés en sa mort..... sachant que *notre vieil homme a été crucifié avec lui, afin que le corps du péché soit détruit*, et que désormais nous ne soyons plus asservis au péché. » *Ep. aux Rom.*, ch. VI, v. 3 et 6.

Saint Paul a dit encore: « Jésus-Christ *s'est livré à la mort pour l'Église,* afin de la sanctifier, après *l'avoir purifiée dans le baptême de l'eau par la parole de vie.* » *Ép. aux Éph.*, ch. V, v. 25, 26.

Saint Paul a dit encore: « *Il nous a sauvés* à cause de sa miséricorde *par l'eau de la renaissance* et par le renouvellement du Saint-Esprit. » *Épître à Tite*, ch. III, v. 5.

Saint Paul a dit encore: « Vous tous qui avez été baptisés en Jésus-Christ, *vous avez été revêtus de Jésus-Christ.* » *Épître aux Galates*, ch. III, v. 27.

Saint Pierre a dit: « Les personnes sauvées dans l'arche, au milieu de l'eau, sont la figure à laquelle répond maintenant le baptême, qui ne consiste pas a purifier la chair de ses souillures, mais qui, engageant la conscience à se conserver pure pour Dieu, *nous sauve par la résurrection de Jésus-Christ.* » *Ire Ép.*, ch. III, v. 21.

Il est dit dans les Actes des apôtres : « Ceux qui reçurent sa parole (de saint Pierre) furent baptisés... » Ch. II, v. 41.

On lit dans les Constitutions apostoliques, que le baptême de sang, ou le martyre, peut seul tenir lieu du baptême de l'eau et lui être supérieur. Liv. V, ch. VI.

Le pasteur d'Hermas dit expressément, en parlant du baptême : « Avant que l'homme ait reçu le nom de fils de Dieu, il est voué à la mort ; mais dès qu'il a accepté ce sceau, il est délivré de la mort et rendu à la vie. Or *ce sceau, c'est l'eau dans laquelle les hommes descendent voués à la mort, et dont il se relèvent rendus à la vie* (1). » *Simit.* 9, *n°* 12.

On lit dans saint Justin : « Les catéchumènes sont conduits là où il y a de l'eau et *ils y sont régénérés* de la même manière que nous l'y avons été (2). » 2 *Apolog.*

On lit dans saint Irénée : « Jésus-Christ est venu pour sauver tous les hommes par lui-même, tous ceux, dis-je, qui par lui renaissent en lui, qu'ils soient en-

(1) Antequam accipiat homo nomen filii Dei, morti destinatus est ; at ubi accepit illud sigillum, liberatur a morte et traditur vitæ. Illud autem sigillum, aqua est, in quam descendunt homines morti obligati, ascendunt verò vitæ assignati.

(2) Deindè eo à nobis adducuntur ubi aqua est, atque eo regenerationis modo quo ipsi regenerati sumus, regenerantur.

fants nouveau-nés, jeunes ou vieux..... Et puisque l'homme, dit-il ailleurs, est né dans la transgression par Adam, il *avait besoin du baptême de régénération* (1). » Liv. II, ch. XXII.

On lit dans saint Clément d'Alexandrie « *Par le baptême nous sommes éclairés*, par cette lumière nous sommes adoptés fils de Dieu, par cette adoption nous devenons parfaits, par cette perfection nous devenons immortels (2). » *Péd.*, liv. I, ch. VI..... « Tous les péchés sont effacés, nous ne sommes plus dans l'ornière du péché, et cette grâce est telle *que nous ne sommes plus les mêmes qu'avant notre baptême* (3). » *Ibid.*

On lit dans Tertullien : « L'eau du baptême délivre de la peine et de la coulpe du péché ; *par elle l'homme est réintégré dans sa ressemblance avec Dieu* à l'image duquel il avait été créé (4). » *Lib. de bapt.*, ch. V.

On lit encore dans Tertullien : « Le Saint-Esprit descend du ciel et vient sur l'eau, la sanctifiant de lui-même ; *et l'eau ainsi sanctifiée reçoit la force de sanctifier* (5). » *Ib.*, ch. 4.

(1) Et quoniam, in illa plasmatione quæ secundum Adam fuit, in transgressione factus homo, indigetur lavacro resurrectionis.

(2) Tincti illuminamur, illuminati filii adoptamur, adoptati perficimur, perfecti, immortales reddimur.

(3) Omnia ergo peccata eluimus et e vestigio mali non sumus amplius ; una enim est hæc gratia illuminationis, quod non sunt iidem mores qui erant antequam lavaremur.

(4) Exempto scilicet reatu, eximitur et pœna ; ita restituitur homo ad similitudinem ejus, qui retro ad imaginem Dei fuerat.

(5) Supervenit enim statim spiritus de cœlis et aquis superest, sanctificans eas de semetipso ; et ita sanctificatæ, vim sanctificandi combibunt.

On lit dans saint Hippolyte, évêque et martyr : « Celui qui reçoit le baptême est *délivré de la servitude*, il reçoit l'adoption ; et ce qui est plus que cela, il redevient fils de Dieu et héritier du Christ (1). » *Serm. de Theoph.*, tom. I, p. 282. Le même père dit aussi : Venez, toutes les tribus des nations, à l'immortalité du baptême (2). » *Eod. serm.*

On lit dans Origène que le baptême ne saurait être réitéré, parce que, « selon les préceptes évangéliques ; il ne peut être administré qu'une fois *pour la rémission des péchés* (3). » *Exhort. martyr.* tom. I. p. 292 et suiv.

On lit dans saint Cyprien : « Tous ceux qui ont reçu la grâce du baptême *s'y dépouillent du vieil homme*, et renouvelés par le Saint-Esprit y prennent une seconde naissance plus pure que la première (4). » *Traité de la cond. des vierges*, p. 74.

Saint Cyprien dit encore : « *La malice du démon n'a lieu que jusqu'à ce bain sacré ;* mais là son venin perd toute sa force (5). *Epître* 69.

Saint Cyprien dit encore : : Par cette renaissance

(1) Servitutem exuit, induit adoptionem ; ... quod verò maxi mum est, revertitur filius Dei et Christi hœres.

(2) Venite omnes tribus gentium ad baptismatis immortalitem.

(3) Nos autem juxta evangelicas leges iterum non posse baptisari aqua et spiritu in remissionem peccatorum.

(4) Omnes quidem qui ad divinum munus et patrium baptismi sanctificatione perveniunt, hominem illic veterem gratia lavacri salutaris exponunt, et innovati spiritu sancto, a sordibus contagionis antiquæ iterata nativitate purgantur.

(5) Diaboli nequitiam pertinacem usque ad aquam salutarem, valere, in baptismo verò omne nequitiæ suæ virus amittere.

du baptême, et rendu à Dieu par la grâce, *l'homme devient l'enfant de Dieu* (1). » *Traité de la condit. des Vierges.*

Saint Léon, pape, dit : « C'est dans la mort du crucifié et par la résurrection d'entre les morts que *la puissance du baptême crée un nouvel homme,* afin que ceux qui renaissent participent de la mort et de la vie de J. C. (2). » *Epist. Episc. Sicil.* III.

On lit dans les canons de l'Église d'Afrique, condamnant l'hérésie pélagienne : « Les enfants eux-mêmes qui n'ont pu commettre aucun péché par eux-mêmes, doivent être baptisés *pour la rémission des péchés* afin que, en eux, la *régénération efface la souillure originelle* (3). » *Cod canonum eccl. Afric.* CX. Ces paroles ont été reproduites par le concile de Trente, canon IV, session 5. La même doctrine est affirmée par le concile d'Éphèse, par le deuxième concile de Lyon en 1274, par celui de Florence en 1439, et par tous les pères qui ont condamné les Pélagiens. Dans le concile de Carthage, il a été expressément établi que la vertu mystérieuse du baptême était telle que, alors même qu'il avait été administré

(1) Homo novus et renatus, et Deo suo per ejus gratiam restitutus, Pater, primo in loco dicit, quia filius esse jam cœpit.

(2) Propice tamen in morte crucifixi et in resurrectione ex mortuis, potentia baptismatis novam creaturam condit ex veteri, ut in renascentibus et mors Christi operatur et vita.

(3) Propter hanc enim regulam fidei, etiam parvuli qui nihil peccatorum in selpsis ad hucpotuerunt, ideo in peccatorum remissionem veraciter baptisantur, ut in eis regeneratione mundetur quod generatione traxerunt.

par des hérétiques, il ne devait pas être réitéré (1). *Conc. de Carth., an* 348, I. Cette opinion, défendue surtout par saint Étienne, a prévalu dans l'Église contre celle de saint Cyprien, et le concile de Trente l'a maintenue.

Saint Augustin dit dans sa discussion contre les Pélagiens : « Jésus-Christ étant mort pour tous les hommes, parce que tous les hommes étaient dans le péché, le baptême est nécessaire à tous, pour que tous aient part à la satisfaction de Jésus-Christ. » *Contr. Ju. Pel.* Lib. II, cap. 75.

Saint Augustin dit encore : « Nous savons que les juifs, vivant sous la loi, avaient plusieurs baptêmes ; mais aucun de ces baptêmes n'offrait un remède universel contre le péché de prévarication. Aussi avaient-ils besoin d'être sanctifiés par l'eau de régénération qui sert à l'absolution de tout le genre humain. Or, comme le genre humain avait besoin que le sacrement de baptême pût être administré dans tout l'univers, Jésus-Christ a béni toutes les eaux du monde en descendant dans celles du Jourdain, etc., etc. » *De tempore, serm.* XXVIII.

Est-il nécessaire d'ajouter à ces autorités celles de saint Grégoire de Naziance, de Saint Grégoire de Nysse, de saint Ambroise, de saint Jérôme, de saint Jean Chrysostôme, de saint Basile, de saint Cyrille de Jérusalem, de saint Cyrille d'Alexandrie, de saint Épiphane, de tous les pères de l'Église en un mot?....

(1) Illicitas esse sancimus rebaptisationes et satis esse alienum a sincera fide et catholica disciplina.

Nous le ferions, si le dernier des conciles œcuméniques, le concile de Trente. n'avait prononcé en dernier ressort sur cette grave question.

Nous ajouterons donc à ces témoignages déjà nombreux, et dont nous sommes loin d'avoir épuisé la liste, celui du concile de Trente qui confirme la doctrine de l'Église sur l'universalité de la rédemption par Jésus-Christ, et sur la participation à cette rédemption, acquise à l'homme par le baptême qui est le sacrement de la foi et de l'unité selon le langage des Pères. Les canons de ce concile sont une affirmation irrécusable de ces deux vérités dogmatiques.

Voici ces canons :

« Si quelqu'un soutient que ce péché d'Adam, qui est un dans sa source, et qui étant transmis à tous par propagation, non par imitation, devient propre à un chacun, peut être effacé, ou par la force de la nature humaine, ou par d'autres remèdes que les mérites de Jésus-Christ, l'unique médiateur qui nous a réconciliés avec Dieu par son sang, étant devenu notre justice, notre sanctification et notre rédemption ; ou s'il *nie que les mêmes mérites de Jésus-Christ soient appliqués, tant aux adultes qu'aux enfants, par le sacrement du baptême conféré selon la forme de l'Église*, qu'il soit anathème ; parce qu'il *n'est pas sous le ciel un autre nom donné aux hommes par lequel nous devions être sauvés*. (Actes des apôtres, IV.) Ce qui a donné lieu à ces paroles : *Voilà l'agneau de Dieu, voilà celui qui efface les péchés du monde* (Jean I,) et à celles-ci : *Vous tous qui avez été baptisés, vous avez été revêtus de Jésus-Christ.* (*Epître de St. Paul aux Galates*, III) canon III, session 5 (1). »

« Si un homme nie que, par *la grâce de Notre Seigneur Jésus-Christ qui est conférée dans le baptême, l'offense du péché originel soit remise*, ou s'il affirme que tout ce qu'il y a proprement et véritablement de péché *n'est pas détruit*, mais est seulement comme rasé, ou n'est pas imputé, *qu'il soit anathème ;* car Dieu ne hait rien dans ceux qui sont régénérés ; *parce qu'il n'y a point de condamnation pour ceux qui sont réellement ensevelis avec Jésus-Christ par le baptême contre la mort, qui ne marchent point selon la chair, mais qui, dépouillant le vieil homme et se revêtant du nouveau, créé selon Dieu, sont devenus innocents, sans tache, purs, et chéris de Dieu, héritiers de Dieu, cohéritiers de Jésus-Christ ;* de telle sorte qu'il n'est plus rien qui fasse obstacle à leur entrée dans le ciel. La sainte assemblée reconnaît toutefois et confesse

(1) Si quis hoc Adæ peccatum, quod origine unum est, et propagatione, non imitatione transfusum omnibus, inest unicuique proprium, vel per humanæ naturæ vires, vel per aliud remedium asserit tolli, quam per meritum unius mediatoris D. N. Jesus-Christi qui nos Deo reconciliavit in sanguine suo, factus nobis justitia, sanctificatio et redemptio; aut negat ipsum J.-C. meritum per baptismæ sacramentum, in formâ ecclesiæ rite collatum, tam adultis quam parvulis applicari; anathema sit, *quia non est aliud nomen sub cœlo datum hominibus in quo opporteat nos salvos fieri* (Act., IV) ; undè illa lex; *Ecce Agnus Dei qui tollit peccata mundi* (Joan., I) et illa: *Quicumque baptisati estis Christum induistis* (Gal., III).

que la concupiscence ou le foyer du péché reste dans les personnes qui ont reçu le baptême, laquelle ayant été laissée pour être combattue, ne peut nuire à ceux qui ne donnent pas leur consentement, mais qui luttent énergiquement contre elle à l'aide de la grâce de Jésus-Christ. *Celui-là, au contraire, sera couronné qui aura légitimement combattu.* Cette concupiscence, que l'apôtre désigne quelquefois sous le nom de péché, le saint concile déclare qu'elle n'a jamais été regardée par l'Église catholique comme un véritable péché, à proprement parler, dans ceux qui sont régénérés, mais qu'elle n'a reçu ce nom que parce qu'elle est un effet du péché et qu'elle y conduit (1). Si quelqu'un admet une proposition contraire, qu'il soit anathème (2). » *Canon* V, *session* 5.

(1) Cette assertion du concile, touchant la concupiscence, s'accorde parfaitement avec la doctrine que nous professons sur les causes du péché qui, comme l'exprime saint Paul, résident dans la chair et donnent naissance à la lutte. L'interprétation donnée par le concile au passage de saint Paul, auquel nous faisons allusion, est en parfaite concordance avec les notions psychologiques que nous admettons. Voici ce passage de saint Paul : « Que si je fais ce que ne voudrais pas faire, ce n'est plus moi qui le ferai ; mais c'est le péché (lisez *concupiscence* au lieu de *péché*). Je trouve donc cette loi en moi ; c'est que quand je veux faire le bien, le mal s'attache à moi. Car je prends plaisir à la loi de Dieu selon l'homme intérieur. Mais je vois une autre loi dans mes membres qui combat contre la loi de mon esprit, et qui me rend captif sous la loi du péché qui est dans mes membres. » *(Epit. aux Rom.*, chap. VII).

(2) Si quis per J.-C. Domini nostri gratiam quæ est in baptismate confertur, reatum originalis peccati remitti negat; aut etiam asserit non tolli totum id quod veram et propriam peccati rationem habet, sed illud dicit tantum radi aut non imputari,

« Si quelqu'un affirme que par les trois sacrements, du baptême, de la confirmation et de l'ordre, il *ne s'imprime pas dans l'âme un caractère*, c'est-à-dire, un signe spirituel et *indélébile*, qui fait que ces sacrements ne peuvent être réitérés, qu'il soit anathème (1). » *Session 7, canon* IX.

En présence de ces témoignages, le doute doit cesser ; la question d'orthodoxie est résolue entre ceux qui nous accusent d'hérésie, et nous qui nous appuyons, pour repousser cette accusation, sur les enseignements de l'Église, Nous avons dû rappeler à ceux qui les connaissent sans doute mieux que nous, la doctrine de la rédemption par le Christ, et celle de la régénération par le baptême ; nous avons dû démontrer aux savants ce que n'ignorent pas les petits enfants instruits

anathema sit In renatis enim nihil odit Deus; quia *nihil est damnationis in eis qui vere consepulti sunt cum Christo per baptisma in mortem; qui*... .... innocentes, immaculati, puri, innoxii, ac Deo dilecti, effecti sunt, hæredes quidem Dei, cohæredes Christi, ita ut nihil prorsus eos ab ingressu cœli remoretur. Manere autem in baptisatis concupiscentiam, vel fomitem, hæc sancta synodes fatetur et sentit; quæ cum ad agonem relicta sit, nocere non consentientibus, et viriliter per J.-C. gratiam repugnantibus, non valet; quin immis, *qui legitimè certaverit coronabitur.* Hanc concupiscentiam, quam aliquando apostolus peccatum appellavit, sancta synodus declarat ecclesiam catholicam nunquam intellexisse peccatum appellari, quod vere et propriè in renatis peccatum sit, sed quia ex peccato est, et ad peccatum inclinat. Si quis autem contrarium senserit, anathema sit.

(1) Si quis dixerit, in tribus sacramentis, baptismo scilicet, confirmatione, et ordine, non imprimi caracterem in anima, hoc est signum quoddam spirituale et indelebile, unde ea iterari non possunt, anathema sit.

du cathéchisme. Il est évident maintenant, et personne ne nous le contestera, que l'erreur est le partage de ceux qui enseignent encore aux hommes une doctrine de réhabilitation, lorsque l'Église entière a déclaré que la réhabilitation était acquise par Jésus-Christ à ceux qui croiraient en lui et qui seraient baptisés en son nom. Il est évident que l'erreur est le partage de ceux qui enseignent que Jésus-Christ n'a pas racheté tous les hommes, qu'il n'a pas anéanti le péché qui pesait fatalement sur eux, qu'il n'a pas crucifié sur sa croix et enseveli dans son sépulcre le passé tout entier, pour donner aux hommes une nouvelle naissance, une nouvelle vie, une loi nouvelle. En effet, un monde nouveau est sorti du sépulcre avec Jésus-Christ ressuscité : libre des liens qui le retenaient dans l'esclavage de la loi ancienne, dégagé des entraves que lui suscitaient ses préoccupations d'expiation et de réhabilitation personnelle, l'homme peut enfin concourir volontairement à l'accomplissement de la loi divine manifestée par le progrès ; il lui est donné de pouvoir se dévouer à l'œuvre qui lui est prescrite dans un intérêt qui n'est plus exclusivement le sien ; il peut choisir entre le bien et le mal ; il peut lutter contre sa concupiscence naturelle ; il peut enfin dominer le mal et faire triompher le bien. De nouveaux cieux et de nouvelles terres ont commencé pour lui ; un but nouveau lui a été assigné ; et ce but est la réalisation de la fraternité enseignée par Jésus-Christ. L'humanité, ou la réunion de tous les hommes *dans une seule foi, dans un seul baptême, dans une seule Église*, doit être constituée.

Que chacun accepte sa tâche dans cette grande mission.

Qu'on n'oublie pas que Jésus-Christ a été en même temps rédempteur vis-à-vis du passé, et revélateur vis-à-vis de l'avenir ; rédempteur, il a accompli la loi ancienne ; révélateur, il a donné la loi nouvelle.

Nous demanderons maintenant à nos lecteurs si la science nouvelle doit accepter pour base un dogme qui fait peser éternellement sur l'homme la fatalité de la déchéance, ou si elle ne doit pas, participant, elle aussi, aux bénéfices de la rédemption, accepter pour base un dogme qui émancipe l'esprit de l'homme et qui ouvre à son activité, désormais libre, une vaste carrière dans laquelle elle est invitée à concourir à la volonté de Dieu par le dévouement au progrès? Le moment n'est-il pas venu de fonder une philosophie chrétienne, une philosophie selon la rédemption? Telle est notre pensée ; telle est l'œuvre à laquelle nous consacrons nos efforts. Que ceux qui nous condamnent veuillent bien suspendre leurs anathèmes ; s'ils trouvent que nous exagérons les bénéfices de la rédemption, qu'ils veuillent se rappeler ce passage de saint Paul : *Où le péché a été abondant, la grâce a été surabondante* (*Epître aux Rom.*, ch. IX) ; qu'ils veuillent se rappeler la doctrine des Pères, qui ont affirmé que par la grâce de Jésus-Christ, nous avons été non seulement rachetés, mais encore que nous avons récupéré plus que nous n'avions perdu par le péché.

Que si l'on nous oppose les opinions des théologiens, nous répondrons que ces opinions ne sauraient constituer pour nous une autorité suffisante, quelque respectable qu'elle soit, par cela seul qu'elles sont susceptibles de controverse, et qu'elles ne sont jamais regardées comme des articles de foi.

Nous reviendrons, dans d'autres articles, sur les erreurs répandues par le clergé dans ses enseignements sur la morale et sur le dogme : nous prions nos lecteurs de regarder l'article que nous terminons comme une introduction à ceux qui le suivront bientôt.

XI.

NOTICE SUR LA VIE ET LES TRAVAUX DE BICHAT (1).

La vie des hommes célèbres est, en général, pleine de vicissitudes. La gloire qu'elle donne est le prix des plus douloureuses agitations. C'est un drame dans lequel les émotions se pressent, et dont le dénoûment n'a souvent lieu qu'après la mort, lorsque l'acteur principal a disparu de la scène. De là ce charme puissant qui nous attache aux récits des biographes, lorsqu'ils nous font assister aux luttes du génie aux prises à la fois avec le monde et avec lui-même.

La vie de Bichat a été, par exception, exempte de ces vicissitudes. A une époque où la société, remuée dans tous ses éléments séculaires, accomplit la plus radicale et la plus violente des révolutions, tout, dans cette vie, reste simple, paisible, régulier. Né dans une famille aisée, où les sciences médicales sont en

(1) Cette notice a parue dans la dernière édition des *Recherches physiologiques sur la vie et la mort,* par F. X. BICHAT. 1 vol. in-18. Paris, Victor Masson et Fils.

honneur, il n'a point à se débattre contre la mauvaise fortune. Son génie consiste moins à triompher des obstacles, à vaincre les résistances, qu'à obtenir les plus grands résultats, avec les moyens modestes dont il dispose. Calme au milieu du bruit qui se fait autour de lui, il n'a qu'un but, une pensée, la science. La science l'a conquis tout entier. A peine quelques vives et orageuses passions exigent-elles un tribut de sa jeunesse, elles ne le dominent point ; car involontairement, naturellement, par vocation, par éducation, il appartient à la science.

Aussi nulle excursion dans le domaine des événements sociaux n'est commandée à celui qui raconte cette vie si courte et si bien remplie. Point de tourments secrets à révéler, point de déceptions à peindre, point de péripéties dramatiques à retracer. Des travaux opiniâtres, des découvertes utiles, de grandes et fécondes idées à rappeler, voilà sa tâche (1).

Bichat (Marie-François-Xavier) naquit le 11 septembre 1771, à Thoirette, département du Jura, alors province de Bresse. Son père, Jean-Baptiste, qui était docteur en médecine de la Faculté de Montpellier, et qui exerçait sa profession à Poncin en Bugey, l'initia de bonne heure au langage de la science dont il devait

(1) Bichat ayant soulevé, dans ses écrits, les plus grands problèmes de la physiologie et de la pathologie, il nous est impossible de développer et de discuter, dans cette courte notice, toutes les idées qu'il a émises sur tant de sujets différents. Quant à celles qu'il a exposées plus particulièrement dans ses *Recherches physiologiques sur la vie et la mort*, nous en avons fait, pour cette édition, l'objet d'une série de notes qui termine le volume.

plus tard reculer les limites. « Familier dès ses premières années, dit Buisson, son cousin, avec ce langage dont le plus grand nombre n'acquiert la connaissance qu'au moment où il faut s'en servir, accoutumé à voir l'application du précepte avant de connaître les préceptes eux-mêmes, il eut tout l'avantage de cette éducation d'exemple qui dispose insensiblement l'esprit à un genre déterminé de travail, en présentant sous un aspect d'agrément et de curiosité ce qui doit être un jour l'objet d'une occupation sérieuse, éducation si puissante qu'on regrette tant de fois quand on est incapable d'en apprécier les heureux effets. » Sans attribuer à cette éducation l'importance que Buisson semble y attacher, il est permis de croire qu'elle a pu servir à déterminer la vocation de Bichat, sans rien ajouter à son génie. Celui-ci aurait pris son essor, indépendamment de cette sorte d'initiation médicale que les biographes ont sans doute exagérée.

Ce fut au collége de Nantua et au séminaire de Lyon que Bichat reçut son instruction scolastique. On dit qu'il s'y distingua constamment.

En 1791, à l'âge de vingt ans, il aborda, dans cette dernière ville, l'étude de la médecine, ou plutôt de la chirurgie. Le génie chirurgical des médecins français préludant, en quelque sorte, aux sanglantes batailles de la République et de l'Empire, brillait alors d'un vif éclat, grâce aux hommes qui avaient illustré notre ancienne Académie de chirurgie. L'impulsion donnée fut un instant générale et irrésistible. Il en résulta que l'anatomie, jusqu'alors trop négligée par les élèves en médecine, fut mieux étudiée. Bichat subit cette impulsion, et ses premiers travaux eurent presque exclusivement la chirurgie pour objet.

A. Petit, à Lyon, et Desault, à Paris, représentaient glorieusement la chirurgie française. Bichat eut le bonheur de devenir successivement l'élève de prédilection de ces deux maîtres célèbres. L'anatomie, introduction obligée des études chirurgicales, l'occupa presque exclusivement pendant les deux années qu'il passa à Lyon. Il ne tarda pas à briller entre tous ses condisciples, par son habileté dans les opérations.

Après le trop fameux siége de 1793, dans lequel il eut l'occasion de donner des preuves de courage et de dévouement, Bichat quitta les bords du Rhône, séjourna quelque temps à Bourg, et vint à Paris dans le but de se perfectionner dans cette partie de l'art de guérir. Il paraît que son intention était de s'attacher à nos armées en qualité de chirurgien. Le sort en décida autrement, et la science devait le posséder sans partage. Le petit événement qui contribua puissamment à cet heureux résultat doit être rappelé. « C'était, dit Buisson, un usage établi dans l'école de Desault que certains élèves choisis se chargeassent de recueillir, chacun à son tour, la leçon publique et de la rédiger en forme d'extrait. On lisait cet extrait le lendemain, après la leçon du jour; et cette lecture authentique, présidée par le chirurgien en second, avait le double avantage de représenter une seconde fois aux élèves les utiles préceptes dont ils doivent se pénétrer et de suppléer à l'inattention assez ordinaire de la multitude dans une première leçon. Un jour où Desault avait disserté longtemps sur une fracture de la clavicule, et avait démontré l'utilité de son bandage en l'appliquant en même temps sur un malade, l'élève qui devait recueillir ces détails se trouva absent. Bichat s'offrit pour le remplacer. La lecture de son extrait causa la plus vive sensation. La pureté de son style, la précision et la netteté de ses idées, l'exactitude scrupuleuse de son résumé, annonçaient plutôt un professeur qu'un élève. Il fut écouté avec un silence extraordinaire et sortit comblé d'éloges et couvert d'applaudissements réitérés. » Informé de ce qui s'était passé, par Manoury, le chirurgien en second, Desault voulut connaître Bichat. A peine l'eut-il connu, qu'il s'empressa de lui offrir sa maison, où il fut considéré comme un fils. Ce noble et généreux procédé fut pour l'heureux élève le plus puissant des encouragements. Bichat sentit son amour pour la science s'accroître de toute la reconnaissance qui remplissait son cœur, Il se trouvait d'ailleurs engagé d'honneur à répondre dignement à des espérances si unanimement manifestées par le maître et par les condisciples.

Sous l'empire de ces sentiments nouveaux, Bichat se livra au travail avec une ardeur extrême. Il déploya une activité vraiment prodigieuse. Il faisait le service de chirurgien externe à l'hopital ; il visitait au dehors une partie des malades de Desault ; il l'accompagnait et le secondait dans ses opérations ; il répondait par écrit aux consultations nombreuses qui étaient envoyées de toutes les parties de la France ;

une partie de ses nuits était consacrée à des recherches sur divers points de la chirurgie qui devaient servir aux leçons de son maître; et au milieu de toutes ces occupations, il savait encore trouver de précieux instants pour compléter par la dissection ses connaissances anatomiques, pour répéter les opérations sur le cadavre, et pour conférer avec ses condisciples sur d'importantes questions d'anatomie et de chirurgie.

En 1795, Desault mourut presque subitement. Bichat, que cette mort affligea profondément, ne fut point abattu. Il sembla même puiser dans le sentiment de son isolement une force nouvelle pour s'élancer dans une carrière plus vaste et plus brillante. Ce fut alors, en effet, qu'on le vit entreprendre cette série de découvertes qui ont révélé son génie et immortalisé son nom.

En 1797, après deux ans de travaux opiniâtres, Bichat fit un premier cours d'anatomie dans lequel il agitait des problèmes nouveaux de physiologie et recourait fréquemment aux vivisections. Il fit, bientôt après, un cours de médecine opératoire. Dans l'intervalle des leçons, ils discutait avec ses élèves les plus laborieux et les plus instruits; se livrait à des digressions où perçait toujours ce regard prompt et hardi qui, du même coup, saisit les faits les plus nombreux et entrevoit les inductions les plus éloignées.

Une hémoptysie grave le surprit au milieu de ses leçons et le força de suspendre ses travaux. A peine rétabli, il entreprit un cours d'anatomie plus étendu que le premier, et dirigea les dissections de près de

80 élèves. Très-souvent il préparait lui-même les pièces destinées à ses leçons. Il faisait de nombreuses expériences sur les animaux; et, après avoir ainsi employé sa journée, il rédigeait pendant la nuit les *Œuvres chirurgicales* de Desault, le dernier volume du *Journal de Chirurgie*, et le *Traité des maladies des voies urinaires*, de ce grand chirurgien (1798), voulant élever à la mémoire de son maître un monument impérissable de sa reconnaissance.

Les aperçus physiologiques, que Bichat répandait à profusion dans ses leçons d'anatomie, étaient un exercice pour le professeur, comme ils étaient un enseignement pour les disciples. D'aperçus en aperçus, il s'éleva bientôt à un ensemble de données fécondes, à une doctrine générale des phénomènes de la vie. Le physiologiste se montra enfin laissant loin derrière lui l'anatomiste et l'opérateur. Ce fut alors qu'il comprit sa véritable voie et qu'il y entra pleinement. La transition fut marquée, d'un côté, par la découverte des membranes synoviales, qui donna naissance à ses recherches sur les membranes et sur les divers tissus de l'organisme; et de l'autre, par sa conception des propriétés vitales, qui donna naissance à ses recherches sur les phénomènes propres aux deux vies, la vie animale et la vie organique. C'est de ces deux germes, déposés dans son esprit, le premier par les écrits de Bordeu, le second par les leçons de Grimaud, que sortirent les deux chefs-d'œuvre de Bichat, l'*Anatomie générale* et les *Recherches physiologiques sur la vie et la mort*.

Des deux ouvrages se complètent à ce point, qu'on a pu dire du dernier qu'il était le commencement et la fin du premier. Ils constituent le plus beau titre à la gloire de Bichat. On y aperçoit, à chaque page, la grande pensée à laquelle il fut fidèle jusqu'à la mort, et qui avait pour objet la rénovation complète de la médecine. Il y poursuit sans cesse le lien mystérieux qui doit unir l'organologie à la physiologie, à la pathologie et à la thérapeutique. Ce lien, aperçu et signalé par Bordeu, avait été le point de départ des travaux de Pinel. On sait que ce médecin célèbre avait eu égard, dans sa Nosographie philosophique, à la distinction des tissus qui composent l'organisme; mais cette conception, restée si incomplète dans la première édition de cet ouvrage remarquable, Bichat se sentit entraîné, comme par instinct, à la réaliser avec netteté et précision. Il la réalisa, du moins quant à la physiologie et à l'anatomie pathologique, sur lesquelles, en créant l'anatomie générale, il répandit les flots d'une lumière inconnue. Comme s'il était secrètement averti qu'un petit nombre de jours lui était réservé, il n'eut pas plus tôt exposé ses vues physiologiques et anatomo-pathologiques, qu'il se hâta de les appliquer à la pothogénie et à la thérapeutique. C'est dans ce but qu'il entreprit les autopsies nombreuses et les expériences cliniques qui occupèrent la dernière année de sa vie. La mort le surprit au moment même où il méditait un système complet de médecine, fondé sur les données d'anatomie et de physiologie générales qu'il avait exposées dans ses immortels ouvrages.

Les principes étant posés et les premières tentatives d'application ayant été faites en présence de jeunes confrères et d'élèves distingués, on pouvait espérer que cette grande et belle tâche serait accomplie après sa mort par quelques-uns d'entre eux. Vain espoir! Elle est restée inachevée. Cette gloire n'était réservée à personne. Broussais, qui se glorifiait de suivre les traces de Bichat, se montra plutôt le disciple de l'écossais Brown que du physiologiste français. Il en fut de même des pathologistes italiens. Ceux-ci, au moins, proclamèrent sans hésiter leur véritable maître, le docteur Brown. Est-il possible, au fond, de reconnaître autre chose, dans l'*irritabilité* du célèbre professeur du Val-de-Grâce, que l'*incitabilité* plus ou moins localisée du théoricien d'Edimbourg? Une seule propriété vitale, l'irritabilité, servant à exprimer des faits entièrement différents, les faits d'intelligence, de volonté, de sensibilité, de contractilité, de tonicité, de sympathie, etc.; une seule action organique, l'irritation dominant à la fois la psychologie, la physiologie et la pathologie; un seul ordre d'agents thérapeutiques, les débilitants, tendants à envahir toute la matière médicale; une seule maladie, la phlegmasie gastro-intestinale, présidant à toute la nosographie, au-dessus de tout cela, une *chimie vivante* qui dissout et recompose tous les tissus, fait briller et disparaître tous les phénomènes... à ces signes peut-on reconnaître le fidèle et rigoureux interprète de la pensée de Bichat? Non assurément. A quelques égards, Broussais suivit les traces du créateur de l'anatomie générale : témoin sa distinction des différentes formes de l'irritation d'après la diversité des tissus et la diversité des réactions sympathiques propres à chacun d'eux. Mais quel est le pathologiste moderne dont la doctrine a pu se soustraire à l'influence des travaux de Bichat? Broussais a subi, dans ses théories pathologiques, le courant des idées développées par le physiologiste français, idées que, s'il faut l'en croire, J. Hunter aurait émises, avant Bichat lui-même, dans son *Traité de l'Inflammation*. Il n'a fait, sous ce rapport, ni plus ni moins qu'un autre ; mais dans ce qu'il a fait il a imprimé le cachet de son génie propre ; et maintenant que la pathologie a secoué le joug de ses erreurs, rien ne nous empêche de reconnaître tous les services qu'il a rendus à la science. Nous ajouterons même que le moment est venu où, l'impartialité étant possible, ces services devraient être appréciés comme ils le méritent. Quoi qu'il en soit, l'œuvre de systématisation complète de la médecine, indiquée par Bichat, d'après le plan qu'il en avait conçu et d'après les données qu'il a émises, n'a point été continuée. Le sera-t-elle un jour ? Nous ne le croyons point. Depuis l'instant où Bichat a fait briller une lumière nouvelle qui promettait d'éclairer les profondeurs de la science, bien d'autres points de vue se sont produits et de nouveaux horizons ont apparu. D'anciens principes ont eté réhabilités, à la condition de subir l'alliance des faits récemment observés ; le vitalisme a reconquis, en se réformant, son légitime empire ; le rôle des humeurs a été mieux apprécié ; l'intervention des forces physico-chimiques a été moins dédaignée; le caractère des diverses altérations anatomo-pathologiques a été l'objet de recherches moins systématiques. Ce qui eût été possible pour un esprit ébloui par la splendeur de ces propres découvertes ne saurait l'être aujourd'hui pour celui qui, envisageant ces découvertes sous un autre aspect, les regarderait d'un œil moins enthousiaste, plus calme et plus impartial. L'éclectisme de notre temps s'accommoderait mal d'un système qu'une conception exclusive pourrait seule permettre de concevoir et d'édifier. La doctrine des *propriétés de la fibre vivante*, qui s'est substituée à la doctrine de la *force vitale*, et qui, tranchons le mot, a escamoté, à l'aide de quelques analogies de langage, le vitalisme de Bordeu, de Vicq-d'Azyr, de Barthez, de Chaussier, de Hallé, etc., poursuit néanmoins en Italie ses applications à la pathologie et à la thérapeutique; c'est là, dans l'école du contra-stimulisme, qu'accomplit sa destinée le dynamisme solidiste, proclamé par Albert de Haller, conçu par Fréderic Hoffmann et déposé en germe dans la doctrine anti-cartésienne de Leibnitz. Ce dynamisme, devant lequel succombèrent à la fois les principes des mécaniciens, ceux des chimistes et ceux des animistes, qui mit en péril le vitalisme lui-même, après avoir combattu, sous le même drapeau, ces trois communs adversaires, commanda à l'imagination puissante de Brown, de Rasori et de Broussais. Il reçut une forme nouvelle, plus savante, plus précise et moins abstraite, par Bichat, qui, en l'enrichissant de ses découvertes sur les tissus élémentaires, en y introduisant sa doctrine des deux vies, et sa conception des deux espèces de sensibilité et de contractilité, en fut un des plus puissants propagateurs. On vit ainsi les plus beaux génies de la science médicale se réunir pour enseigner cette doctrine d'analyse et de décomposition qui, transformant la loi de l'unité vitale en un fait de relations sympathiques, devait aboutir à l'organicisme, après avoir substitué à la force de formation qui régit l'ensemble des phénomènes de la vie l'action isolée des tissus et des organes. Il est permis de croire que Bichat, avec la portée de son coup d'œil, la flexibilité de son talent et la marche rapide de ses conceptions, ne serait point resté dans les limites de cette théorie ontologique qui, expliquant les divers phénomènes physiologiques à l'aide d'une ou de plusieurs propriétés dites vitales, fait dépendre tous les phénomènes pathologiques de l'exaltation, de la diminution ou de l'altération de ces propriétés. Il les aurait certainement franchies, s'il n'avait été arrêté si brusquement dans le cours de ses travaux. Même en restant dans ces limites, il eût fait une œuvre supérieure à toutes celles qui ont été tentées dans cette direction. Cette pensée ajoute aux regrets que sa mort prématurée n'a cessé d'inspirer aux amis de la science.

Ce fut en 1800 que Bichat, nommé, à vingt-neuf ans à peine, médecin adjoint de l'Hôtel-Dieu, conçut cette vaste pensée que ses biographes n'ont pas assez appréciée. L'anatomie pathologique et la thérapeutique devinrent ses études de prédilection. Il ouvrit six cents cadavres dans un seul hiver, afin de répandre dans ses leçons quelques lumières nouvelles sur l'histoire encore si obscure des altérations, morbides. Il expérimenta plusieurs médicaments, les prenant un à un, afin d'en étudier les rapports avec les divers tissus, avec leurs propriétés et avec leurs réactions sympatiques. C'est à ce point de vue qu'il méditait une réforme complète de la matière médicale, où, comme chacun sait, règnent encore l'empirisme le plus grossier et la confusion la plus déplorable.

Tant de travaux et l'atmosphère impure qu'il se créait par ses préparations anatomiques, altérèrent sa santé. Quelques excès y contribuèrent peut-être ; car le laborieux physiologiste, l'infatigable écrivain trouvait encore, au dire de ses contemporains, le temps d'abuser des plaisirs. Affaibli par de fréquentes affections gastriques, il inspirait déjà à ses amis de graves inquiétudes, lorsque le 6 juillet 1802, il fit une chute en descendant l'escalier de l'Hôtel-Dieu, Cette chute détermina une exacerbation des troubles gastriques, avec une tendance constante à l'assoupissement; des phénomènes ataxiques s'ajoutèrent à ces symptômes et durèrent jusqu'au 22. Il succomba après quatorze jours de maladie, durant lesquels Corvisart et Lepreux, médecins en chef de l'Hôtel-Dieu, lui avaient prodigué les soins les plus assidus. Il avait atteint sa trente et unième année.

La courte vie de Bichat avait été trop bien remplie pour que sa mort ne fut pas suivie d'un deuil général. Tous les professurs et tous les élèves de l'Ecole de médecine se trouvèrent réunis autour de son cercueil. Son éloge fut prononcé par Hallé en présence de la Faculté de Paris; Sue consacra à sa mémoire la première séance de son cours de bibliographie médicale. Corvisart écrivit au Premier Consul ces lignes mémorables : « *Bichat vient de mourir sur un champ de bataille qui compte aussi plus d'une victime; personne, en si peu de temps, n'a fait tant de choses et aussi bien.* » Le Premier Consul répondit à cette communication en donnant l'ordre d'élever à l'Hôtel-Dieu même, un monument en l'honneur de Desault et de Bichat. Associer ces deux noms, c'était doublement les glorifier.

« Les plus aimables qualités morales, dit Buisson, relevèrent dans la personne de Bichat l'éclat de son mérite. Jamais on ne vit plus de franchise et de candeur, plus de facilité à sacrifier ses opinions, lorsqu'on lui proposait une objection solide. Incapable de colère et d'impatience, il était aussi accessible dans un moment où un travail pénible l'occupait que dans ses moments de loisir. Sa générosité fut toujours une ressource assurée à ceux de ses élèves que l'éloignement de leurs familles mettait quelques moments dans l'indigence, ou que le défaut de moyens empêchait de se procurer ailleurs l'instruction nécessaire. Habile à distinguer les talents, il les encourageait de toutes les manières possibles, dès qu'il les avait découverts. L'envie s'attacha quelquefois à ses pas, et chercha à lui ravir sa réputation, ne pouvant lui pardonner son mérite; mais il se contenta de mépriser de vaines attaques, et ue se mit jamais en devoir de les repousser directement ; toujours prêt à renouveler avec ses détracteurs une amitié qu'eux seuls avaient rompue. »

Ce témoignage de Buisson a été confirmé récemment par le plus illustre de ses élèves, M. Roux, dans le beau discours qu'il a prononcé le 3 novembre 1851, à l'occasion de la rentrée et de la distribution des prix de la Faculté.

Le monument élevé par l'ordre du Premier Consul semblait avoir suffi à la reconnaissance nationale, distraite sans doute par les gigantesques combats de l'Empire et par les luttes animées de la Restauration. Les héros de la guerre et de la politique ont souvent fait oublier ceux de la science. Mais l'autorité des écrits de Bichat, acceptée par l'Europe médicale, était trop grande pour que la gloire de son nom ne franchit pas l'enceinte des académies et ne fût pas proclamée au milieu de ses concitoyens pour y recevoir les honneurs populaires.

En 1833, la Société d'émulation du Jura procéda à l'érection d'une pierre monumentale destinée à consacrer la maison dans laquelle était né, à Thoirette, le célèbre physiologiste.

Deux départements limitrophes s'étant disputé l'honneur de posséder le berceau de Bichat dans leurs circonscriptions, deux monuments furent élevés en son honneur, l'un à Lons-le-Saulnier, chef-lieu du département du Jura, et l'autre à Bourg, chef-lieu du département de l'Ain. Le premier, exécuté par M. Huguenin, consiste en un buste en bronze placé sur une colonne. Il a été inauguré, le 5 mai 1839, en présence du préfet, du général commandant le département, du maire, du conseil général, de la Société d'émulation du Jura, d'un grand nombre de médecins et de parents de Bichat. Le second est l'œuvre de notre sculpteur national, M. David (d'Angers). Il consiste en une statue de bronze représentant Bichat dans l'attitude de la méditation, une main sur le cœur d'un enfant dont elle semble suivre les battements, image de la vie, et ayant à ses pieds, près d'un cadavre, une lampe symbolique éclairant les sombres domaines de la mort (1). Ce monument, dans lequel l'artiste nous montre Bichat interrogeant tour à tour la vie et la mort, demandant à l'une les secrets de l'autre, a été inauguré le 14 août 1843. Rien n'a manqué à l'éclat de cette inauguration, à laquelle concoururent, avec les habitants du pays et des départements voisins, les dépositaires de l'autorité centrale, les élus du peuple et les délégués des principales corporations médicales du royaume.

Nous sommes heureux de pouvoir dire que les restes de Bichat, abandonnés pendant près d'un demi siècle, au cimetière de Clamart, près Paris, ont été transférés solennellement en 1845 au cimetière du Père-Lachaise, et que la foule, toujours nombreuse dans cette immense cité des morts, s'arrête avec respect devant le tom-

(1) Cette statue, comme on le voit, est particulièrement destinée à rappeler les *Recherches physiologiques sur la vie et la mort*. M. David (d'Angers), dont la générosité patriotique si souvent éprouvée a tant fait pour la mémoire de Bichat, a bien voulu que le dessin de cette statue fut placé en tête de cette édition. (*Celle éditée par le* Dr CERISE. Paris V. Masson et Fils).

beau de notre illustre physiologiste. La translation des cendres de Bichat a été enfin opérée. C'est le mémorable congrès médical de 1845 qui a rendu à sa mémoire cet hommage, trop longtemps différé. Le monument, encore inachevé, a été confié à M. David (d'Angers), qui, usant noblement du privilége accordé au génie des beaux-arts, avait déjà librement, spontanément, sans subir la lenteur des décisions administratives, appelé Bichat à recevoir, sur le fronton du Panthéon, les hommages de la patrie reconnaissante. L'éminent artiste est aujourd'hui exilé. Un moment son compagnon d'infortune, sous les mêmes verroux, nous l'avons entendu se plaindre des rigueurs du sort, qui l'empêchaient de mettre la dernière main à la statue destinée à orner le péristile de l'École de médecine de Paris. Il pleurait ses œuvres délaissées, bien plus que sa liberté ravie.

Bichat a publié plusieurs écrits dont un grand nombre ont enrichi les Mémoires de la Société médicale d'émulation. En voici les titres dans l'ordre des dates de publication. Cette simple indication suffira pour faire voir la marche ascendante et rapide que suivit l'esprit de Bichat, jusqu'au moment où il embrassa dans sa pensée la médecine tout entière.

Notice historique sur Desault. Paris, 1795 (volume IV du Journal de chirurgie de Desault).

Description d'un nouveau trépan (vol. II des Mémoires de la Société médicale d'émulation).

Il s'agit de rendre mobile la couronne du trépan, afin qu'on puisse l'élever et l'abaisser au moyen d'une vis, et que la pyramide rentre dans la couronne après avoir exécuté la perforation, sans qu'on soit obligé de l'ôter.

Mémoire sur la fracture de l'extrémité scapulaire de la clavicule (ibid.).

Bichat démontre que, dans ce genre de fracture, la clavicule ne se déplace pas ou se déplace peu, de sorte que le bandage de Desault ou tout autre est inutile.

Description d'un procédé nouveau pour la ligature des polypes (ibid.).

Il pense que le porte-nœud de Desault étant quelquefois nuisible au succès de l'opération, peut être abandonné sans inconvénient.

Mémoire sur la membrane synoviale des articulations (ibid.).

C'est dans ce mémoire que l'on voit percer pour la première fois la grande idée de la distinction des tissus qui a reçu tous ses développements anatomiques et physiologiques dans l'*Anatomie générale*. Les membranes articulaires, appelées jusqu'alors *bourses muqueuses*, y reçurent le nom de *membranes synoviales*, qu'elles conservent aujourd'hui.

Dissertion sur les membranes et sur leurs rapports généraux d'organisation (ibid.).

Cette dissertation complète le mémoire précédent en étendant à toutes les membranes les recherches dont les bourses synoviales avaient été l'objet. L'arachnoïde y est signalée comme appartenant à la classe des membranes séreuses, ce qui n'avait pas encore été fait avant Bichat.

Mémoires sur les rapports qui existent entre les organes à formes symétriques et ceux à forme irrégulière (ibid.).

La distinction des deux vies, la vie animale et la vie organique, se trouve indiquée dans ce mémoire de manière à faire connaître l'importance que Bichat y attachait. Ainsi qu'on le voit dans les *Recherches physiologiques sur la vie et la mort*, la forme symétrique des organes de la vie animale et la forme irrégulière de ceux de la vie organique sont envisagés surtout dans leurs rapports avec cette distinction systématique.

Traité des membranes en général et des diverses membranes en particulier. Paris, 1800, in-8.

Le *Traité des membranes* est, à proprement parler, le premier ouvrage de Bichat. Jusque là il n'avait écrit que des mémoires sur quelques points de chirurgie, d'anatomie et de physiologie. Les membranes y sont divisées en *simples* et *composées*; les simples sont les *muqueuses*, les *séreuses* et les *fibreuses*; les composées sont les *fibro-séreuses*, les *fibro-muqueuses*, les *séro-muqueuses* et les *fibro-muqueuses*. Plusieurs membranes difficiles à caractériser y sont rangées dans une classe séparée. Les membranes *accidentelles* sont mentionnées à la fin. — Un traité sur l'*arachnoïde* et un autre sur la *membrane synoviale* terminent ce volume. La doctrine émise dans cet ouvrage a été critiquée sévèrement; mais elle est restée dans la science, qui l'a acceptée moyennant quelques rectifications que l'observation, dirigée par les aperçus de Bichat lui-même, a autorisées. Ce livre a été réimprimé sous les auspices de M. Husson en 1802 et en 1816.

Recherches physiologiques sur la vie et la mort. Paris, 1800, in-8.

Ce livre, dont on compte plusieurs éditions, se compose de deux parties qui ne s'enchaînent point nécessairement. La première, toute théorique, a pour objet la distinction systématique des deux vies, la vie animale et la vie organique. La seconde, toute expérimentale, a pour objet la détermination du rôle qui appartient au cerveau, au cœur et au poumon, dans la production de la mort, abstraction faite des états pathologiques auxquels elle succède. C'est dans la première partie de cet ouvrage que Bichat a résumé sa doctrine physiologique, résumé admirable par la concision, par la rapidité et par une inimitable clarté. Sa distinction des deux vies n'est point rigoureuse, car ce qu'il appelle vie animale est moins la vie proprement dite qu'un ordre spécial de fonctions. Pourquoi donner à un ordre de fonctions une dénomination servant exclusivement à expliquer un ensemble de phénomènes qui les comprend toutes? Le mot *vie* faisant naître une idée absolue, générale, a entraîné Bichat dans des subtilités qu'il eût évitées en se servant d'une expression moins générale. L'exagération a été portée si loin, que l'on voit Bichat prendre dans les fonctions animales le type et même le nom des propriétés de la vie organique. C'est ainsi que la sensibilité et la contractilité ou la motilité sont portées du domaine de la sensation et de la locomotion dans celui des phénomènes de formation, d'accroissement et de nutrition. Ce qui rend cette distinction des deux vies moins exacte encore, c'est la confusion que Bichat a faite, sous le nom de vie animale, des phénomènes sensorio-moteurs, communs à l'homme et aux animaux, avec les actes moraux et intellectuels propres à l'homme seul; confusion déplorable qui a dû embarrasser souvent la rédaction de ce livre remarquable; car Bichat, parlant à la fois de l'homme et de l'animal, se voyait conduit à prêter à celui-ci des facultés qui n'appartiennent qu'à celui-là. Comme les physiologistes n'ont pas l'habitude d'exposer séparément les phénomènes de la vie humaine, ils tombent tous, ou a peu près, dans la même confusion : aussi la critique, qui n'a pas épargné les écrits de Bichat, a-t-elle été muette à cet égard. Buisson est le premier qui ait rétabli sur une base plus rationnelle les principes de la science de l'homme, en distinguant sous le nom de vie *nutritive* les phénomènes qui ont pour résultat spécial la nutrition, et sous le nom de vie *active* les actes qui se lient plus étroitement à l'intelligence et à la volonté. Dans la doctrine de Buisson, la vie animale de Bichat est en quelque sorte décomposée en deux élements, dont l'un, comprenant les sens *explorateurs* de l odorat et du goût, les fonctions *préparatoires* de la respiration et de l'alimentation, et les fonctions nutritives proprement dites, se rapporte à la première, tandis que l'autre comprend tous les actes dans lesquels l'activité morale et intellectuelle de l'homme puise plus directement ses moyens de manifestation. Cette doctrine n'est pas à l'abri de tout reproche; car l'activité morale et intellectuelle intervient plus que le croit Buisson dans les fonctions de la vie nutritive. Quoi qu'il en soit, les *Recherches sur la vie et la mort* sont encore la plus belle introduction aux études physiologiques. Le génie à la fois poétique et positif de Bichat s'y montre tout entier. M. Magendie en a publié une édition annotée en 1829. Celle de M. le docteur Bardinat est de 1824.

Anatomie générale, appliquée à la physiologie et à la médecine. 2 vol. in-8; Paris, 1801.

L'*anatomie générale* a pour objet de présenter un tableau complet des divers tissus qui concourent à la formation des organes. Le nombre des tissus élémentaires y est porté à vingt et un. Richerand et Dupuytren l'ont réduit à dix-sept, et M. Magendie à dix-huit en y comprenant les tissus érectiles. C'est dans les considérations générales qui précèdent ce traité célèbre que Bichat expose ses idées sur l'ensemble des sciences médicales. Les propriétés dites vitales y occupent une grande place. Les fonctions, les maladies, les actions thérapeutiques s'y trouvent entièrement subordonnées à l'intervention de ces propriétés. On y aperçoit le plan nouveau que Bichat comptait suivre dans ses projets de réformation médicale. Il s'agissait, selon lui, d'étudier l'action des médicaments sur la sensibilité et la contractilité de chaque tissu.

« Car, disait-il, chaque force vitale a ses médicaments qui lui conviennent... Il faut que les médicaments, non seulement diminuent et augmentent chacune des forces vitales, mais encore la ramènent à la modification naturelle dont elle s'était écartee. » Pour Bichat les maladies, comme les remèdes, « se rapportent aux propriétés vitales; leur augmentation, leur diminution et leur altération sont, en dernière analyse, le but invariable des méthodes curatives. » C'est ainsi que le dynanisme ontologique s'allie dans cet ouvrage aux plus importantes découvertes et à la plus admirable méthode. Celles-ci resteront, lorsque celui-là aura disparu. Ce qu'il y a de plus remarquable dans l'anatomie générale, après l'appréciation anatomique des divers tissus fondée sur la dissection, la putréfaction, la macération, la dessiccation, la coction, les réactifs, etc., c'est l'application que Bichat en a faite à la physiologie et à la pathologie. L'anatomie pathologique, qui n'était qu'un recueil de faits isolés, y est élevée au rang d'une science. Les données premières de cette science nouvelle, si heureusement développées par l'École de Paris, s'y trouvent répandues à profusion. On peut dire en parlant de ce livre que jamais le génie médical ne s'était élevé d'un seul bond à une telle hauteur. Béclard a publié, en 1821, un volume d'additions pour servir de complément aux éditions de 1801 et de 1812.

Nous ne mettons pas au nombre des ouvrages de Bichat le *Traité d'anatomie descriptive* qui porte son nom : il n'en est point l'auteur. Il n'a écrit que le commencement du troisième volume; c'est Buisson, l'auteur du deuxième et du quatrième, qui l'a achevé : le premier et le cinquième volume sont de M. Roux. Mais nous devons rappeler le *Discours préliminaire* placé en tête des œuvres chirurgicales de Desault, et qui est resté un des monuments les plus admirés de la littérature médicale.

Le style de Bichat est remarquable par la précision et la rapidité. C'est l'image fidèle de sa pensée prompte, nette, hardie. Ce qu'il avait écrit d'un premier jet, il l'envoyait à l'imprimeur; jamais il n'écrivit deux foïs les pages appelées à une si grande publicité. Il écrivait plus rapidement qu'il ne parlait. Cette précipitation explique les négligences qu'on y rencontre. L'événement a trop cruellement justifié l'impatience avec laquelle il publiait ses écrits. « Une telle ardeur était nécessaire, dit M. Pariset, pour produire en si peu d'années tant d'ouvrages étincelants de vérités neuves et fécondes. »

XII.

NOTICE SUR CABANIS (1).

Cabanis (Pierre-Jean-Georges), fils de Jean-Baptiste Cabanis, avocat et agronome distingué, est né en 1757 à Cosnac, près Brive, département de la Corrèze. Son enfance ne présenta rien de remarquable. A l'âge de six ou sept ans il fut placé chez un ecclésiastique d'un village voisin. A dix ans il fut envoyé au collége de Brive. Il y montra un goût très-vif pour les lettres et surtout pour la poésie. Mais ses progrès dans les études classiques furent compromis par la dureté d'un de ses maîtres. D'un caractère fier et obstiné, il se roidit contre une rigueur qui lui était devenue insupportable, et fit si bien, ou si mal, que trois années après son entrée au collége, au moment où il devait achever sa rhétorique, il fut renvoyé à son père. Celui-ci le reçut fort mal, et le traita plus sévèrement encore que ne l'avaient fait ses maîtres. Rien ne put le déter-

(1) Parue en tête des *Rapports du physique et du moral de l'homme*, par CABANIS. Nouvelle édition par le Dr CERISE. 2 vol. in-18. Paris, Victor Masson et Fils.

miner à la résignation et au travail scolastique. Il fut décidé qu'on le conduirait à Paris. Le voyage ne dut pas être agréable, car il se fit en compagnie d'un père mécontent et courroucé. Cabanis avait alors quatorze ans. Il fut laissé seul dans cette grande capitale, recommandé seulement à la bienveillance de quelques amis. Une si complète liberté, où tant d'autres, à son âge, auraient succombé, fut pour lui le signal du salut. La passion pour l'étude, jusqu'alors endormie, se réveilla avec force; il s'y livra avec ardeur. Il cultiva les lettres et s'occupa de philosophie. Deux années se passèrent dans cette paisible activité, lorsque son père le rappela. Ce rappel lui fut désagréable; et comme on venait de lui offrir une place de secrétaire auprès d'un prélat polonais, Monseigneur Massalsky, évêque de Wilna, il accepta cette position, qui le dispensait de rentrer au foyer paternel. Il partit, âgé de seize ans, pour la Pologne. C'était en 1773, époque où se tint la fameuse diète qui fut appelée à discuter le premier partage du royaume. Après deux années de séjour dans ce malheureux pays, il revint à Paris plus mélancolique que jamais. Il paraît que le spectacle auquel il avait assisté et les lâches trahisons dont il avait été témoin, contribuèrent à imprimer à son âme le caractère de misanthropie recueillie, ou, selon son expression, un mépris précoce des hommes (1), dont il ne se dépouilla jamais complétement, malgré l'éclat de ses amitiés et la généreuse vivacité de ses sentiments.

(1) *Biographie universelle*, article CABANIS, par Ginguené.

De retour à Paris, âgé de dix-huit-ans, il fut présenté à Turgot, ami de son père et ministre du roi. Si cette présentation fit naître quelques espérances dans la pensée de Cabanis, elles furent de bien courte durée, car le ministre honnête et habile fut destitué subitement. Il fallut bien alors recourir à cette même bourse paternelle qui s'était fermée pour lui avant son voyage de Pologne. Quelques louis lui furent accordés, on ne sait à quelles conditions. Que fit alors le malheureux jeune homme? Hélas! il fit des vers. La poésie fut l'abri sous lequel il chercha quelque repos, dans son agitation sans but; d'autres disent qu'il y chercha la gloire. Ce qui est certain, c'est qu'il n'y trouva ni l'un ni l'autre. Il se lia avec le poëte Roucher, dont la célébrité (fort déchue, comme chacun sait) excitait son émulation. Il voulut être poëte aussi, et poëte célèbre comme son ami. Pour arriver d'un bond rapide à la renommée, il saisit l'occasion que voici. L'Académie française venait de choisir pour sujet d'un prix la traduction en vers français d'un fragment d'Homère. Cabanis concourut. Il fit plus: il entreprit la traduction entière de l'*Iliade*. Ce qui en advint est aisé à prévoir. Il succomba dans la lutte, et si complétement qu'il n'entendit point parler de son œuvre. Il n'en fut jamais question. Il dut se résigner à l'éloge isolé de quelques amis indulgents. Malgré la blessure de son amour-propre humilié, il persista à faire des vers. Si l'opiniâtreté est en poésie un signe de vocation, on ne peut refuser à Cabanis l'honneur d'être né poëte. Il ne s'avisa plus toutefois de courir après les couronnes académiques; il versifia, dit-on, pour les salons. Dans cette frivole carrière, qui en était peut-être une sérieuse alors, l'austère jeune homme eut des succès que durent envier les faiseurs de bouquets à Chloris. Mais les succès qui pouvaient suffire à l'agréable talent d'un jeune homme étaient peu propres à satisfaire l'active et inquiète intelligence de Cabanis. Sa pensée avait entrevu d'autres horizons; elle avait pénétré au delà de cette brillante et fragile écorce à laquelle s'arrêtent forcément les regards éblouis du vulgaire. Il avait aimé la philosophie, cette poésie des siècles, qui agite d'éternels problèmes; il en avait contemplé les sublimes régions avec un vif désir de les parcourir. Il lui fallait d'ailleurs songer à l'avenir, et son père le pressait de choisir une profession. Persuadé que la science de l'homme est le commencement et la fin de toute philosophie, influencé probablement par le désir de subordonner la psychologie à la physiologie, encouragé surtout par Dubreuil, un des plus célèbres praticiens de l'époque, qu'il était allé consulter pour une indisposition, il se décida pour l'étude de la médecine. Il y entrevoyait, pour les problèmes qu'agitait son esprit prévenu, une source inépuisable de solutions nouvelles. Peut-être l'appréciation des rapports du physique et du moral de l'homme souriait-elle déjà à sa vive imagination. Il suivit pendant six ans les leçons théoriques et cliniques de Dubreuil, qui fut son guide et son ami, pour lequel il conserva toute la vie une tendre et pieuse reconnaissance. La sollicitude bienveillante du maître fit cette fois la fortune du disciple, comme la dureté d'un régent de collége avait failli perdre l'écolier quelques années auparavant. Cabanis travailla avec tant d'ardeur et de zèle que sa santé en souffrit, et qu'il se vit obligé de se retirer à la campagne. Il alla d'abord à Saint-Germain, où se trouvait Dubreuil. « Il n'oublia rien, dit Moreau (de la Sarthe), pour se rendre digne des soins et de l'attachement de son excellent maître. Ses premiers travaux littéraires, qui avaient eu tant de charmes pour lui, son goût pour la poésie, et l'attrait, les suffrages d'une société choisie qui avait admiré et encouragé ses premiers succès, tout fut sacrifié sans restriction à l'étude sévère et grave de la médecine. Dirigé par ses réflexions, par sa bienveillance naturelle, et par les exemples de vertu qu'il avait trouvés dans sa famille, il adopta de bonne heure comme principe de conduite l'idée que tout homme, quel qu'il soit, doit faire, dans la position où il se trouve placé, le plus de bien qu'il lui est possible, le meilleur emploi, pour les autres, et dans l'intérêt de la société tout entière, de son travail, de ses connaissances et de ses facultés, opinion aussi sage que généreuse, qu'il appliqua d'abord à l'étude de la médecine, et qui devint dans la suite le principe, la véritable source de la dignité supérieure dont sa vie publique et sa vie privée ont offert de si touchants et si nombreux exemples (1). » Désirant plus tard se rapprocher de Paris, il s'établit à Auteuil, où il eut le bonheur de connaître madame Helvétius. Cette der-

(1) *Encyclopédie méthodique*, partie médicale, t. X, article Cabanis.

nière circonstance a beaucoup influé sur le reste de sa vie. Chez cette femme d'un cœur si bon et d'un esprit si élevé, qui fut pour lui une excellente mère, et pour laquelle il fut un fils tendre et dévoué, dans cette fameuse *société d'Auteuil*, qui s'était réunie autour d'elle, et dont le nom restera dans l'histoire de la philosophie, il put voir d'abord d'Holbach, Franklin, Jefferson, Condillac, Diderot, d'Alembert et, plus tard, Condorcet, Laplace, Destutt-Tracy, Volney, Garat, Thurot, etc. Deux générations d'hommes célèbres s'y succédèrent, et Cabanis put y suivre la filiation des idées qui, après avoir inauguré l'Encyclopédie, devaient traverser l'Assemblée constituante, inspirer la Gironde, subir la Terreur, entraîner le Directoire, patroner le 18 brumaire et aboutir au petit banc des libres penseurs du Sénat Conservateur.

Cabanis connut Mirabeau, devint son ami, son médecin, peut-être même, dit-on, l'auteur modeste de quelques-uns de ses travaux (1). Cette liaison, qui dura jusqu'à la mort du grand orateur, paraît avoir été la source des plus vives émotions qui aient agité sa vie. L'attachement de Mirabeau pour son médecin fut si vif, l'admiration de Cabanis pour son client fut si grande, qu'ils ne pouvaient jamais se séparer. Quand il vit la vie de Mirabeau menacée par une grave et douloureuse maladie, Cabanis, en présence d'une si grande responsabilité, sentit faiblir son courage. Il sollicita comme une faveur la présence d'un des

(1) Le mémoire sur l'éducation publique, trouvé dans les papiers de Mirabeau, est de Cabanis, qui l'a publié en 1791.

praticiens les plus renommés de l'époque, Antoine Petit. Mirabeau refusait; Cabanis insistait. Enfin le médecin imagina de raconter à son malade une anecdote qui devait rendre Antoine Petit sinon très-agréable à connaître, du moins très-curieux à voir. Le confrère fut alors agréé. Mirabeau mourut; et celui qui n'avait pas quitté le chevet de son lit, qui avait recueilli son dernier soupir et fermé ses paupières avec la respectueuse tendresse d'un fils, fut accusé d'avoir failli aux règles de l'art. Dans sa réponse publique (1) à de si misérables calomnies, il fut ferme, mais digne et réservé. Il s'attacha, en la terminant, à défendre la mémoire outragée de celui qui a été appelé le Démosthène français. Il accomplit cette partie de sa tâche avec la vivacité d'un ami politique. C'est ainsi que le médecin, devenu publiciste, descendit pour la première fois dans l'arène des partis. Médecin, il raconte avec une noble simplicité la maladie et la mort de son client; publiciste, il attaque avec énergie les nombreux et puissants ennemis de l'orateur. Ainsi, la transition s'explique, et peut-être devons-nous faire remonter à cette publication la double destinée qui porta Cabanis d'une chaire de professeur à la tribune nationale, et d'un fauteuil académique au siége sénatorial. Si maintenant nous voulions rechercher dans les incidents de la vie de Cabanis la cause secrète de cette double élévation, nous rencontrerions, pour peu que notre vue rétrospective ne dédaignât pas trop les petits

(1) *Journal de la maladie et des derniers instants* d'Honoré-Gabriel-Victor Riquetti Mirabeau.

détails, une de ces petites pièces de vers que vous savez ou plutôt que vous ne savez pas, car le titre même en est resté inconnu des biographes. A quel fil est souvent suspendue notre destinée! Comment les vers du jeune homme influèrent-ils sur celle de Cabanis? Voici l'aventure : il se plaisait lui-même, disent ses biographes, à la raconter. Étant allé à Versailles, le lendemain de la prise de la Bastille, il accourut à l'assemblée des représentants où il avait des amis. On s'empressa autour de lui, pour apprendre des détails de la fameuse journée. Dans les groupes son nom fut prononcé. Mirabeau, qui s'y trouvait, l'entendit, se rappela avoir lu une pièce de vers signée de ce nom, s'approcha du poëte devenu médecin, et le complimenta en termes très-flatteurs. Cette entrevue fut le prélude d'une liaison qui devait fournir à l'élève de Dubreuil l'occasion de faire, à côté de Mirabeau, son éducation politique et ses premiers pas dans la carrière publique. Le souvenir de cette mémorable circonstance devait achever de dissiper l'amertume de ses déceptions académiques. Rappelons ici que cette amertume devait être en grande partie dissipée depuis le jour où Voltaire, à qui Turgot l'avait présenté, avait donné de très-bienveillants éloges à sa traduction manuscrite de l'*Iliade*.

Cabanis s'était particulièrement lié avec Condorcet. Poursuivi par le comité de salut public, au moment de se donner la mort pour échapper à l'échafaud, Condorcet recommanda à son ami tout ce qu'il avait de plus cher au monde, sa famille et ses derniers écrits. Les vœux du savant secrétaire perpétuel furent fidèlement exécutés. Cabanis recueillit les manuscrits et épousa la belle-sœur de son ami, mademoiselle Charlotte de Grouchy, sœur de madame de Condorcet et de M. le marquis de Grouchy, mort il y a quelques années, maréchal de France. Cette union fit le bonheur et la consolation des quatorze dernières années de sa vie.

Pendant la Terreur, le courage de Cabanis se montra dans sa sollicitude pour d'illustres proscrits; mais il s'éloigna bientôt du théâtre de la lutte sanglante. Il refusa le poste de ministre de la République aux États-Unis, préférant à cette sécurité officielle, hors de France, le danger auprès de ses amis menacés. Il vécut retiré à la campagne jusqu'à l'an III (1794), époque où l'on s'occupa de l'organisation des écoles centrales décrétées en l'an II. L'enseignement de l'hygiène lui fut d'abord confié. L'année suivante, l'Institut national étant créé, il fut appelé à en faire partie (classe des sciences morales et politiques) et nommé professeur de clinique médicale de perfectionnement à l'École de Paris. En l'an VI (1797), il fut élu représentant du peuple au Conseil des Cinq-Cents. Le 29 brumaire il y lut son remarquable rapport sur l'organisation des écoles de médecine. L'an VIII il passa de la chaire de chirurgie médicale à celle de médecine légale et d'histoire de la médecine. Successivement titulaire de trois chaires, s'il n'en remplit point les obligations, il refusa d'en toucher les appointements qu'il consacra à des actes de bienfaisance publique. Le 18 brumaire, que ses vœux avaient appelé, le trouva membre du Conseil des Cinq-Cents. Sur sa proposition, cette Assemblée déclara que le Directoire n'existait plus. Ainsi fut revêtu d'une apparence légale la révolution militaire que dirigeait l'audacieux général de l'armée d'Égypte. Celui-ci, devenu premier consul, ne tarda pas à appeler au Sénat Conservateur le député qui avait consenti à la violente dissolution de la représentation nationale, et qui, en donnant avec liberté ce consentement, avait sans doute agi dans de bonnes et patriotiques intentions. Quelque temps après, il fut nommé commandant de la Légion d'honneur. Le sénateur Cabanis, toujours fidèle à sa conscience, fit bientôt partie de cette faible et honorable minorité d'*Idéologues*, dont le chef de l'État, qui créa ce mot, ne parla jamais qu'avec amertume.

Au milieu des grandeurs que sa jeunesse n'avait sans doute jamais rêvées, Cabanis sentit combien elles lui imposaient de devoirs. Il s'occupa à la fois des affaires publiques qui lui étaient confiées et de travaux particuliers qui devaient faire honorer la dignité à laquelle il avait été élevé, et justifier les hautes distinctions dont il avait été comblé. Le chef de la République avait imprimé à son gouvernement une direction qui ne permettait pas l'inaction. *Noblesse oblige*, avait dit l'ancienne aristocratie; *élévation oblige*, disait le futur empereur à l'aristocratie nouvelle. Nous n'avons point à décider ici laquelle des deux aristocraties fut la plus fidèle à sa devise. Grande fut alors l'espérance; et cette espérance seule a peut-être suffi pour illustrer le consulat.

Cabanis, dont la constitution était délicate, se livra au travail avec excès. Sa santé s'altéra. En avril 1807, il fut frappé d'une attaque d'apoplexie qui n'eut pas de suite, mais qui lui donna l'éveil sur un danger prochain. Il quitta Auteuil et la maison que lui avait léguée madame Helvétius, et se retira chez M. de Grouchy, son beau-père, près de la petite ville de Meulan, à douze lieues de Paris. Là, il charma ses loisirs en lisant les poëtes chéris de sa jeunesse et en soignant les malades pauvres ou amis. De nouveaux symptômes ne tardèrent pas à se montrer. Le 5 mai 1808, à une heure du matin, il fut frappé, à Rueil, près Meulan, d'une nouvelle attaque d'apoplexie, à laquelle il succomba subitement. Il avait alors cinquante-deux ans.

Cabanis était de taille moyenne; son corps était grêle, son teint pâle et son tempérament bilieux; sa conservation était animée, brillante; la profondeur de sa pensée s'alliait à merveille avec le charme et la variété de ses causeries. « Il possédait, dit M. Moreau (de la Sarthe), deux qualités qui paraissent s'exclure : la candeur, la simplicité, la confiance d'une part, et d'une autre part, une connaissance approfondie du cœur humain, une finesse d'esprit, une délicatesse de goût que nul autre homme peut-être n'a portées au même degré; heureux assemblage qu'un observateur exercé pouvait aisément découvrir dans sa physionomie, d'ailleurs si expressive, si mobile, toujours si bien d'accord avec toutes les manifestations de ses sentiments ou de ses pensées, ou avec les inflexions de sa voix et la vérité de ses intonations (1). »

Cabanis publia un grand nombre d'écrits, parmi lesquels l'ouvrage sur les rapports du physique et du moral de l'homme, qui a eu un grand nombre d'éditions, occupe incontestablement le premier rang. C'est le véritable titre de sa gloire scientifique. Ses écrits sur les hôpitaux et sur l'éducation publique associent son nom à celui des publicistes et des législateurs de de cette grande époque de rénovation.

Nous mentionnerons d'abord ses œuvres littéraires, celles au moins dont Ginguené (2) a rappelé le titre: ce sont des *Mélanges de littérature allemande, ou Choix de traductions de l'allemand*, etc., qui furent publiés en 1797 et dédiés à madame Helvétius. Cette publication comprend neuf morceaux, dont six traduits de Meissner, une pièce de théâtre de Goethe. intitulée *Stella*, l'élégie anglaise de Gray sur un cimetière de campagne, et l'idyle grecque de Bion sur la mort d'Adonis. La traduction en vers de l'*Iliade* est restée manuscrite.

Il fit, en 1783, ses adieux à la poésie par *le Serment d'un médecin*, qui est une imitation libre du serment d'Hippocrate.

Il publia successivement :

1° *Observations sur les hôpitaux*, 1789, in-8°;

2° *Journal de la maladie et des derniers instants de Mirabeau*, 1791, in-8°;

(1) *Encyclopédie méthodique*, partie médicale, t. X, article CABANIS.

(2) *Biographie universelle*, article CABANIS.

3° *Mémoire sur l'éducation publique*, 1791, in-8°;

4° *Essai sur les secours publics*, 1791, in-8°;

5° *Du degré de certitude de la médecine*, 1797, in-8°;

6° *Rapport fait au conseil des Cinq-Cents sur l'organisation des écoles de médecine*, 1799, in-8°;

7° *Rapports du physique et du moral de l'homme*, suite de douze Mémoires, dont six surtout furent lus en 1796 et 1797, à l'Institut (classe des sciences morales et politiques) et insérés dans le *Recueil* de cette illustre Societé. Ces douze mémoires furent réunis pour la première fois en 1802, 2 vol. in-8°;

8° *Coup d'œil sur les révolutions et la réforme de la médecine*, 1804, in-8°;

9° *Observations sur les affections catarrhales en général*, etc., 1807, in-8°.

Les journaux du temps contiennent ses discours politiques et quelques articles dus à sa plume, entre autre un Mémoire inséré dans le *Magasin encyclopédique*, sur la guillotine, dont il réclame l'abolition, tout en la regardant, contre l'opinion de Sœmmering et de Sue, comme le moins douloureux des supplices.

En 1823, MM. Didot et Bossange réunirent en quatre volumes in-8° les œuvres déjà publiées de Cabanis, hormis les œuvres littéraires qui n'y figurent point. En 1835, les mêmes éditeurs publièrent sous le titre d'*Œuvres posthumes* un cinquième volume contenant huit opuscules ou fragments inédits dont voici les titres :

1. *Lettres sur les causes premières ;*

2. *Discours d'ouverture du Cours sur Hippocrate ;*

3. *Discours de clôture du Cours sur Hippocrate ;*

4. *Éloge de Vicq-d'Azir ;*

5. *Notice sur Benjamin Franklin ;*

6. *Lettre à M. T... sur les poëmes d'Homère ;*

7. *Fragments de la traduction de l'Iliade ;*

8. *Serment d'un médecin.*

Nous sommes surpris de ne point rencontrer, dans cette publication posthume, les fragments d'un ouvrage sur le *Perfectionnement physique de l'homme*, dont Cabanis paraît s'être occupé en 1804, et qu'il annonce à ses lecteurs dans une note de la deuxième édition des *Rapports du physique et du moral de l'homme*.

XIII.

NOTICE SUR ROUSSEL (1).

Parmi les médecins célèbres que la France a produits, il en est un grand nombre qui se sont distingués, non-seulement par leur savoir, mais encore par l'élégance de leur langage, par l'élévation de leurs sentiments, par la profondeur de leurs conceptions. Leurs noms appartiennent aux lettres et à la philosophie autant qu'à la médecine. Roussel est un membre de cette glorieuse famille des Petit, des Bordeu, des Vicq-d'Azyr, des Cabanis, des Alibert, que représentent honorablement aujourd'hui deux écrivains, MM. Pariset et Reveillé-Parise. Par eux, la médecine n'est pas seulement une science utile, elle est encore une science aimable. Espérons qu'une aussi noble famille ne s'éteindra pas, et qu'une descendance digne d'elle entretiendra fidèlement le feu sacré, toujours menacé par le souffle glacial du matérialisme scientifique.

(1) Publiée en tête de la nouvelle édition du *Système physique et moral de la Femme,* par ROUSSEL. Un vol. in-18. Paris, Victor Masson et Fils, 1869.

Roussel est né à Ax, département de l'Ariége, en 1742. Son éducation, commencée dans cette ville, s'acheva à Toulouse. Son goût pour les études médicales se manifesta de bonne heure. Il se rendit à Montpellier, où Lamure, Venel et Barthez faisaient entendre leurs savantes leçons. Ses études médicales achevées, il voulut apprendre encore et il vint à Paris. Il se lia étroitement avec Bordeu. Ce médecin, selon l'expression d'Alibert, était trop illustre pour être heureux. L'amitié de Roussel consola ses ennuis; mais Bordeu mourut bientôt, et Roussel eut la douloureuse mission de faire son éloge funèbre. On assure que l'amour fut le génie de Roussel. « Il était très-jeune encore, dit son biographe, que ce sentiment s'était éveillé dans son âme. C'est alors que son imagination inspirée commença à méditer sur les goûts, les mœurs, les passions et les habitudes des femmes, et qu'il fit une étude constante de leur constitution physique et des attributs moraux qui en dérivent. Bientôt il coordonna les fruits qu'il avait recueillis et en composa un corps de science aussi intéressant que le sujet. » Ainsi fut écrit le *Système physique et moral de la femme*. Ce traité, qui devait répondre, par ses développements, à un titre si imposant, est resté supérieur à tous ceux qui ont été publiés sur la femme, sans excepter le livre remarquable de M. Virey, auquel il n'a manqué peut-être, pour faire oublier celui de Roussel, qu'une méthode plus rigoureuse et une allure plus scientifique. Il entreprit bientôt après un autre traité destiné à servir de pendant à celui-là. Ce nouveau traité, intitulé: *Système physique et moral de l'homme*, ne fut pas achevé. Ce qui en a été publié suffit pour justifier de sincères regrets. Il fit insérer dans les journaux du temps un *Essai sur la sensibilité*, une *Notice sur madame Helvétius*, une courte dissertation intitulée: *Doutes historiques sur Sapho*, une note *sur les sympathies*. Il avait commencé un travail fort étendu sur Stahl, le chef célèbre de l'école médicale dite *animiste*, mais ce travail est resté inédit. Il rendit compte de l'ouvrage de madame de Staël sur les *rapports de la littérature avec les institutions sociales*. Il s'attacha à combattre la doctrine de la perfectibilité indéfinie de l'esprit humain, développée par Condorcet dans un de ses plus remarquables écrits.

Le problème était alors posé en termes tels qu'aucune solution satisfaisante ne pouvait en être donnée. La science de l'histoire n'existait point encore. Il écrivit sur le droit de tester, qu'il regardait comme inviolable et imprescriptible. Il adressa des exhortations publiques aux électeurs politiques, pour leur rappeler leurs devoirs et leurs droits. Il admirait les institutions de Lycurgue, et il publia une dissertation sur le gouvernement de Sparte. C'est ainsi que l'empire des circonstances où se trouvait la France dominait tous les esprits. Roussel, tout en méditant avec une tendre prédilection sur la constitution physique et morale de la femme, ne put s'empêcher de descendre dans l'arène des discussions politiques. Grâce à la modération de son caractère, sa voix, au milieu des orages révolutionnaires, fut à peine entendue, et son existence n'en fut pas troublée.

Roussel aimait la retraite et les mœurs simples. On raconte de lui des traits d'une naïveté charmante. Alibert, le complimentant un jour sur le mariage d'un de ses frères, l'engageait à l'imiter et à se marier. « Je vous assure, répondit le célibataire irrésolu, que cette idée m'est souvent venue; mais il faut aller devant le prêtre, devant le magistrat; c'est un affaire qui ne finit pas. » Il est des personnes pour lesquelles les douces et vagues rêveries ont un charme qu'elles aiment à prolonger; elles semblent redouter un bonheur réel qui enlèverait à l'imagination ses plus riantes perspectives. Roussel était de ce nombre. Il s'était épris d'un violent amour pour une personne, jeune et belle, qu'il avait guérie; heureux sans doute de porter secrètement dans son cœur une image chérie, il se garda bien d'en parler. On lui annonça un jour que cette personne venait de se marier. « *Ah!* s'écria-t-il, *j'en suis bien fâché; je ne l'aurais pas cru!* » et il versa d'abondantes larmes de regret. Il était souvent triste; dans un de ses accès de mélancolie, il courut à minuit chez un médecin de ses amis: « *La tête me tourne,* dit-il, *je me sens très-mal; je me suis rendu chez vous pour implorer vos soins.* » Imbert le rassure et calme son imagination alarmée. Une conversation s'engage entre les deux amis, et Roussel oublie sa maladie.

Roussel était bon; la bienveillance, qualité si précieuse pour un médecin, était chez lui aimable et expansive. Quand il souffrait, l'étude était un asile pour sa douleur, un refuge pour son âme attristée. Il trouvait dans les joies de l'esprit un abri contre les afflictions du cœur. Ses agitations intérieures se dissipaient ainsi sans fiel et sans amertume. Il savait être bon même dans les mauvais jours. Il vécut pauvre, mais l'hospitalité affectueuse et délicate d'une respectable famille ne lui permit point de s'en apercevoir. Il put, grâce aux soins de M. Falaize, négliger tout à son aise et ses affaires et sa fortune, exercer sa profession avec le confiant et noble abandon qui convient aux âmes élevées, méditer, sans inquiétude, Platon, Plutarque et Rabelais, et se soustraire sans péril à ces petits tourments qu'on s'impose sous le nom de convenances sociales. Une parfaite courtoisie s'alliait merveilleusement, chez lui, à une bonhomie un peu sauvage, et qui n'était pas sans malice.

Roussel ne recherchait pas plus les honneurs que la fortune. Il n'accepta point l'offre d'un emploi honorable que lui fit le grand Frédéric. Il faillit néanmoins être appelé au Corps législatif. Deux suffrages seulement lui manquèrent. Des amis puissants l'avaient désigné pour faire partie du Tribunat ; il refusa cet honneur, prétextant la faiblesse de sa voix et sa timidité. Roussel était timide par excès de modestie.

Roussel était doué d'une constitution délicate. Il était depuis plusieurs jours plus souffrant qu'à l'ordinaire, lorsqu'il quitta Paris pour se rendre à la campagne, près de Châteaudun, chez M. Falaize. Affaibli par de longues souffrances, il ne tarda pas à subir les atteintes d'une fièvre qui régnait épidémiquement dans le pays. Il succomba le 2e jour complémentaire de l'an X (1802), âgé d'environ soixante ans.

Roussel avait eu des amis dévoués; ceux qui lui survécurent restèrent fidèles à sa mémoire. Alibert raconta sa vie avec une touchante éloquence; il fit plus : il réunit ses principaux écrits, dont quelques-uns étaient disséminés dans les journaux, et en publia une édition (1).

(1) Cette édition, publiée en 1813, comprend les six écrits que nous avons mentionnés les premiers dans cette notice, pages 440 et 441.

TABLE DES MATIÈRES

CONTENUES DANS CE VOLUME.

www.ingramcontent.com/pod-product-compliance
Ingram Content Group UK Ltd.
Pitfield, Milton Keynes, MK11 3LW, UK
UKHW012002240726
13965UKWH00001B/106